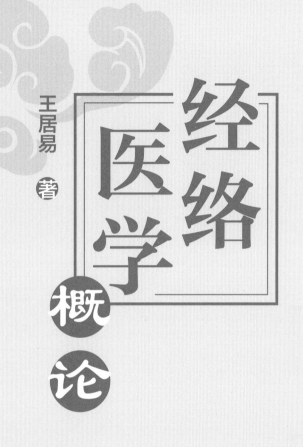

经络医学概论

王居易 著

中国中医药出版社

·北京·

图书在版编目（CIP）数据

经络医学概论 / 王居易著 . —北京：中国中医药出版社，2016.10（2024.5 重印）

ISBN 978 – 7 – 5132 – 3600 – 3

Ⅰ . ①经… Ⅱ . ①王… Ⅲ . ①经络 – 基本知识 Ⅳ . ① R224.1

中国版本图书馆 CIP 数据核字（2016）第 204717 号

中国中医药出版社出版

北京经济技术开发区科创十三街 31 号院二区 8 号楼
邮政编码 100176
传真 010-64405721
河北品睿印刷有限公司印刷
各地新华书店经销

开本 787×1092 1/16 印张 23.5 字数 424 千字
2016 年 10 月第 1 版 2024 年 5 月第 9 次印刷
书号 ISBN 978 – 7 – 5132 – 3600 – 3

定价 138.00 元
网址 www.cptcm.com

服 务 热 线 010-64405510
购 书 热 线 010-89535836
维 权 打 假 010-64405753

微信服务号 zgzyycbs
微商城网址 https://kdt.im/LIdUGr
官 方 微 博 http://e.weibo.com/cptcm
天猫旗舰店网址 https://zgzyycbs.tmall.com

如有印装质量问题请与本社出版部联系（010-64405510）
版权专有 侵权必究

自　序

　　吾于 1956 年考入北京中医学院（现北京中医药大学），自此踏上了中医理论及临床工作之路，特别是对经络理论的研究并验之于临床，迄今已一甲子矣！

　　回想大学期间，我曾参加了刘国隆老师组织的课题组，进行经络电阻实验研究，这给我留下了深刻的印象。在 1962 年大学毕业后的近 20 年针灸临床过程中，越来越感到针灸在经络理论上的薄弱和缺失。我曾热衷于学习、应用文献记载的和其他针灸从业人员总结的经验穴、特效穴、"绝招"，但通过大量的临床治疗病例的实验观察，发现并不能得到无条件特效的结果。20 世纪 70 年代国际针灸热兴起后，我也曾时刻关注对经络"实质"的现代研究，也为一些研究成果而兴奋过，但始终没有人能回答经络到底是什么。通过对经典的回归和再学习再认识，我得到了极大的启发。《灵枢·经脉》指出："经脉十二者，伏行分肉之间。"这就明确告诉我们经络是指人体肌肉的"缝隙"，那么腧穴就是经络中的"气节"之处。我又从《灵枢·刺节真邪》的记载"用针者，必先察其经络之实虚，切而循之，按而弹之……"得到启示，结合临床应用，总结出了经络诊察方法，并逐步形成了察经、辨经、选经、配穴较为系统并能切实指导针灸临床实践的理论体系。20 世纪 80 年代以来，通过不断地临床验证及大量的国内外教学，使这一理论体系日趋完善。

　　近年来，随着个人体悟和认识的不断加深，我越发地感觉到，经络理论不仅是针灸的理论核心，更是中医理论的重要组成，它不仅直接指导着针灸临床实践，随着人们认识的不断加深，它也必将在对推拿、中医各科的临床指导上，特别是对《伤寒论》的解读和临床运用上发挥越来越重要的作用。

　　我今已是耄耋之年，若蒙上天垂爱，多假我以时日，当以"不用扬鞭自奋蹄"之精神，为经络医学的传播再尽微力。

　　为了更好地传承发展经络医学，我于 2015 年收柳学俭（澳大利亚）、李秀明、王红民、张侨文（加拿大）、李玮、张伏震为入室弟子，而且明确告知弟子们，对经络医学的研究，只有起点，没有终点。

承中国中医药出版社的热心支持及张侨文、王红民、张伏震、李玮等人的努力协助，画家杨希瑶女士根据腧穴位置和特定体位而绘制的经络腧穴解剖图为本书增了色，梁亚奇先生为本书的统稿做了许多工作，北京中医药大学附属北京护国寺医院（北京针灸医院）王居易经络研究室对本书的出版也给予了大力帮助，在《经络医学概论》即将付梓之际，向他们一并致以诚挚的谢意，并就正于同道！

王居易

2016 年 8 月 10 日

中医守望人

（代前言）

中医，这是古往今来无数志士仁人为使之不断得到传承与发扬而怀抱梦想，倾尽毕生心血与情感，矢志不渝为之奋斗的名字，而他们中的佼佼者更因中医济世扶危的情怀、妙手回春的仁德而流芳百世；它也是近代以来被许多打着所谓科学旗号的人所否定和诋毁的名字。在我国，本无所谓中医之名，就是医、大夫、郎中，只是因为近代西方医学的进入，为了区别而有了中医的称谓。就是这进入中国仅有百多年历史的西方医学，自有了中西医之争起，其主导地位和话语权就从未旁落，这让已有数千年发展传承历史，并曾拥有世界上最完备医学体系和最多从业人员的中医情何以堪。

无论是中医还是西医，它们的终极目标都是为了解决人体疾病、维护人类的健康，都属于人体生命科学范畴。但从认识论而言，它们却是两个完全不同的体系，西医是以分析还原论为指导，中医集人体生物属性、社会人文属性于一体，是以天人合一、整体观为核心。用通俗的话来说就是，西医是治人的病，中医是治病的人。对于不同的体系，又怎么能有一个标准来判断孰优孰劣、谁科学谁不科学呢？国外学者已提出"用社会学的评价方法来评价传统医学的疗法"，而恰恰在我们国内，有许多人和现行的许多制度正是以西医的标准来衡量评价中医，这能不令人叹息吗？西方医学不过几百年的历史，但是它总是与科技进步紧密结合，特别是现代物理学、化学、生物学等学科的研究成果在医学领域的不断应用，才使得现代医学有了突飞猛进的发展。在此，我们必须澄清一个概念，技术进步体现了科学的发展，但科学绝不等同于技术。现代医学正是意识到了其理论的局限，才有了医学模式由"生物医学"向"生物－心理－社会医学"的转变。尽管如此，我们依然能够清晰地感知它与中医学所认识的人体自身的整体观和人与自然的统一观的巨大差异。随着人们对生命健康关注的提高和对化学药物对人体伤害认识的加深，世界各国对中医学的理念、方法越来越认识和接受。

应该说，无论在国内还是国际，现在都是中医药发展的最好机遇期。新中国成立以来，党和国家历代领导人都对中医高度评价并做出重要批示。毛泽东主席曾说："中国对世界的三大贡献，第一是中医……""中国医药学是一个伟大的宝库，应当努力挖掘，加以提高。""发展现代医药和我国传统医药"还写入了1982年宪法，在国际上首次对传统医学予以法律保护。2007年，党的十七大首次将发展中医药事业写入报告，提出坚持"中西医并重""扶持中医药和民族医药事业发展"。2015年，刘延东副总理代表党中央国务院在纪念中国中医科学院成立60周年大会上的讲话中，提出了中医药五大资源理念，即独特的卫生资源，潜力巨大的经济资源，具有原创优势的科技资源，优秀的文化资源，重要的生态资源。习近平总书记致中国中医科学院成立60周年贺信中说："中医药学是中国古代科学的瑰宝，也是打开中华文明宝库的钥匙。当前，中医药振兴发展迎来天时、地利、人和的大好时机，希望广大中医药工作者增强民族自信，勇攀医学高峰，深入发掘中医药宝库中的精华，充分发挥中医药的独特优势，推进中医药现代化，推动中医药走向世界，切实把中医药这一祖先留给我们的宝贵财富继承好、发展好、利用好，在建设健康中国、实现中国梦的伟大征程中谱写新的篇章。"这些指示及举措，既阐明了中医药的重要地位，也为中医药的发展指明了方向。而且目前，中医药已传播到183个国家和地区，我国与外国政府及国际组织签订的中医合作协议达85项，"一带一路"沿线国家中已有9个国家建立了中医药中心，越来越多的国家通过中医药认识了中国，了解了中国文化。特别是2015年屠呦呦研究员获得诺贝尔生理学或医学奖，再一次在国内外掀起了一股中医热，我国中医药立法也正式进入全国人大审议阶段，这都为中医药事业的发展创造了极为有利的环境条件。但是，滞碍中医发展的许多问题依然需要我们认真面对和解决。一是中西并重的政策没有落到实处。建国初期，我们中医从业人员近百万人，但到2015年，全国临床医师西医是156万人，中医是27万人，而中医中能用传统中医理论和方法来诊治疾病的人恐怕为数更少。还有数据表明，我们国内每万人中针灸医师比例已远低于美国、英国、日本等国家。造成这种现状的根本原因是我们不能按照中医自身的规律去认识发展中医，加之没有卫生政策的细化，更遑论执行和落实了。二是中医西化问题没有根本改变。1962年，原北京中医学院秦伯未、于道济、陈慎吾、任应秋、李重人五位教授对高等中医教育出现的西化现象，联名向卫生部党组递交了一份意见书，呼吁中医教育要坚持中医主体，中医学院要培养高级中医师，应当强化中医和传统文化教育。这就是中医史上著名的"五老上书"。

这五位先生每位都堪称中医界之翘楚，他们的意见也引起了教育界、中医界的热烈反响，但遗憾的是，时至今日，这一问题非但没有真正解决，而是更加严重了。现在，高学历高职称的人越来越多，但用中医能看病、会看病、看好病的人却少了。甚至近来还出现了以后学中医要到国外学的声音，因为在国外只要是准许中医执业，只能用中医的方法，不准许用西医西药，这反倒促使你只能深研中医。但愿这不是危言耸听。三是只重经验学习，忽视中医理论的传承与创新。中医药理论博大精深，数千年来实行的都是个体化诊疗模式。历代无数从医者在其数十年的临床实践中，对理论的认知无不本源于灵素，通过大量临床正反两方面经验的积累，中医理论的感悟得以升华，使之在某一方面的认识有所深入和发展。这一方面说明中医临床经验是学习传承中医的重要内容，另一方面，也说明中医理论蕴藏着深奥的内涵，需要后人不断丰富和发展。将中医定义为经验医学是以现象掩盖了本质。对中医而言，只有在正确理论指导下的经验才是有生命力的。四是对中医的不当认识和限制。"简、便、廉、验"曾经是中医引以为傲的评价，但却把人们对中医的认识带入了误区。简只是中医诊疗的形式，但其背后所蕴含的知识价值，却因为廉而荡然无存。扎一次针4元钱，骨折手法复位60元钱，这在早已进入市场经济的环境下，自身价值知识价值都无法体现，还有谁愿意去学中医用中医？有一家北京三甲中医医院，曾经院内制剂达500多种，这都是中医知名专家针对专病有确切疗效、价格便宜的临床用药，但药监部门以药品审批检验的规定，要求到指定机构每种药物缴纳数万元检测费检测后才准许使用，因此，到目前还在使用的院内制剂只剩不到50种。这是促进还是限制了中医的发展？五是中医药知识产权的保护缺失。发达国家对中医药传统知识的不当侵害，使处于"公知领域"的中医药传统知识面临流失，潜藏着可能损害中医药可持续发展并威胁国家安全和利益的严重隐患。面对这些"生物海盗"的行为，目前却没有哪种明确的法律或制度对其予以限制或制裁。日本人已获得《伤寒杂病论》《金匮要略》中的210个古方专利；一以色列人获得组方来源于《中华本草》英文版"治疗消化性溃疡和痔疮的中药组方"的美国专利；美国50个州中已有44个批准颁发针灸执照，针灸治疗也被逐步纳入医疗保险系统（摘自中国生物技术网）。这些问题的解决，绝不是一朝一夕能够实现的，而是要靠各级政府正确政策的持续推进和落实，还要靠广大关心、爱护、支持中医的有识之士大力参与和协助，更要靠我们每一位中医人的团结和不懈努力。

中医的灵魂是中医思维。没有中医思维，也就没有中医，也不是中医。中医对人体生命状态的把握，就是看它是否符合天地之道。《易经》中曰："一阴一阳之谓道。"老子《道德经》中说："人法地，地法天，天法道，道法自然。"

这其中蕴含了中国文化的精髓，也就是说，要看人体阴阳的变化是否与自然界阴阳变化相一致，相一致就是正常状态，相悖就是异常状态，就要用取象比类的方法，以药物之偏去纠正人体之偏，使人体阴阳重新恢复平衡。中医的传承就是要传承中医的理念、思维、方法和技术，就要靠那些热爱中医、献身中医，既有深厚的理论功底，又有卓越的临床疗效的坚定的中医守望者。王老居易就可称是这样的人。

王老是新中国成立以后中医高等教育的首批毕业生。在他幼年时，外祖母因患"羊毛疗"误治而离世，这给他带来了巨大的心灵创伤，这也是他立志把学习医学作为人生方向最初的动因。1956年高中毕业后，在填报高考志愿的过程中，他先后三次前往北京医学院了解医疗专业和公共卫生专业，甚至去了北京大学了解生物专业，但这和他希望学习的医学都有差距。正在他感到迷惘之时，在报纸上看到了国家刚成立了4所中医学院，他毫不犹豫地选择了北京中医学院，并在高考志愿书3个志愿上都填写的是北京中医学院，最终他如愿成为了北京中医学院第一批本科生。因为是新成立的学校，又是首都，国家从全国抽调了大批名医名师任教，如秦伯未、于道济、陈慎吾、任应秋、李重人、王玉川、刘渡舟、王绵之、印会河、杨甲三、颜正华等，能够亲耳聆听这些大师们的教诲，这为他打下了坚实的中医理论基础。学习期间，他还参加了刘国隆老师组织的经络电阻实验研究，对经络现象留下了深刻印象。1962年大学毕业以后，他被分配到了北京市中医研究所经络研究室，不久又转至中医院针灸科，自此，他与针灸结下了一生的不解之缘。在最初几年的针灸临床中，他逐渐发现，在对患者进行辨证分析时，套用的是中医内科的概念，对针灸选穴配穴根本没有实际的指导意义，而真正对针灸临床应该有最直接最有效指导作用的经络理论，也早已变成了一个机械的概念和名词，实际上针灸已变成了一种简单的经验和技术。这使他陷入了深思。在上世纪七十年代，随着针刺麻醉技术引起的轰动，在世界范围内掀起了对经络实质的研究热潮，不断出现了各种假说，王老也曾为此心潮澎湃。但随着时间的推移，一切都归于了沉寂。王老也曾热衷于对各种经验穴、特效穴的学习，如果称为针对某病的特效穴，就应该不分男女老幼、时间地点都有效，但临床实际却是有效无效并存，这又是什么原因？最终，王老还是静下心来，回到了对经典的学习和研究中。当他看到《灵枢·经脉》之"经脉十二者，伏行分肉之间，深而不见"，及《灵枢·经水》之"若夫八尺之士，皮肉在此，外可度量切循而得之"这两句话时，他的灵感被触发了出来。结合自身多年的针灸临床经验，他提出了"经络就是人体皮、脉、肉、筋、骨之间的缝隙"的理论，而且认为经络和腧穴是可以通过切按循推感知到的，并由此创造出了经络诊察法。又经过多年的实践和理性的思考，他又提出了经络气化学说和症候结构学说。他认为，经络是气血运行的通路，脏腑的气化功能是通过经络实现的，也即是说经络的气化功能是脏腑功能的体现。通过经络诊察辨识经络有无异常，结合患者的症候表现，综合判断疾病位于脏腑经络的具体部位，进而确定病经，再根据经络理论选定治疗的穴位。根据这一理论和方法，针灸临床辨证论治得到了真正意义的实现，脏腑经络理论也不再是空泛的，而是有着丰富理论内涵和现实指导意义的理论体系。至此，王老明确提出了"经络医学"的概念，这是对中医理论极大的丰富和完善，它使针灸学术有了坚实的理论支撑，并实现了理与法的相映、道与术的统一，其学术价值和对中医学的贡献必将为历史所证明。

提到王居易就不得不说北京市中医管理局屠志涛局长命名的"王居易现象"。那就是学习经络医学的外国人遍布世界20多个国家和地区，有上千人。每年到北京跟随王老学习的外国人有50多人，500多人次。王老的第一本专著《王居易经络医学讲演录》是他的美国学生Jason根据他的讲稿用英文出版的，现已被翻译成法语、德语、西班牙语、意大利语，有许多学生是看了这本书后到中国来跟随王老学习的。迄今为止，中医学术著作没花国家的一分钱而被翻译成这么多种语言出版的，恐怕仅此一种。然而国内跟随王老学习经络医学的人却屈指可数，这一现象是值得我们反思的。中医走向国际已有半个世纪之久，外国人学习是讲究实用主义的，一定是原汁原味、容易接受、好用、有效的才会去学。而王老创立的经络医学是他按照中医本来的面貌去认识、理解、学习中医的理论与实践的具体体现，这就是传承不离宗；又从困扰针灸临床的理论缺失入手，勤求古训，精勤不倦，实质性恢复、还原了经络作为中医理论核心之一的地位，特别是他对于临床对穴的总结，使临床疗效显著提高，而且以前不会治的病也会治了，这就是发扬创新。

在这里很有必要对几个概念的关系进行厘清，就是脏腑、经络、针灸之间的关系。首先讲，它们都属于中医范畴的概念，但是层面不同，脏腑、经络属于"道"的层面，针灸属于"术"的层面。其次，脏腑经络是一个完整的整体。脏腑离不开经络，失去了经络，脏腑就成为了信息的孤岛，人体机能的整体性和生命力就无法体现；经络离不开脏腑，没有脏腑，经络就成为了无源之水，无本之木，也就失去了存在的意义。王老经过多年的理性思考和临床实践，创造性地提出了"五脏育精而主命，经络灌渗而主生"的脏腑经络关系理论，这是对中医理论的重要补充。再有，大家对脏腑经络理论是针灸临床实践的理论基础这一论述都不会持异议，特别是经络，它是针灸术存在的根本，没有经络何来针灸？几千年来，针灸以确切临床疗效得到传承和发展，也证明了经络是实实在在的存在。但是，自《黄帝内经》以降，脏腑理论历代都有阐述和发明，而经络理论何在？什么是经络？如何感知经络？这本应是经络理论最应该回答也必须回答的首要问题，也是早已存在于经典论述中的问题，却被忽略了，以致使经络成了悬而未决的千古之谜！中医发展的滞后，根本上是理论认识的缺失和滞后。历代针灸专著实际上是针灸经验的汇集和总结，我们许多中医人因此自己都默认了中医学是经验医学的结论。由此看出，失去了对理论的思考和感悟、探索和追求是多么的可怕和可悲。

那么，什么是经络医学呢？经络医学就是以脏腑经络理论为指导，以经络诊察和症候结构分析为方法，运用针灸、推拿和方药进行临床诊疗活动的一门学科。它的内容包括脏腑经络整体相关性、经络的气化、经络的状态、经络腧穴的结构和功能、经络的是动病和是主病、针灸推拿临床应用和经验的总结、经络与六经辨证的相关性等，它是中医学的重要组成部分。

王老经常说两句话，一句是："古人诚不我欺。"这强调的是对经典一定要抱有虔诚的态度去学习、理解和体会，特别是对许多我们闻所未闻、见所未见而无法理解的经典论述，我们一定不能以自己现有的学识去简单地否定或丢弃，而要在临床中多留心、多思考，一定会有"蓦然回首，那人却在灯火阑珊处"的幡然醒悟之喜悦和收获。所以，"认祖寻根"就是学习中医的重要途径。另一句话是："我没有绝招。"这一方面是王老求实精神的体现，只要扎扎实实掌握了经络医学，将医理与医术融会贯通，自然会在临床上游刃有余；另一方面是告诉我们不要简单盲目追求所谓绝招秘方，而要首先了解掌握其使用的前提和条件。比如王老用后顶穴治疗经筋病腰腿疼痛，用关元、三阴交治疗脾肾阳虚更年期烦躁、烘热汗出，用气海、照海治疗老年人气虚便秘，用尺泽、阴陵泉治疗湿邪阻滞引起的皮肤湿疹、哮喘，用太渊、太白治疗脾气虚弱引起的疲劳、便溏、肿胀、咳嗽气短等，如果不以经络医学之理论加以辨析，效果自然会打折扣。

学习经络医学一定要关注王老提出的经络疲劳和紊乱现象。经络疲劳和紊乱一是由于患者因疾病导致的体质虚衰，二是由于过度治疗所造成。正是由于关注到了这一现象，才形成了王老针灸临床取穴少而精的特色。而且他反对重刺激手法，强调针刺时得气即止。

学习经络医学更应该学习王老的做人与治学精神。正是源于对中医学人文社会属性的深刻感悟，王老总告诫弟子们："做人要知足，做事要不知足，做学问要知不足。"中华民族优秀的传统美德是我国人民两千多年来处理人际关系、人与社会及大自然关系的准则，王老是真正的践行者。他是一个襟怀坦白、坚持原则的人，他也是淡泊名利、专心学问的人，他还是重情重义、心地善良的人，他更是待人谦和、胸怀广博的人。王老曾被委派到北京市一家区级医院任院长，不到两年，他自认为不善于行政管理工作，因辞职未获同意，他给后来成为国家领导人的某同志写了封言辞恳切的信表明心迹，终获回复并调至学校从事普通教师的工作。王老自大学毕业后就与贺普仁老同处一诊室20年，经常为讨论针灸学术而就寝于诊室中，因志同道合而结下了深厚的情谊。王老视贺老亦师亦友，贺老也常常挂念王老，就在贺老去世前不久，贺老还相请王老小聚并亲自安排餐食，还叮嘱王老要多吃肉，还与王老相商帮助整理他的针灸经验，并表达了对北京针灸医院建设和发展的关注。闻听贺老离世的消息，王老失声痛哭，为失去这样一位老师和挚友而痛心不已。王老从不以权威自居，还常常称呼与他同毕业于北京中医药大学比其子女还小的人为师弟师妹，这使晚辈学生们深感温暖和亲切，也更加由衷地钦佩王老。王老把自己用几十年心血创立的经络医学毫无保留地讲授传播出来，为促进中医学术的发展而殚精竭虑，这不正是大医精诚精神的写照吗？最能体现王老治学精神的就是求实和执著。对于不了解不懂的问题，王老始终秉持"知之为知之，不知为不知"的态度，绝不遮掩，不懂装懂。对一些自己没有研究也没有把握的疾病，但患者慕名前来求治的，王老总是据实相告，这是对患者也是对自己的负责。王老在刚毕业不久的一次门诊时，给一个患者取环跳穴，扎了几次都没有针感，患者很客气地说："王大夫，你换个大夫给我扎吧。"这对王老刺激很大。回到家里，他在自己身上取穴，最终摸索出仰卧、俯卧、侧卧、站立、坐位五种不同体位环跳穴取穴并得气的方法，以适应不同患者临床取穴的需求。王老对新知识新理论总是如饥似渴地去学习、了解和掌握，几十年如一日，如今已80高龄依然学习思考不辍，这实是我们永远学习的榜样。

在对中西医的认识上，王老强调必须客观公正、实事求是。现代医学对人体和疾病认识的细致深入是中医不具备的，特别是现代医学不断与现代科技成果相结合促进医学研究深入发展的模式也是中医欠缺的，但中医认识论的先进性也是现代医学无法比拟的。在中医临证中，坚持中医思维的主体性毫不动摇，是必须牢牢把握的。作为中医人，在传承传统中医理论和方法的同时，必须深入学习把握现代科学理论和方法，如果能够运用现代科学的语言完整精确地阐释中医理论，中医必将迎来真正的大发展。

还必须指出的是，经络医学从提出至今只有20多年的历史，作为一门新的学科，它依然需要不断发展和完善。热忱期盼广大有志于经络医学发展的有识之士，共同努力，共同求索。

中国中医药出版社　副社长

李秀明

2016 年 9 月

目　　录

第一章　导　　论

第二章 经络本意及经络系统的构成

第三章 经 络 气 化

第四章 腧 穴

第五章 症候结构

第六章 经络诊察

第七章 辨 经

第八章 选 经

第九章 选穴配穴

第一章 导 论

中国古代医者在大量的医疗实践和哲学研讨中，创造了独特的充满东方哲学思想和文化精髓的中医学。其中最具有东方智慧，与其他医学迥然不同的，无疑是关于"经络"的丰富而系统的学术体系，包括独到的理论体系和相应的临床治疗体系。中医的标志性著作，也是奠基之作《黄帝内经》（以下简称《内经》)，其中有关经络理论的论述占有 70% 以上的篇幅；并且在论述经络功能时云："经脉者，所以决死生，处百病，调虚实，不可不通。"可知经络系统在中医理论和临床中占有举足轻重和至关重要的地位。《内经》之后，医圣张仲景在其《伤寒论》中更以六经分篇，论述其对疾病的认识和辨证施治规律。虽然对于"六经"的理解，不同医家有不同看法，但是必须承认，离开经络理论，尤其是经脉病候，就无法正确认识和把握《伤寒论》的"六经辨证"。宋代医家朱肱解读张仲景的六经辨治，论曰："治伤寒者，先须识经络。不识经络，触途冥行，不知邪气之所在。"

但由于历史原因，传统文化在继承和发展过程中出现了断层和缺失，后世医家对经络理论的研究逐渐淡化，许多医者不仅对经络系统的结构、生理功能、病理过程的变化规律缺乏研究，《内经》时代被医者十分重视的对人体经络状态进行审视、度量、切循以获得对经络虚实盛衰客观判断的诊断方法及治疗方法亦渐渐丢失。"只提脏腑，不提经络"在今日中医界已属寻常，从业者对于经络理论的认识或支离破碎，或空泛玄虚，或流于概念，或昧于原本。针灸医师所运用的针灸诊疗，沦为凭靠经验穴、特效穴的针灸术，即所谓有术而无学——有经验技术，但没有能贯彻于诊疗思维中的经络系统的观念；推拿医师，则日渐向现代医学靠拢，治疗中更多的是现代医学的人体解剖思路了；在以汤药为主要治疗手段的一般内科，虽然口头也讲药物归经，但在其诊疗思维中，其实已经用"归脏"把"归经"代替了。经络理论沦为医生用于解释、说理的口头工具，渐渐流于肤浅、空洞而与临床实践分离，普遍现状不容乐观。

另在某些环境下，经络被纳入科学教条者的实验室进行肢解式研究，更加失去了其本来面目。甚至现代中医界还有人根本不相信经络的存在，否认在人体中具有经络系统。指导他们临床实践的理论多来自所谓科学对经络的验证，比如神经论、闸门说、生物全息等。所以在针灸临床治疗时，他们多注重对深层神经结构的刺激，要求出现"电击""窜麻"，甚至"抽动"等针感，这与古代医家在临床针灸时所言"气至"完全不同。窦汉卿在《标幽赋》中曾细致描述这种感觉："轻滑慢而未来，沉涩紧而已至……气之至也，如鱼吞钩饵之浮沉；气未至也，如闲处幽堂之深邃。"我们在临床实践中发现，这样徐徐而来的针感传导，才是经络气血被激发调动的表现，大量验案正是由此而获得满意疗效的；反之，也见到许多由于针刺手法不当，使经络功能被破坏而致的"坏病"，病情越治越重。诚如孙思邈在《备急千金要方》卷首《大医精诚》中所批判的："寸口关尺有浮沉弦紧之乱，腧穴流注有高下浅深之差，肌肤筋骨有厚薄刚柔之异，唯用心精微者，始可与言于兹矣。今以至精至微之事，求之于至粗至浅之思，岂不殆哉！"

第一节　经络理论的历史沿革

一、经络理论的起源

"经络"是最早出现的中医基本概念之一。现存有关经络的最早文献是长沙马王堆汉墓出土的"帛书"。据"帛书"《阴阳十一脉灸经》《足臂十一脉灸经》记载，全身经脉循行都在体表，循行区域比较局限，也很少与内脏及其他经脉发生联系。彼时经络理论仅仅是雏形。经络理论的系统化和完整化是在《内经》时代。此时关于经络的记述主要有：十二经脉的体内外循行路线及其与脏腑之间的联络关系，十二经脉的病候及主治，十二经别、十二经筋、十二皮部、十五络脉的循行分布及病候，部分奇经的循行分布、病候和功能主治，十二经的标本根结，人体营卫气血在经络内外的运行规律，以及部分腧穴的名称、定位、主治、属经等。除此之外，《内经》中还强调经络腧穴切循、度量、探察、审视等内容，但可惜较少被后人所关注。《难经》对《内经》所述的经络理论做了重要补充，强调原气在发挥经络功能方面所起的作用，发展了奇经八脉理论，对八会穴的认识也有进一步提升。晋代的针灸专著《针灸甲乙经》（以下简称《甲乙经》）则详细论述了脏腑经络、脉诊理论、针灸方法及禁忌、病因病理、疾病症候及取穴和穴位特性等，其经络内容理论与实践一体，丰富而系统。

二、古代传统经络理论的发展

《内经》《难经》《甲乙经》之后的历代中医文献不断对经络理论加以补充和完善。

如晋代王叔和所著《脉经》认为，脏腑表里经各相交于上、中、下三焦，取其会穴可调治三焦病症；并以脉诊和经络相结合的方法，详述经脉病候，特别是补充了有关奇经八脉脉象及病候的内容，进一步充实了经络理论。

元代滑伯仁著《十四经发挥》，将任、督二脉与十二经相提并论，合称"十四经"，对气血在经脉中的循行原理加以新的发挥，并对十四经脉和奇经的循行、分布、病候及十四经的所属腧穴做了较为详细的论述。

明代李时珍所著《奇经八脉考》考证了奇经的循行部位和有关腧穴，阐明奇经八脉与十二经脉脉气相通的途径，进一步论述了奇经的作用和病候。

此外，明代张介宾所著《类经》，清代王清任所著《医林改错》等均从不同角度丰富了经络理论的内容。

三、近代经络理论的停滞与西化

（一）经络理论的停滞

随着鸦片战争的爆发，中国掀起西学东渐的高潮，西医学也随之在中国迅速传播和发展，中医学受到很大冲击，原本封闭、独立的发展状态被打破。西药的快速疗效，以及西医手术、检查等先进科学技术手段的应用，令很多人对中医的科学性产生巨大怀疑。在民族虚无主义思想影响下，中医药学受到严重的怀疑和批判。各种怀疑和批判声音中，比较有代表性的如民国时期余云岫所作《灵素商兑》。当时有些中医有识之士提出中西汇通之主张，虽然做了一些尝试，但仍未能找到出路，有些人还陷入了废医存药的误区。"中医若存无天理，中药若亡无地理"的说法，即废医存药的代表观点。可见当时理论界对中医理论体系已丧失信心。另一些中西汇通派的医家则试图以西医理论为头身，以中医处方为手脚，造就类似"麻黄阿司匹林汤""高血压速降丸"等怪胎！正是在这样的历史条件之下，经络理论的发展也不能幸免地陷入停滞状态。

（二）经络理论的西化

随着西医传入规模的进一步扩大，加之从日本针灸译著中间接受许多西医认识，民国时期的医家开始从神经角度解释经络的结构及其作用机理，还在腧穴定位中增加了神经、肌肉、血管等解剖内容。经络理论逐渐出现西化的迹象，主要表现有以下两点。

1. 用神经阐释经络实质及其作用机理

例如日本学者小阪元佑《经穴纂要》和加古良玄《解体针要》中，均将西洋医学的神经解剖学引入针灸学，从而产生一大批运用植物神经理论和神经节刺激等研究方法探寻经络作用机理的学者。这种观点至今仍对针灸临床有着相当的影响力。

2. 腧穴定位中增加西医解剖的内容

自民国以后，针灸腧穴定位除了骨度分寸等内容之外，均增加了西医局部解剖中有关肌肉、神经、血管的内容。著名针灸医家承淡安在其著作《中国针灸治疗学》中云："前人所著穴道，大都不详，穴道内容，更无记载。本书用科学方法整理之，每穴必注明解剖。"直到今天，中医高等院校所用统编教材《腧穴学》依旧沿袭着这样的定位方法。

四、现代经络理论的研究状况

近几十年，由于相继发现经络敏感人及针刺麻醉等研究和临床成果，人们开始研究经络感传问题，企图揭示经络的实质。学者们利用各种研究手段，从文献学、形态学、生理学、胚胎发生学、物理学等各个方面着手，提出多种探索性理论，如周围神经相关说、结缔组织相关说、特殊结构说、经络—皮层—内脏相关说、第三平衡系统论、神经体液相关说、经络实质二重反射说、细胞间信息传递说、经络生物全息论、场论等关于经络实质的假说。有人从生物控制论的观点出发，认为经络与血管系、淋巴系相关，是人体综合信息系统；有人根据经络分布和穴位疗效，探讨其与周围神经系统的关系，提出经络与神经、体液调节功能相关的假设；有人认为经络是中枢神经系统内特殊功能对人体局部的投射，由此解释针刺一个穴位引起一条感应通路的原因，提出类传导假设；也有人根据生物电现象提出经络的实质是人体内电通路的看法。但迄今为止，此类研究还不能从形态学上对经络的实质结构加以证实。

现代中医在经历了西学东渐、中西汇通、实验假说验证等漫长而坎坷的认识过程之后，很多中医界的有识之士已经渐渐意识到经典经络理论的重要价值。如承淡安先生早年曾经对在解剖学上无迹可循的经络理论产生怀疑，但经过反复的临床实践，感悟到经络理论之可贵，虚心地对自己早年的错误进行检讨，更发出"针灸界应该首先学习研究经络学说"的呼吁，并指出"经络实质绝不可能从解剖的角度进行研究"。在走了百十年的弯路之后，当代人要破解经络理论的深奥原理，必须回归到研究传统医学经典理论的道路上来，因为我们的经络理论从源头上就不是产生于实验室、显微镜和解剖刀下的，而是在古代朴素唯物主义哲学思想的指导下，遵循自然法则逐渐认识总结完善而成，其中蕴含着极其丰富和深邃的关于人体生命规律的东方文化和智慧。只有在学习和探索传统经典理论这条道路上不断研究、实践、验证与修正，才有可能获得经络理论的真谛！

第二节　经络医学概念的提出及研究内容和方法

一、经络医学概念的提出

经络是中医理论体系的重要内容之一，并具有独特而完整的形态学基础和功能体系，能够明确地反映和干预机体生理病理状态，从而对中医临床诊断治疗具有重要的指导意义。

经络作为人体的基础结构，"内属于脏腑，外络于肢节"（《灵枢·海论》），不但在结构上贯连结合整个人体，而且作为人体主要的气化场所，在生理和病理上发挥着涉及全身的统筹协调作用。

而经络医学是以脏腑经络理论为指导，以经络诊察和症候结构分析为方法，运用针灸、推拿和方药进行临床诊疗活动的一门学科。其内容包括经络本意、经络结构、经络气化、腧穴结构、症候结构、经络诊察、辨经、选经、配穴应用、操作手法等。

二、经络医学的研究内容

（一）经络和腧穴的结构

经络"伏行于分肉之间"，是"看得见摸得着"的；腧穴是经络气血运行渠道中具有特殊构造的部位。经络与腧穴都具有明确的组织结构和位置，这是经络医学理论最基本的原理。本书将借助现代医学的解剖定位，根据《内经》"切循""度量"的方法，对十四经的体表、体内循行路线及一百余个重要经穴进行位置界定。需要强调的是，本书对经络腧穴结构所进行的解剖界定，是基于《内经》所言经脉循行于"分肉之间"，经脉中气血运行形成溪、沟、池、海、山、谷、丘、陵等特殊"地势"，经络腧穴乃是据此而形成的特定部位；与人体的皮、肉、脉、筋、骨密切相关，虽然具有很强的规律性，同时也有很明显的个体差异，临证需要仔细切循方可掌握。这与其他教科书中的经络腧穴标准化定位是不同的。

（二）经络和腧穴的功能

经络和腧穴的功能是经络理论中最为核心的内容。

经络功能方面，本书在第二章将提出"经络气化"的概念，详细阐述经络"决死生，处百病，调虚实"的功能含义，对"六经气化特点""开阖枢""表里经""同名经"等有关经络气化的重要概念进行理论剖析；并结合临床分别阐述十二经的功能特点。

腧穴功能方面，本书将重点讨论十类特定穴，依据《内经》对经气流注的基本规律进行分析，阐述腧穴功能之所以产生的结构基础。这样的阐释方法，改变了传统的对于腧穴功能基本依赖于史料记载的经验型传承，以此为基础，丰富和发展了腧穴的理论内容，为学习者学习和临床运用提供重要的客观依据。

（三）经络诊察

经络诊察是经络医学理论中最具特色、最具创新价值的内容，具有很强的实用性。本书将依据《灵枢·刺节真邪》记载的"用针者，必先察其经络之实虚，切而循之，按而弹之，视其应动，乃后取而下之"的原则，结合实践，详细介绍十四经的经络诊察方法和要点，以及结节、结络、结块、脆络等临床最常见的经络异常现象及其临床意义。相应的内容，详见本书第六章。

（四）症候结构与经络异常的对接

经络诊察为临床认识分析病症提供了客观依据，而要更精确地认识分析病症，还必须结合病患所表现的一系列症候进行仔细分析和逻辑推理，使其成为具有一定逻辑关系的症候结构。将经络诊察结果与症候结构结合起来分析病症，并将症候与病变所在经脉进行一一对接，称为"辨经"。辨经能够提高临床诊断的准确性，使后续的选择治疗经脉更加客观，体现了中医诊病的严谨性和客观性。本书将对临床常见的症候结构结合经络诊察进行详细介绍，并在"辨经"一章中详细阐释症候结构与异常经脉的对接方法。

（五）选择治疗经脉的原则和方法

选择治疗经脉（简称为"选经"）是在临床辨经环节之后的步骤。任何一条经脉在循行、功能上都直接与其所属的脏腑相联系，间接与其相表里的脏腑相关，又与其邻近或相关的脏腑相联络。如手太阴经，内属肺，入络大肠，相接于脾，络于手阳明经等。所以，任何一个脏腑或经脉的疾患，都可以选择本经、表里经、邻近或相关经三条以上的经脉来治疗，在临床运用时需根据病症虚实缓急的条件和病症发展变化情况进行恰当选择。本书将详细介绍几种常用的选经方法和应用原则。

（六）腧穴配伍的原则和临床运用

腧穴的配伍是针灸临床的"临门一脚"。在经络诊察、辨经、选经等步骤完成之后，选取适当的腧穴配合使用，对提高疗效有着重要的意义。在腧穴配伍中应遵循"精、准、少"的原则，根据不同腧穴的特性，充分利用经络上下、内外、表里相互贯通和相互作用的原理，进行整体与局部经络状态的调整。某些穴位组合后会产生较好疗效，可称为"对穴"。本书将对腧穴配伍的原则以及在临床运用中具有确切疗效的对穴进行讨论。

三、经络医学的研究方法

（一）重视经典理论的学习和理解

经络医学理论的体系详细记载于《内经》《难经》等古代经典医学书籍之中，但由于形成年代久远，认识层次和文化时代背景差异很大，今人对于古代医家所述"遗文远旨"已经难以理解。在《内经》《难经》之后出现了许多对两部经典进行注解的注家，有时关于某一条文的注解就有几十条之多，有些直接朴素，有些牵强曲折，有些则是妄加揣测，以致众说纷纭。因此，对于经典文献的学习，以经解经的方式容易使学习者陷入史料的浩瀚之中而迷失方向，失去了传统经典的本意，有时甚至南辕北辙。只有系统深入地学习经典本源深意，查阅经典原文，坚持独立思考，才是传承经络经典理论内涵的唯一路径。没有系统深入地学习经典，很难真正吃透其含义，更无法谈得上学术思想的传承。学习经典理论最终的目的是为了用好经典、发展经典。我们之所以要重视经络经典理论的学习，就是为了能够运用这些理论指导临床更准确地认识症状、分析病机，从而更有效地治疗疾病，并能在临床实践中得到证实。

（二）注重阴阳五行等古代哲学理论的学习和思考

中医理论在形成过程中吸取了古代哲学丰富的思想营养和认识方法，其中亘古不变的最为坚实的理论内核就是原气论和阴阳五行理论。原气论、阴阳五行学说都是富含唯物论和辩证法的古代哲学思想，它们在医学领域的广泛渗透促进了中医理论体系的确立和发展，并贯穿于整个理论体系之中。其中原气论是一种自然观和生命观，奠定了中医理论的基石，阴阳五行学说则为中医理论体系的构建提供了方法论的指导。

可以说，中医学理论中的人体观、生命观、整体观、治疗观、养生观等无不反映出古代哲学对宇宙、对自然的认识，也正是在这些最基本的观点和原理指导下，中医学形成了自己独特的理论框架，以及一系列久盛不衰、行之有效的诊治方法。我们在研究和学习传统经络理论时，如果不加强对中国古代哲学的学习和研究，就无法对经络理论的本源有清晰的认识，也不可能了解经络理论形成的历史过程，当然就不能很好地认识经脉在人体存于"分肉之间"犹如山脉、水系依自然地理特点而分布这样朴素平实的道理，更不能对经络理论整体学科发展方向进行宏观的思考和把握，于是难免拘于经典理论条目的"禁锢"之中无法前进。

第三节　经络医学理论的价值 及其临床意义

经络是什么？存在于人体何处？经络有哪些作用？是通过什么途径实现的？经络医学所阐述的这些问题，既是中外有关科学家研究的重大课题，也是老百姓非常想了解的奥秘。目前，尽管对于经络的研究已经取得相当的成果，但无论是实验研究，还是假说论证，就其总体而言，有关经络的基本原理和结构剖析的理论思考还远远未达到几千年前文献典籍所记载的水平和高度，从而制约了中医针灸临床的发展。因此，从文献和实验等多个方面揭示古典经络概念的内涵，是中医研究者的一项重大学术任务。从中医体系的源头按照中医"整体观念""天人相应"的思维脉络去研究经络生理、病理的特点及疾病发生发展转归的变化规律，对于传统中医的继承、发展，甚至于中医文化精髓的传承和保护都有着重要的意义。

一、经络医学理论的价值

经络医学理论的价值主要在于其系统性、实用性两个方面。

（一）经络医学理论的系统性

经络理论是中医理论体系中非常重要的组成部分，其认识和创建过程是在古代哲学思想指导下完成的，在中医学术体系中具有重要的支撑作用，是中医学术体系的纲领性理论。《内经》中有关经络理论的论述占有 70% 以上的篇幅，涉及经络的基本概念，经络系统的组成及其相互之间的联系形式，经络的生理功能、病理特点，以及诊断、治疗的方法等，是一套内容丰满完整、框架严谨的理论体系，同时为中医理论的其他内容如藏象理论、气血津液理论提供强有力的理论支撑和互补。由于历史条件的限制，经络理论在后世逐渐被边缘化，人们更加重视脏腑而忽略了经络。经络医学其学术核心是揭示经络与脏腑在功能与结构上存在的密切联系：五脏为机体生命活动提供物质能量，而经络则是脏腑气血功能进行活动的场所。人体生命活动的所有过程都在经络中发生，并受经络的调控，经络并非简单的气血运行的通道。可以说，有关经络医学理论的整理和研究，对中医理论体系的发展和完善有着重要的参考价值。在中医学术回归经典呼声四起的今天，认真整理挖掘经络医学理论，具有非常重要的现实意义，定会使中国医学史上曾经发挥重要理论价值的古老学科焕发青春。

（二）经络医学理论的实用性

经络医学理论不仅具有严谨的理论框架，更具有很强的实用性。本书根据典籍对经络结构、腧穴结构本意进行解读，将"经络"概念界定为分肉之间的缝隙，使得经络不再是人们口中空泛的名词，而是可以被医生感知的"运行气血的通道"和"生理病理反应发生的场所"。所以，无论是诊断还是治疗，都需要对病人的经络状态进行仔细的切循探察，以便为准确判断脏腑功能状态提供客观可靠的依据，为调整经络提供更为全面有效的治疗方案。本书中详细介绍的有关经络腧穴结构、经络诊察、辨经、选经、配穴等内容，均对临床分析、诊断、治疗提供了具体实用的思路和方法。

二、经络医学临床应用的前景

经络医学将为中医学各科的发展提供强大的理论指导。从目前的临床运用情况看，经络医学在临床各科的运用前景非常广泛。

（一）针灸学科

针灸学素以经络理论为基石，但目前的临床现实中却大量存在因循经验或寻求各种"秘方""绝招""有效点""刺激点"的现象。依据经络医学理论，"四诊—经络诊察—辨经—选经—配穴—施术"的针灸临床诊疗程序，将经络医学理论应用于临床，可帮助针灸医生拓展临床思路，使针灸适应病种大大增加，治疗成效明显提升，补充并完善了针灸治疗学的理论。

《王居易针灸医案讲习录》中收录了各科杂病的治疗验案，包括"不孕不育""乳腺病""神志病"等普通针灸科很少收治的病例，均收效速捷。可见，针灸治疗的病种绝不是目前大多数人所认识的"疼痛症""偏瘫麻痹"等少数几类病症。

（二）推拿学科

传统中医理论在现代中医推拿学术领域的缺失状况较在其他领域更为严重，具有严谨结构体系和强大功能的人体脏腑经络系统被简化理解为肌肉、骨节、韧带等"零件"。推拿临床的病种被局限于"筋骨病""肌肉劳损"等狭小的范围，以致推拿学术地位日益下降。依据经络医学理论指导推拿临床，可帮助推拿医生有意识地用手去感知经络异常状态，并通过不同的推拿手法纠正之。近年来，部分推拿医生在临床应用《史记》中记载的撲法、割皮、解肌等推拿手法治疗筋骨紊乱、心脏病、气血运行障碍、乳腺增生等疾病，均取得很好的效果。可以预见，如果能够在临床实践中着眼于推拿手法对经络系统的调整作用，进行深入研究和系统整理，将大大扩展推拿的治疗范围和适应证，对推拿学术的发展起到巨大的推动作用。若能如此，我们相信在当今社会也会出现俞跗那样具有高超推拿医术之人，史料中所记载的那些古代传统推拿医术的神话定会在当代再现。

在经络医学的指导下，我们进行了推拿临床实践和病例观察，涉及内、伤、妇、儿各科多种疾病，临床疗效之好，出人意料。这让我们认识到，传统经络理论在推拿领域意义重大。当我们回归传统中医经典理论的源头之后，许多困扰多年的问题迎刃而解。如大家公认推拿适应证为颈肩腰腿劳损等软组织损伤类病症，推拿医生偏重于对现代医学有形解剖组织结构的研究，在治疗中多运用手法力学原理，整复筋骨错位之后做一些放松类的手法。这种治疗虽然对肌肉骨骼结构改变类疾病有明显的即时疗效，但是远期疗效并不满意。而在经络医学理论指导下，可以从另一个思路来治疗软组织损伤。在对疾病进行细致全面的检查之后，确定相关病变经脉的瘀阻程度和深度，运用推拿医生的指力在肌肉缝隙处进行梳理，促进气血运行，从而将局部堆积的组织代谢废物疏散，使软组织得到新鲜气血的濡养。通过此类尝试，我们在临床获得了良好的远期疗效。不仅如此，经络医学理论还打破了推拿局限于伤科病症的思路，极大地扩展了推拿治病的领域。兹举例如下。

　　某中医学术会议上，某代表（女，四十余岁）因受凉出现左眼及左侧面部疼痛抽搐，问诊得知其病史已有多年。经探察患者手三阳经，发现手太阳经明显异常，察头面部经络发现其内眼角及攒竹至承光、通天一段明显压痛，而少阳经、阳明经均无明显异常。确定其病在太阳。因会场不便施针，便为其推拿前臂小肠经一段，以及头部攒竹至通天一段。2分钟后，患者眼部疼痛抽搐完全缓解；再次察经，发现小肠经先前的结块减小很多。下午，该代表反映，其多年的腰痛亦明显缓解。联系上午的病症，可以判断其病机为太阳经化解寒邪的气化功能障碍，所以通过疏解太阳的手法缓解了上午的病情，同时由于太阳经脉功能的加强，使得多年腰痛病症也得到了缓解。

（三）中医内科

　　目前中医内科在治疗思维中只重脏腑虚实，忽略经络盛衰，将人体脏腑经络这一整体系统割裂开来，不得不说是一个非常重大的理论缺失，而且影响了内科治疗的效果。如果通过学习《伤寒论》，能从六经"开、阖、枢"的气化特点及相互作用进行理解，就能更好地把握《伤寒论》六经辨证的确切内涵，并且更好地指导临床用药。另外，根据经络医学理论对三焦的理解，许多传染病、温病亦可通过对三焦的调整而取得疗效。

（四）中医外科

　　中医外科实际上是最具中医特色的一个临床学科，其"外病内治""以内养外"的治疗思路取得了许多令现代医学界惊讶的治疗效果。但是，目前中医外科却有明显西化的趋势，主要原因还是在于中医传统理论尤其是经络医学理论的缺失。根据经络理论分析，许多外科病的发生均有经络气化功能障碍的病机，在早期发现的前提下，通过调整经络，使气血顺畅，便可以很快化解"肿块""瘿气""瘰疬""疮疡"等外科病患。经络医学理论在中医外科领域的应用前景非常令人期待。

（五）疑难杂症

　　随着社会的发展，物质利益的巨大刺激，人们精神情志的状态受到很大冲击，在临床中也出现了许多前所未见的疾病，"抑郁症""癌症"等古代医籍很少记载的疑难杂症发病率日渐升高，给中医临床提出了许多重大的学术难题和研究课题。根据目前的临床观察，运用经络诊察可以发现，罹患此类疾病的患者存在明显的经络异常或紊乱，由此提示临床医生，从调整经络入手，能够为该类疾病的治疗明确方向，丰富治疗手段。当然，对于疑难病症的诊断和治疗目前并未有足够的临床研究资料，有待于在大量的案例中找寻规律。

第四节　经络医学重要名词的界定

一、经络

《说文解字》曰：经者，织也；络者，絮也。《灵枢·脉度》曰："经脉为里，支而横者为络，络之别者为孙。"从《灵枢》的描述可以看出，"经"和"络"运用于人体时，是在形容人体经脉的走向，不同形态的路径在功能上也是不同的：粗大的，纵行的，深层的，气血运行量多的是经；短的，细小的，横行的，运行层次较浅的是络。

二、五体

五体者，皮、脉、肉、筋、骨也。《灵枢·经脉》曰："人始生，先成精，精成而脑髓生，骨为干，脉为营，筋为刚，肉为墙，皮肤坚而毛发长，谷入于胃，脉道以通，血气乃行。"五体是构成人体十二经脉的基本组织，具有特定的形态。这些基本组织及其所构成的特定的缝隙结构与脏腑、气血津液的运行之间存在着密切而广泛的联系。我们从古代经典文献的角度对五体的含义进行如下解释和界定。

1. 皮

皮即皮肤，覆盖于人体表面，上有许多汗孔；具有防御外邪，调节人体津液代谢与体温，及一定的辅助呼吸的作用。皮肤表面满布沟嵴，隆起的称为皮嵴，凹下的称为皮沟，在人体关节附近则构成皮纹。

2. 脉

五体所说的脉，专指血脉、血管，为血液运行的通道，又称脉管、脉道。《灵枢·经脉》记载"谷入于胃，脉道以通，血气乃行"中的"脉道"即指此。血脉在周身密布，构成血液循环网，营血运行其中，昼夜行五十营，为全身生理活动提供能量、营养，同时也是运输身体代谢废物的重要渠道。我们此处所探讨的"脉"的含义，主要指现代医学的血管和淋巴管。

3. 肉

肉即肌肉，也称分肉。此处所论述的"肉"特指现代医学所称的肌肉组织，色红而有弹性，不包括脂肪、皮下筋膜等被俗称为"白肉""肥肉"的部分。肌肉居于皮下，附着于骨骼关节。分肉之膨大部位为"䐃"，分肉上的纹理称为"肌腠"，肉束和肉束之间的缝隙是经脉气血流经输注的部位。肌肉具有保护内脏不受外邪、外力侵扰的作用，即所谓"肉为墙"。同时，肌肉具有运动收缩的功能，亦可推动其中经气的运行，故《后汉书·华佗传》中记载华佗语："人体欲得劳动……动摇则谷气得销，血脉流通，病不得生。"

4. 筋

《说文解字》对筋的释义为"肉之力也"。《释名》曰："筋，力也。肉中之力气之元也。"筋的含义非常广泛，主要指结缔组织的成分，包括筋膜、肌腱、韧带，还包括皮下组织、脂肪组织、关节囊、关节软骨及神经纤维成分。筋的功能主要是连接和约束骨节，主持运动，保护内脏等。在经络结构中筋起到支撑、分隔的作用，所谓"筋为刚"。传统医学所认识的筋分刚筋、柔筋两类，其功能的差异将在"经筋"一节中进行讨论。

5. 骨

骨即骨骼，指人或动物身体中坚硬的组织部分。"骨"字，甲骨文写作𦙾，像一堆剔去皮、肉、筋的胫骨之形；小篆写作骨，有肉旁（月）则表示骨肉相连的意思。汉字中凡从"骨"的字都与人或动物的骨骼有关，如骷、骼、髀、髓等。骨构成人体支架，并赋予人体基本形态，具有保护、支持和运动的作用。《素问·阴阳应象大论》曰："肾生骨髓。"《素问·痿论》曰："肾主身之骨髓。"肾主骨生髓的生理功能，实际上是肾精及肾气促进机体生长发育功能的具体体现。肾藏精，精生髓，髓居于骨中称骨髓。骨的生长发育，有赖于骨髓的充盈及其所提供的营养。骨在经络结构中同样具有支撑、支干的作用，所谓"骨为干"之意。

三、节

《灵枢·九针十二原》曰："节之交，三百六十五会……所言节者，神气之所游行出入也，非皮肉筋骨也。"这里节的概念，是指经络气血所汇聚、输注的部位，恰好就是腧穴所在的位置。从结构上看，节分为很多种类，包括皮节、脉节、肉节、筋节、骨节，即所谓身体皮、脉、肉、筋、骨等基本组织在结构上的连接所形成的特殊形态，比如在皮肤纹理、肌肉与肌腱移形处、骨与骨的交接处、脉的变形部位等。临床病例观察可见，腧穴所在之处多是节之所在，在这些部位切取循摸而得的腧穴往往可以取得很好的针感，从而获得良好的疗效。

四、膜和膜原

"膜"，古与"募""幕"相通，是指皮与肉之间的薄衣状组织。但三者的本义有所不同。膜者，肉也，指皮与肉之间的组织；幕有阻隔、覆盖的含义；募有招募、结聚的含义。从字义上看，可以认为"膜"综合了这三个字的本义，泛指体内具有分隔、覆盖、聚集、联络功能的，居于皮肉之间的筋膜组织。

膜原，又称募原，其称始于《内经》。《素问·疟论》载："其间日发者，由邪气内薄于五脏，横连募原也。其道远，其气深，其行迟，不能与卫气俱行，不得皆出，故间日乃作也。"《素问·举痛论》曰："寒气客于肠胃之间，膜原之下，血不得散，小络急引故痛，按之则血气散，故按之痛止。"《灵枢·岁露论》也云："其（邪）内搏于五脏，横连募原，其道远，其气深，其行迟，不能日作，故次日乃蓄积而作焉。"《灵枢·百病始生》曰："是故虚邪之中人也……留而不去，传舍于肠胃之外，募原之间，留著于脉，稽留而不去，息而成积。"

根据膜原（募原）在经络结构中的部位和功能，结合诸注家的释义，可以将其界定为狭义和广义两种。

1. 狭义膜原

狭义的膜原是一个部位的概念，其所在位置大致居于胸腹之内、脏器之间，正当膈下脘上，主要是指腹腔内分隔脏器的系膜，包括横膈膜、脏器之间的系膜、韧带和网膜等结构。六腑之一的"三焦"即包含于其中。

唐代王冰注《素问》曰："膜，谓鬲间之膜；原，谓鬲肓之原……募原，谓鬲募之原系。"日·丹波元简《素问识》注："原，谓膈肓之原……盖膈募之系，附著脊第七椎，即是膜原也。"

清代张志聪《素问集注》曰："膜原者，连于肠胃之脂膜，亦气分之腠理。在外则为皮肤肌肉之腠理，在内则为横连脏腑之膜原，皆三焦通会元真之处。"

2. 广义膜原

广义膜原指由膜性组织（筋膜、脂膜）所连接而成的腔隙结构，不仅包括躯干内、脏腑间的膜性联系结构，肢体、腠理、官窍之间也存在大量的膜状结构。这种结构联系着机体内外所有的缝隙，分布广泛且纵横交错、内外相接，形成了一个有机整体，是经络结构形成的重要物质基础。

隋代全元起注《素问》曰："膜者，人皮下肉上筋膜。"明代张景岳注《素问》曰："膜，筋膜也；原，肓之原也……膜，犹募也，凡肉里脏腑之间，其成片联络薄筋，皆谓之膜，所以屏障血气者也……凡筋膜所在之处，脉络必分，血气必繁，故谓之膜原，亦谓之脂膜。"

五、膏肓

《说文解字》曰：膏者，肥也；肓者，心下膈上。《左传·成公十年》曰："疾不可为也！在肓之上，膏之下。攻之不可，达之不及，药不至焉，不可为也。"根据古籍记载，膏肓之本意应有两层含义：一是指部位，即心脏和横膈膜之间，膏指心下，肓则是指横膈膜处；此处部位既深且非常要害，所谓病入膏肓即指此处。二是指前述部位所具的有形物质，即膏脂；此膏脂由五谷精微所化，为心火提供能量，亦可在心火作用下气化蒸发而随脏腑之间的经络缝隙灌渗，外输膀胱经；此功能在临床应于膏肓穴。

六、六经和六气

1. 六经

所谓六经，即太阳经、阳明经、少阳经、太阴经、少阴经、厥阴经的合称。《素问·阴阳应象大论》曰："六经为川，肠胃为海。"《灵枢·百病始生》曰："六经不通，四肢则肢节痛，腰脊乃强。"其中"六经"皆是指此。六经的分类，是在阴阳观念下依据经脉脏腑的气化特点划分的，与后文"六气"和"开、阖、枢"概念有很重要的关系。

2. 六气

所谓六气，即风、热、湿、火、燥、寒。

《素问·天元纪大论》曰："厥阴之上，风气主之；少阴之上，热气主之；太阴之上，湿气主之；少阳之上，相火主之；阳明之上，燥气主之；太阳之上，寒气主之。"指出六经与六气相感，厥阴经承受自然界风气的作用，并使人体与之相适应；少阴经承受自然界热气的作用，并使人体与之相适应；太阴经承受自然界湿气的作用，并使人体与之相适应；少阳经承受自然界火气的作用，并使人体与之相适应；阳明经承受自然界燥气的作用，并使人体与之相适应；太阳经承受自然界寒气的作用，并使人体与之相适应。

人体通过经络系统的六经调节相应脏腑气化状态，以适应自然界六气的变化。如果六气太过或不及，超过了六经的调节与平衡限度，人体不能适应，就要发生疾病，轻则经脉病，重则累及相应脏腑发病。

另一方面，六气也代表着六经的各自禀性。有些病因属于内生之邪，虽然人体没有感受外界六气的侵扰，但在疾病发生发展过程中也会体现出与自然界六气相类似的性状，这些都和六经各自禀性有关。六经各自对应的六气禀性，同样遵循上文《素问·天元纪大论》的总结。可见中医的"天人相应"理论有很具体的现实基础。或曰，三阴三阳外化为天之六气则为风、寒、暑（热）、湿、燥、火，外化为人之经脉则为六经，外化为脏腑则为六脏（五脏加心包）六腑。这六气、六经、六脏、六腑都在某些方面符合三阴三阳的运动变化规律，相互之间存在着相感、相通、相因的联系。

七、开阖枢

三阴与三阳之中有开、阖、枢的不同。《素问·阴阳离合论》曰："太阳为开，阳明为阖，少阳为枢。"是指太阳主阳气发于外，为三阳之表；阳明主阳气蓄于内，为三阳之里；少阳主阳气在半表半里，可出可入，如枢机。又云："太阴主开，厥阴主阖，少阴主枢。"是指太阴主开，居阴分之表；厥阴主阖，居阴分之里；少阴主枢，居阴分之中。六经的开阖枢理论揭示了在有形的经络、脏腑之中，还存在着无形的营卫气血的气化过程。故此，才能如《素问·阴阳离合论》所说："阴阳钟钟，积传为一周，气里形表，而为相成也。"

对于学习中医的现代人而言，太阴、厥阴、少阴、太阳、少阳、阳明六经的含义本来就不容易理解，开、阖、枢的气机运行特点更是理论难点。为了说明这个问题，著者运用笼屉的结构进行比喻（图1-1）。需要注意的是，这

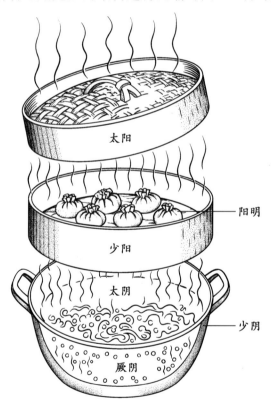

图 1-1　笼屉结构的比喻

注：三阳：　锅盖——太阳——防御、发散——三阳之表　主开
　笼屉部分　笼屉——少阳——传导热气——半表半里　主枢
　　　　　　包子——阳明——热气聚集——三阳之里　主阖
　　三阴：　水蒸气——太阴——发散——三阴之表　主开
　铁锅部分　锅——少阴——传导热量——半表半里　主枢
　　　　　　水——厥阴——热量聚集储备——三阴之里　主阖

也是借助中医传统思维取象比类的说理方法，因循中医思考问题的逻辑进行说明的。

从以上比喻中我们可以理解，古人不仅运用三阴三阳理论来概括世间万物运行、发展、衰退的变化规律，也用来说明人体脏腑经络的气化特点。在以五脏、六腑为核心，以经络的三阴三阳气血运行为表现形式的人体生命过程中，三阴三阳理论还对脏腑、经络、组织、器官的部位、功能及相互联系进行高度的概括总结，具体内容是以六经与六气、五脏、六腑相联系，以其在阴阳变化中浅深、升降、出入、大小、强弱的变化来概括各自的功能特点，以开、阖、枢的气机运行形式表明人体各组成成分之间的相互关系。

开阖枢理论具有很重要的价值，不仅可以帮助我们进一步理解经络医学对于人体基础结构的阐述，更可指导我们运用六经气化理论来理解人体生理、病理规律，进而指导中医临床各科的具体诊疗活动。

第二章 经络本意及经络系统的构成

第一节 经络探源与经络本意

经络是否存在？存在的形式是什么？经络具有怎样的结构，这些结构之间存在着怎样的关系，具备怎样的功能？这些关于经络的基本问题是经络理论的根基，如果这些基本问题得不到明确的回答，难免引起人们对经络理论的质疑。而要回答这些问题，则需要我们追溯经络的本源，从最早出现这一名词的古代医籍中去找寻答案。

一、经络探源

分析探究古代人们认识并形成经络理论的源头可以发现，经络理论的形成有三大来源：一是古代解剖学的实践与发现；二是临床实践验证所积累的大量经验；三是古代哲学对于人们认识生命现象的影响。

（一）古代解剖学的启示

解剖这门学科，人们总以为是现代科学的产物，其实它在中国的起源很早。远在新石器时代，人体结构的秘密已经开始吸引着人们的注意。他们对人体的一些生理现象常不能理解，而一些病理现象又使他们感到恐惧，从而普遍形成神的观念。但在日常生活中，他们却常用石刀、石斧剖开动物的体腔，或在部落间发生战争时，会看到残肢断体和开肠剖肚所呈现的人体内部构造，进而初步了解动物和人体的解剖知识，这为古代解剖学的形成提供了生动的材料。这些古代中国人的解剖实践在考古学史上留下了许多确切的证据。比如三千年以前刻在甲骨上的象形文字中，有不少与人体结构和医学有关：如"儿"字，象征小儿头囟未合；"孕"字为人大腹之形，且有子在腹中；"蛊"字为肚子里有寄生虫的意思。这些象形文字的创造是以当时人们对人体的正确认识为前提的。

除此之外，古人的解剖技术成就也在一些史学资料中有非常详细的记载。在导论中我们曾经提到《史记》中记载了俞跗的神奇医术，这些记载中有一系列关于人体结构的专业解剖词汇，就此而知当时对人体的皮、肌（肉）、脉、筋、骨等组织已经有清楚的认识；对胃肠、五脏的正常状态也有了明确的论述。如果在《史记》的作者司马迁所处的时代没有与此相当的人体解剖学成就，是不可能出现这样逻辑清晰、层次分明的关于人体结构的描述的。实际上，在汉代，我国的解剖知识已经相当丰富了。《汉书·王莽传》中有对囚犯进行解剖的记载，并且有医生和画家在场做记录，对身体结构进行绘画，用竹签在组织间隙进行探测。

《内经》中已经正式记载人体解剖的有关内容。"解剖"两字最先出现在《灵枢·经水》，曰："若夫八尺之士，皮肉在此，外可度量切循而得之，其死可解剖而视之。其脏之坚脆，腑之大小，谷之多少，脉之长短，血之清浊，气之多少……皆有大数。"此外，《肠胃》《经筋》《骨度》《脉度》等篇，都是记述解剖学的专门篇目，其中对人体骨骼、脏腑、血管等，均有长度、重量、体积、容量的详细记载。书中一些解剖学的名称，主要脏腑的命名，到现代还在应用。例如，《灵枢·肠胃》叙述了消化道中各个器官的长度并对胃肠道的形状进行了十分细致的描绘。

古人对血液与心脏的关系已有所认识，"诸血者，皆属于心"指出血液是受心脏控制的。"营周不休，五十而复大会，阴阳相贯，如环无端"，这段记载表明当时人们已认识到血液的流动是周而复始，如环之无端，已经包含有血液循环的概念。

由上述史料可以看出，中医学的理论在奠基时期就有着解剖实践的基础，尽管这种解剖在今天看来不够精确。古人在认识论上受到古代朴素的哲学思想影响，尤其是阴阳学说的影响，在解剖实践中除了发现脏腑器官等有形结构的状态，并加以详细研究之外，更加注意到在这些器官、组织之间还存在大量的缝隙结构，而且注意到这些缝隙之间相互联系，相互沟通，形成丰富而庞大的遍布周身的网络。《灵枢·经脉》将其描述为"伏行于分肉之间"，称之为"十二经脉"。

正是基于《灵枢·经脉》中"十二经脉，伏行于分肉之间"的论述，经络医学提出经络是皮、脉、肉、筋、骨等有形组织所形成的缝隙结构，而不是皮脉肉筋骨本身。所谓十二经脉所在，乃是经过长期临床实践观察，明确了十二经脉主干路径的缝隙结构是固定在特定的肌肉缝隙之间的。许多关于经络结构的研究成果已经证明了这种观点的正确性。

（二）临床实践的验证

与解剖实践相比，古代医者的临床实践更加丰富，《内经》等古典医籍对经络的认识便是从大量的临床观察中得来的。近年来，有关专家在马王堆帛书、张家山竹简和绵阳木人经络模型等出土文物中逐渐找到一些记载有关经络临床观察的早期文献。这些文献主要描述了经脉系统的循行路线，并涉及三种古老的医疗手段，一种是灸法，一种是砭术（即用石器治病的医术），另一种就是导引术（一种古老的气功），而经脉就是施用这三种医术时借助的治疗部位和途径。古人在长期的临床观察中既积累了一定的治疗经验，也发现了人体某些体表部位被刺激后会发生沿着一定路线感觉传导的现象，现代人称之为"循经感传"。在古人当时的临床实践中，同样也发现砭石刺激、艾灸可以引起经络感传。《后汉书·华佗传》中记载："下针言'当引某许，若至，语人'。病者言'已到'，应便拔针，病亦行差。"可以看出，当时针灸临床已经将出现循经感传作为一个产生针灸疗效的必要条件了。

另一方面，经络理论与藏象理论"有诸内者形诸外"具有相同的研究思路。在大量的临床实践中，古代医者逐渐发现任何临床症候的出现一定与某条经络运行气血功能异常存在特定联系，如临床出现"肺胀满，膨膨而喘咳"的症候，而前臂肺经路线也相应出现酸胀疼痛的经脉异常现象，自然将肺系的病症与肺经异常联系起来，从而形成了经络病候的内容。后又逐渐增加相应组织、器官、情志等功能的异常，同时还区别虚实症候；这些内容经过分析归纳形成了十二经"是动病""是主病"及络脉病症、经筋病症、奇经八脉病症等内容（见《灵枢·经脉》）。经络病症理论的丰富完善对临床具有非常重要的指导意义。

（三）古代哲学的影响

中国古代哲学在几千年的发展中既造就了中国哲学的性格，也塑造了中华民族的个性。中国哲人"推天道以明人事""天人相应"的观点，代表了东方文明高度发达的境界，比之后出现的西方哲学更加关注到自然界的统一性，以及自然规律对人体的影响。人是自然进化的产物，自然界一切变化的规律都会在人体重演，人体生命现象中包含大量自然界运动变化的过程。认识人体的同时在认识自然，反之亦然。人体所有的组织构造都可以在自然界找到类似的表现，同样也可以用自然界的一些自然现象解释人体的生理病理机制。

老子曰："人法地，地法天，天法道，道法自然。"世间各物皆有法度。天有四季六气之变，人体亦有与自然相应的时间节律，脏腑功能随时间节律各有所旺之时。人体经络亦是如此，必要遵循自然的发生发展规则。经络是自然界产生的，是物种在长时间进化过程中的产物，是一种客观存在的生命现象。

二、经络本意

综合经络理论形成的三大来源，我们可以从脉的字形作为认识的起点。"脉"的篆文异体字为𧶠，是由代表身体的𠂤（肉）加代表水系的𧸘（永）组成。𧶠从字形来看分叉较多，水流呈迂回状态，水流不畅。而"永"的甲骨文写作𠂤，其本意是形容自然界水流的状态，从字形来看，它代表的是水流分叉、汇集、交流的状态，分叉较少，相对来说水流顺畅。因此可以认为，早期"脉"字不仅有通道之意，还是对人体气血运行状态的概括；而后期古代医者对人体的解剖实践，为"脉"的认识提供了大量形态学的基础。"脉"字的含义随着历史发展，有了更多的扩展，不再局限于人，而是延伸至对动植物脉络体系的认识，矿物及水系的概括，甚至社会中人与人之间的各种复杂联系。

人体"脉"的特质有两个方面的含义，一指其为具有特定关联性的通道，二指其中有丰富的能量物质在流动、交换、灌渗，并发生代谢变化。这是古人阐释经络概念的重要观点，也是经络气化作用产生的物质基础。

脉可以分为经脉和血脉两类，经脉的含义要比血脉广。

在理解经络的时候，我们可以利用河流的形成及其结构来做比喻，较为形象地认识经络的本来含义。

1. 河底及河岸两边的山石树木

河岸及河底乃自然形成，绝非平整光滑的结构。水草有苹、蘩、蕴、藻之分，树木亦有松、柏、梓、杉之不同，山石泥土之成分更是千差万别，以此可喻构成经络的皮、肉、脉、筋、骨等各类人体组织结构。

2. 河道

河道喻为经络通道，为皮、肉、脉、筋、骨等人体组织结构之间的缝隙。由于其周围组织的形态不同，所形成的缝隙亦有高下宽窄、浅深曲直、平坦崎岖之变化，形成了河、涧、溪、沼、滩等不同形态。

3. 河流

河流即河道中运行的水流。河流由于其来源的不同（或来自雪山，或来自地下泉水，或来自天上雨水），成分的不同（所含矿物质、氧含量及离子的种类），洁净程度的不同（或清或浊），以及河流蓄积的势能的差别，而形成不同的流速、流量和流向。以此比喻经络通道中运行的气血，包括身体内各种体液（包括组织液、淋巴液、细胞间液等），其复杂性更在河流之上。

4. 码头

码头即河岸特殊地理位置所形成的可以进行客运或货运停靠的部位。可喻为能够输注经络气血的腧穴，与周围组织器官进行物质交换。凡是腧穴部位，解剖结构必然有其相应的特点。

通过以上比喻，便不难理解经络、腧穴的原本含义了：经络就是由构成人体的基本组织皮、肉、脉、筋、骨所构成的缝隙，腧穴则是其中具有特殊构造的点位。经络、腧穴并非皮脉肉筋骨本身，这正像自然界的河流一样，如果挖掉河两岸的岩石树木就根本寻找不到所谓的河道。正如《灵枢·九针十二原》所云："节之交，三百六十五会……所言节者，神气之所游行出入也，非皮肉筋骨也。"

综上所述，经络理论的形成有着非常深厚的理论基础和实践基础，有着自己独特完整的思想体系，包括在今天看来依然具有先进性的古代认识论和方法论。可以说，经络理论的产生高度融合了解剖、临床及古代"天人相应"的哲学观，确定了中医认识人体的独特视角，是古人对于东方文明发展的一份巨大贡献。

第二节　经络系统的组成

前一节我们已经论述了，经络存在于人体各种有形组织结构（皮、肉、脉、筋、骨）的缝隙间，这些缝隙结构分布广泛且纵横交错、内外相接，构成一个完整的系统——经络系统。这些缝隙结构在形态上存在着大小、粗细、宽窄之差别，气血运行的状态存在着高下、浅深、缓急的区别，对于脏腑器官及组织、官窍有着不同的联系路径，因此具备不同的气化特点和生理功能。经络系统是一个非常复杂庞大的网络，根据其分布、走行、联系脏腑的不同，可以分为经脉和络脉两部分，其中纵行的干线称为经脉，由经脉分出的网络全身各个部位的分支称为络脉。

经络系统的主要组成内容有：十二经脉、十二经别、奇经八脉、十五络脉、十二经筋、十二皮部等。其中属于经脉的，以十二经脉和奇经八脉为主；属于络脉的，以十五络脉为主。十二经筋与十二皮部则属于构成经络通道的有形组织结构。经络系统纵横交贯，遍布全身，将人体内外、脏腑、肢节联系成为一个有机的整体。

一、十二经脉

十二经脉是经络系统组成中的主干部分，也是最为重要的气血通行渠道，由此联系人体脏腑、器官、四肢、百骸。《灵枢·经别》云："夫十二经脉者，人之所以生，病之所以成，人之所以治，病之所以起，学之所始，工之所止也，粗之所易，上之所难也。"十二经脉有明确的流注规律和次序，以及明确的脏腑、器官联系。这些均在《内经》等经典著作中有明确的阐释。

1. 十二经脉的命名

十二经脉又名十二正经，是经络系统的主体，分别隶属于十二脏腑。各经用其所属脏腑的名称，结合循行于手足、内外、前中后的不同部位，并依据阴阳属性，得以不同的命名。十二经脉的名称分别为：手太阴肺经、手厥阴心包经、手少阴心经、手阳明大肠经、手少阳三焦经、手太阳小肠经、足太阴脾经、足厥阴肝经、足少阴肾经、足阳明胃经、足少阳胆经、足太阳膀胱经。

2. 十二经脉的表里关系

十二经脉中的手足三阴、手足三阳经脉，通过经别和别络相互沟通，组成六对"表里相合"关系：足太阳与足少阴为表里，足少阳与足厥阴为表里，足阳明与足太阴为表里，是足之阴阳也；手太阳与手少阴为表里，手少阳与心主（手厥阴心包经）为表里，手阳明与手太阴为表里，是手之阴阳也。

相为表里的两经，分别循行于四肢内外侧的相对位置，并在四肢末端交接，又分别络属于相为表里的脏腑，从而构成了脏腑阴阳表里相合关系。十二经脉不仅由于相互表里两经的衔接而加强了联系，而且由于相互络属于同一脏腑，使互为表里的一脏一腑在生理功能上互相配合，在病理上相互影响，在治疗上常常相互协同配合。

3. 十二经脉的流注交接次序

十二经脉通过手足阴阳表里经的联接而逐经相传，构成了一个周而复始、如环无端的流注系统。气血通过经脉可内至脏腑，外达肌表，营运全身。其走向和交接规律是：手三阴经从胸走手，手三阳经从手走头，足三阳经从头走足，足三阴经从足走腹（胸）。阴经与阳经（互为表里）在手足末端相交，阳经与阳经（同名经）在头面部相交，阴经与阴经在胸部相交，其流注次序如图2-1。

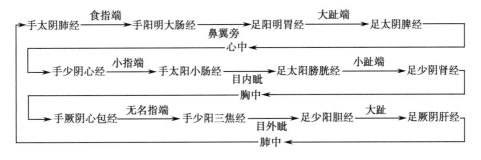

图2-1 十二经脉流注次序

十二经相传次序歌：肺大胃脾心小肠，膀肾包焦胆肝续，手阴脏手阳手头，足阴足腹阳头足。

十二经按此流注循环一日行五十营，昼行阳二十五度，夜行阴二十五度。十二经运行气血功能正常使人体各系统最基本的生理、心理功能，包括运动、呼吸、饮食、睡眠、二便排泄、喜怒哀乐等保持正常，同时也使脏腑之间保持密切联系，维持生命活动的正常进行。

二、十二经别

十二经别是十二正经离、入、出、合的别行部分，是正经别行深入体腔的支脉。十二经别多从四肢肘膝上下的正经别出（离），经过躯干深入体腔与相关的脏腑联系（入），再浅出于体表上行头项部（出），在头项部，阳经经别合于本经的经脉，阴经经别合于相表里的阳经经脉（合），故有"六合"之称。

具体而言，足太阳、足少阴经别从腘部分出，入走肾与膀胱，上出于项，合于足太阳膀胱经；足少阳、足厥阴经别从下肢分出，行至毛际，入走肝胆，上系于目，合于足少阳胆经；足阳明、足太阴经别从髀部分出，入走脾胃，上出鼻颏，还系目系，合于足阳明经；手太阳、手少阴经别从腋部分出，入走心与小肠，上出目内眦，合于手太阳小肠经；手少阳、手厥阴经别分别从本经分出，进入胸中，入走三焦，上出耳后，合于手少阳三焦经；手阳明、手太阴经别分别从本经分出，入走肺与大肠，上出缺盆，合于手阳明大肠经。

分析十二经别的走行与联络脏腑的关系，十二经别的生理功能有以下两方面。

1. 传统观点

传统学术观点认为，由于十二经别有"离、入、出、合"于人体表里之间的特点，不仅加强了十二经脉的内外联系，更加强了经脉所属络的脏腑在体腔深部的联系，补充了十二经脉在体内外循行的不足，扩大了经穴的主治范围。

2. 自养系统

经别是本经所联系脏腑的"自养系统"。这是根据经络系统构成特点和功能提出的新论点。所谓自养系统，是指本脏或本腑在制造、生成、完成人体所需的精微物质，完成特定生理功能的同时，本脏或本腑也需要一般及特殊的营养供应和代谢渠道，因此会从经络系统中分化出特定的路径完成自养功能。

仔细分析十二经别的走行路径可以发现，其呈现出与十二正经明显的几点差异：①除了个别经脉（手太阳）外都是从四肢末端走向头身；②经别的走行详于头面躯干及体腔脏器的联系，略于四肢；③表里两经在循行上均两两相合，并且均合于阳经，即阴经合于与其相表里的阳经，阳经则合于本经。

经别比较特殊的循行路径、与内脏的联系及六合关系，曾引起历代医家的注意，后世对此进行注解研究者颇多，但对其特殊循行路径的确切内涵进行清晰解读者很少。从上述经别的循行特点出发，联系人体结构的完整性和生理功能的需要，经络医学提出，经别从肢体正经主干别出深入体腔，应该是对本经脏腑的"自养系统"，同时也以六合的形式完成供养内脏营养和排出代谢废物的功能。这种推论能够很合理地解释十二经别在循行上的独特走向，同时也可以理解为什么阴经经别会汇合于与之相表里的阳经上，而阳经经别却不汇合于阴经。对于经别与脏腑的联系渠道及功能的深入理解，有可能在今后中医临床对于内脏病的治疗中具有重大的指导意义。但这只是在理论上的延伸，对十二经别体系的研究还要更多地从古籍经典中寻求支持材料，并在临床实践中更深入地进行探索。

三、络脉

络脉是经脉的小分支，有别络、浮络、孙络之分。别络是络脉中较大者；浮络是浮行于人体浅表部位的络脉；孙络是最细小的络脉，亦称孙脉。

1. 十五别络（十五络脉）

十二经脉与督任二脉各分出一支别络，加上脾之大络，合为十五别络，又称十五络脉。《灵枢·经脉》曰："诸络脉皆不能经大节之间，必行绝道而出入，复合于皮中。"别络有本经别走表里经之意，具有加强联系和渗灌气血的作用。

2. 阳络与阴络

从络脉结构角度分析，络脉并非仅分布于浅层，而是可以按照循行和分布部位的不同，分为体表的阳络和体内的阴络。阳络与阴络的概念在《内经》中多次提到。阳络是指分布于体表肌肤的络脉，主要作用是温煦、营养、护卫皮肤。经脉通过阳络将经气布散到人体的浅层组织，并且完成浅层组织器官生理活动所需营养的输送及代谢物质的排除。阴络则是走行于身体内部，分布于五脏六腑的络脉，根据其分布区域的不同而被称为心络、肝络、肾络、肺络、脾络、胃络、脑络等，其敷布气血的功能往往成为所在区域脏腑功能的有机组成部分。经脉通过阴络运行气血，输送营养，传递信息，以保证五脏六腑发挥各自的正常功能。

四、十二经筋

十二经筋是十二经脉所联系的筋肉系统，是十二经脉之气结聚于筋肉关节的外周连属部分。《说文解字》解释筋为"肉之力也"，"力"是"筋也"；段玉裁注说："筋者其体，力者其用也。"说明筋是能产生力量的肌肉。而"腱"是"筋本"，是筋附着于骨骼的部分。经筋的活动有赖于十二经脉气血的濡养和调节。中医学运用整体观作为指导，完全是从人体的功能来看待经筋，从每条经筋看，同样具备整体性因素，也就是说，经筋是对肢体一组动作产生运动的肌肉群功能的概括。所以，全身筋肉按十二经脉分布划分为十二组肌肉群，以手足三阴三阳名之为十二经筋，其数量远远少于现代解剖学对肌肉数量的认识。

1. 十二经筋的分布规律

（1）均起于四肢末端，上行于头面胸腹部。

（2）在分布路径中有"结""聚""散""布""络"等形式。每遇骨节部位则"结"于或"聚"于此；遇胸腹壁或入胸腹腔则"散"于或"布"于该部而成片，但与脏腑无属络关系；"络"则是指从一根筋束所发出的多条细小筋络联系几个较小的部位肌肉组织。

（3）三阳经筋分布于项背和四肢外侧，三阴经筋分布于胸腹和四肢内侧。足三阳经筋起于足趾，循股外上行结于颅；足三阴经筋起于足趾，循股内上行结于阴器（腹）；手三阳经筋起于手指，循臑外上行结于角（头）；手三阴经筋起于手指，循臑内上行结于贲（胸）。

2. 十二经筋的特点

（1）十二经筋均联属于十二经脉，行于体表，不入脏腑。

（2）循行走向都是从四肢末端走向头身。

（3）经筋有刚柔之分。张介宾在《类经》中分析："刚以束骨，柔以维合。"刚筋（阳筋）以手足三阳经筋为主，均分布于头面项背和四肢外侧；柔筋（阴筋）以手足三阴经筋为主，均分布于胸腹和四肢内侧。

（4）经筋除在头、面、胸腹部分组结合以外，其循行于踝、腘、膝、股、髀、臀、腕、肘、腋、臂、肩、颈等关节或筋肉丰厚处者，也与邻近的其他经筋联结集聚。足三阴与足阳明之筋则皆聚于阴器，故张介宾称之为宗筋之所聚，筋之大会也。足厥阴经筋，除结于阴器外，并能总络诸筋，为"罢极之本"。

经筋理论在针灸推拿临床具有很高的指导价值，目前已经有相关的经筋按摩术、宗筋按摩术等报道，对此方面的理论研究尚待进一步深入。

五、十二皮部

皮部，是指体表的皮肤按经络循行分布部位的分区。故《素问·皮部论》曰："皮有分部……皮者，脉之部也。""欲知皮部，以经脉为纪。"由于正经有十二条，所以体表皮肤亦相应地划分为十二个部分，称之为"十二皮部"。皮部不仅是经脉的分区，也是别络的分区，与别络，特别是浮络，有着密切的关系。故《素问·皮部论》又说："凡十二经络脉者，皮之部也。"因此，十二皮部就是十二经脉及其所属络脉在皮表的分区，也是十二经脉之气散布所在。

十二皮部位居人体最外层，是机体的卫外屏障，有保卫机体、抗御外邪的功能。当机体卫外功能失常时，病邪可通过皮部深入络脉、经脉以至脏腑（图2-2）。正如《素问·皮部论》所说："邪客于皮则腠理开，开则邪入客于络脉，

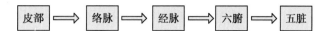

图 2-2　外邪从皮部到脏腑的传变次序

络脉满则注入经脉，经脉满则入合于脏腑也。"反之，当机体内脏有病时，亦可通过经脉、络脉而反映于皮部，因此根据皮部的病理反应则可以推断脏腑病证。

由于手之三阴三阳的皮部与络脉在上肢，足之三阴三阳的皮部与络脉在下肢，而在临床实践中进行望色及切肤时，上下同名经络皮部是相通的，称作"上下同法"，所以十二皮部归为六经皮部，并专门加以命名：少阳经皮部名枢持；阳明经皮部名害蜚；太阳经皮部名关枢；厥阴经皮部名害肩；太阴经皮部名关蛰；少阴经皮部名枢儒。此六经皮部名称和理论与经络根结终始理论相关，描述了人体受外邪侵袭后，疾病由外而内的传变规律，从而为创立六经辨证论治体系打下了基础。此外，中医针灸临床常用的皮肤针（七星针、梅花针）、皮内针、穴位贴敷等治疗方法，均是通过皮部与络脉、经脉乃至脏腑气血的沟通和内在联系而发挥作用的。

六、奇经八脉

奇经八脉理论的出现晚于十二经脉的理论，是在十二经脉理论基础上发展而来的。其理论在《内经》中有所论及，但完整详细的论述是在《难经》中。

1. 奇经八脉的概念

《难经·二十七难》明确提出奇经八脉是督脉、任脉、冲脉、带脉、阳维脉、阴维脉、阳跷脉、阴跷脉的总称。它们与十二正经不同，既不隶属脏腑，又无表里配合关系，在循行路径上"别道奇行"，除了任脉、督脉以外大多没有特定的循行通道，时而并于十二正经的缝隙分肉之间运行，时而在各正经之间穿行，故称"奇经"。

2. 奇经八脉的功能

《难经·二十七难》曰："圣人图设沟渠，通利水道，以备不然，天雨降下，沟渠满溢。"古代先哲运用取象比类的思维，形象地描述了奇经八脉所具备的特殊功能。十二正经类似自然界中的江河，在正常情况下，江河中水量、流速和流动方向只是在一定的限度内上下浮动，基本稳定。但是在出现极端气候变化时，河水的容量、流速则会出现较大幅度的变化，从而超出河流自身的调节能力。如天降大雨，导致江河水位快速上涨，或者遇大旱时节，河水减少甚至干涸，无法完成正常灌溉、运载的功能，此时如果没有预先兴修水利以备不然，就可能导致很大的灾难。奇经八脉类似于对江河水量具有调节功能的水库、湖泊，可以沟通十二经脉之间的联系，并对十二经气血有蓄积渗灌等调节作用，使十二正经气血的盛衰变化保持一定的稳定，从而保证人体脏腑气血的正常供应，保证人体的健康状态。

从临床实践可以发现，十二正经与奇经八脉之间存在着较为密切的联系。当十二经运行出现大的障碍和紊乱时，人体气血运行会以奇经八脉作为主要运行途径。而正常情况下，十二正经在调节运行气血精微或能量过程中出现微小调控不足或缺失时，也会需要奇经辅助对气血的调控。所以，奇经八脉对人体气血运行在日常状态下的调控非常重要，在特殊条件下其功能就更为显著。有关奇经八脉的认识与深入研究，对针灸甚至中医各科临床都将产生重要的影响。

3. 奇经八脉的特点

（1）奇经八脉均是从下向上循行的，但不是分布全身的，在上肢没有分布。

（2）奇经八脉没有与脏腑的联系。其通过与十二经脉之间的联系途径和自己独有的络脉体系进行气血调节。

（3）奇经八脉不直接与脏腑相连通，但会通过与十二经脉之间的联系调节十二经相关的脏腑功能，从而影响全身脏腑器官的生理功能。

（4）奇经八脉不参加十二经循环流注，不受十二正经的约束。

（5）奇经八脉主要起重要的协调作用，保持十二正经的正常运行。

4. 奇经八脉的内容

奇经八脉对十二经脉进行统帅、蓄灌和调节，从另一个角度和层次对十二经脉进行了统筹和划分。比如：督脉总督诸阳；任脉总任诸阴；带脉约束纵行经脉；阳跷脉与足三阳经相通，阴跷脉与足三阴经相通；阳维脉与循行于体表的经脉相维系，阴维脉则在深层维系循行于体内的经脉；冲脉则"上自头，下自足，后自背，前自腹，内自溪谷，外自肌肉，阴阳表里无所不涉"（《类经·九卷》），可调节十二经脉，称为"十二经脉之海"。所以，奇经八脉扩大了十二正经循行及功能上的范围，具有独特的临床价值。

（1）任脉：行于腹面正中线，其脉多次与手足三阴经及阴维脉交会，能总任一身之阴经，故称"阴脉之海"。任脉起于胞中，与女子妊娠有关，故有"任主胞胎"之说。另外，任脉具有募集身体代谢废物"浊阴"的功能，脏腑募穴有六个位于任脉之上，临床中对于脏器代谢物淤积的病变多取这些腧穴。

（2）督脉：行于背部正中，其脉多次与手足三阳经及阳维脉交会，能总督一身之阳经，故称为"阳脉之海"。督脉行于脊里，上行入脑，并从脊里分出属肾，与脑、脊髓、肾有密切联系，所以督脉穴位在临床运用广泛，对于脑血管病、脊髓病变、脑神经病变等均有确切的治疗效果。

（3）冲脉：与足少阴肾经并行，上至于头，下至于足，贯穿全身，成为气血的要冲，能调节十二经气血，故称"十二经脉之海"，又称"血海"。冲脉与肾精、天癸物质的成熟有密切关联，故与妇女的月经有关。

（4）带脉：起于季胁，斜向下行到带脉穴，绕身一周，如腰带，能约束纵行的诸脉。带脉与妇科病和腰痛有关。

（5）阴跷脉、阳跷脉：跷，有轻健跷捷之意。阴跷脉和阳跷脉具有濡养眼目及司眼睑开合和下肢运动的功能。①阴跷脉与足少阴经并行，阳跷脉与足太阳经并行，二脉具有沟通调节全身"阴阳之气"的作用。阳跷脉通过对足三阳的气机调节而对躯体及肢体骨骼肌运动平衡起重要调节作用；阴跷脉通过调节足三阴经的气机运行而对内脏平滑肌的协调运动起调节控制作用。②阴阳跷脉在临床运用时的主治区别即源于上述理论，例如治疗腰腿疼痛用外关、申脉，而治疗言语障碍、吞咽障碍用通里、照海，治疗咽喉的疼痛失音用列缺、照海。通过临床上获得速效的经验反推理论，阴跷脉对内脏平滑肌的运动具有调节作用，这一点在解决一些疑难病例方面具有非常重要的指导意义。

（6）阴维脉、阳维脉：维，有维系之意。阴维脉在循行过程中与足三阴经及任脉均有联系，穿行于诸阴经之间，其功能是"维络诸阴"，对阴经气血的盛衰具有调节作用；阳维脉在循行过程中与手足三阳经及督脉均有联系，穿行于诸阳经之间，其功能则是"维络诸阳"，对阳经气血盛衰具有调节作用。阴维脉、阳维脉在临床具有很广泛的应用。

第三节　十四经经络结构

经络的实质结构是当代科学界的一大命题。本节所讨论的经络结构命题，是从《内经》等古籍中对于经络产生及经络系统构成的论述入手，运用现代解剖学的观察方法，解决关于经络通道的形态、走向及关联路径等问题。

本节所讨论的有关经络结构的内容包含十四经循行路径及经脉在体腔内外循行和气血输注部位的特定结构，其基础为《内经》等典籍中记载的经络循行路线所联系的解剖部位，以及临床大量病例的观察总结。在表述上使用易为现代人所理解的现代医学名词，以便读者对于经络结构的定位及内部结构的认识更加清晰。

传统经络循行路线分为体腔和体表两部分，经络气血输注的部位是在体表循行路线上。在体腔，经络缝隙由胸腔、腹腔和脏腑表面的浆膜缝隙构成，在体表肢体，则是由皮、肉、脉、筋、骨之间的筋膜间隙构成。下面我们分析十四经经络结构时按照体腔内路线和体表路线分别表述。

一、手太阴肺经

1.《灵枢·经脉》原文

肺手太阴之脉，起于中焦，下络大肠，还循胃口，上膈属肺。从肺系，横出腋下，下循臑内行少阴、心主之前，下肘中，循臂内上骨下廉，入寸口，上鱼，循鱼际，出大指之端。

其支者：从腕后，直出次指内廉，出其端。

2. 经脉循行结构定位

（1）体内循行路线：手太阴肺经，起于脾胃中焦之间的腹膜间隙，向下联络大肠，返回向上循着胃的上口（贲门），向上穿过横膈裂孔，联属肺与纵隔之间的胸膜腔隙。在与肺相连的呼吸道（气管、支气管）的胸膜腔隙横行从腋下出于体表。

（2）体表循行缝隙：（上臂部）行于肱二头肌桡侧与肱肌、喙肱肌之间的肌肉缝隙处，行于手少阴、手厥阴之前，下行肘中；（前臂部）沿着桡骨下缘的肱桡肌与桡侧腕屈肌之间的缝隙至腕后寸口；（手掌部）沿着大鱼际与第一掌骨之间的缝隙到大指桡侧指甲角。其支脉：从腕后分出，沿拇、食指之间的缝隙到食指桡侧指甲角。（图2-3）

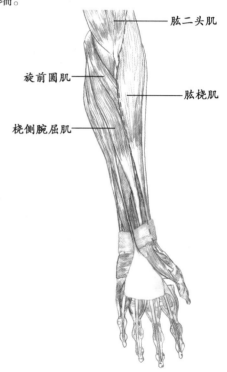

图2-3　手太阴经体表循行解剖

肱二头肌

旋前圆肌

肱桡肌

桡侧腕屈肌

二、手阳明大肠经

1.《灵枢·经脉》原文

大肠手阳明之脉，起于大指次指之端，循指上廉，出合谷两骨之间，上入两筋之中，循臂上廉，入肘外廉，上臑外前廉，上肩，出髃骨之前廉，上出于柱骨之会上，下入缺盆，络肺，下膈，属大肠。

其支者：从缺盆上颈，贯颊，入下齿中；还出夹口，交人中。左之右，右之左，上夹鼻孔。

2. 经脉循行结构定位

（1）体表循行缝隙：手阳明大肠经，（手掌部）起于食指桡侧指甲角，循食指桡侧第一、二掌骨之间，向上到拇长伸肌腱和拇短伸肌腱之间的间隙；（前臂部）循桡骨桡侧缘肱桡肌与桡侧腕长、短伸肌之间的缝隙，进入肱骨外上髁桡侧的间隙；（上臂部）肱肌、喙肱肌与肱三头肌外侧头之间的缝隙，上行到肩部三角肌肌束与中部肌束之间的间隙，与颈椎部位的大椎穴交会后，向前下入锁骨上窝，进入体腔循行。（图 2-4）

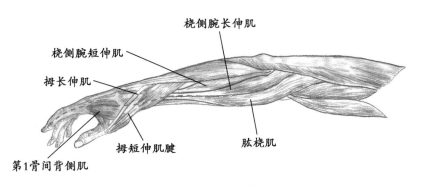

图 2-4　手阳明经体表循行解剖

（2）体内循行路线：联络肺部胸膜间隙，穿过膈肌的裂隙，向下联属大肠部位的腹膜间隙。

（3）支脉体表循行缝隙：（头颈部）从锁骨上窝处分出，向上行于颊肌的缝隙间，进入下牙龈与牙床缝隙间。沿口唇内绕口一圈，左右交叉于人中穴处，止于鼻唇沟处的迎香穴。

三、足阳明胃经

1.《灵枢·经脉》原文

胃足阳明之脉，起于鼻，交頞中，旁约太阳之脉，下循鼻外，入上齿中，还出夹口，环唇，下交承浆，却循颐后下廉，出大迎，循颊车，上耳前，过客主人，循发际，至额颅。

其支者：从大迎前，下人迎，循喉咙，入缺盆，下膈，属胃，络脾。

其直者：从缺盆下乳内廉，下夹脐，入气街中。

其支者：起于胃口，下循腹里，下至气街中而合。以下髀关，抵伏兔，下膝髌中，下循胫外廉，下足跗，入中指内间。

其支者：下膝三寸而别，下入中指外间。

其支者：别跗上，入大指间，出其端。

2. 经脉循行结构定位

（1）头面部体表循行缝隙：足阳明胃经，起于鼻旁，向上在鼻根部交于足太阳经，向下沿着鼻唇沟外侧，进入上牙龈与牙床缝隙间。沿口唇内绕口一圈，在唇下交会于承浆穴之后向两侧沿着下颌骨下缘至咬肌前缘的缝隙处，过咬肌高点沿着咬肌后缘向上，从下颌关节间隙向上穿过颧弓行于颞肌后缘缝隙，至颞肌上缘与帽状腱膜缝隙处。

（2）头面部分支体表循行缝隙：从咬肌前缘大迎穴向下沿咽喉两侧胸锁乳突肌前缘缝隙，横入锁骨上窝进入体腔内循行。

（3）体内循行路线：进入缺盆后，沿食管两侧的胸膜腔间隙，向下穿膈肌裂孔进入腹腔联属胃部的腹膜间隙，联络脾（包括胰）部位的腹膜间隙。腹腔内支脉，从胃下口分出，向下沿腹膜间隙至腹股沟处的肌肉间隙。

（4）躯干部体表循行缝隙：从锁骨上窝在胸大肌与锁骨下肌之间向下沿胸大肌与肋间肌之间的缝隙循行（乳头直下，正中线旁开4寸），继续向下行于腹直肌鞘与腹横肌筋膜之间的间隙（脐旁2寸），在腹股沟处肌肉间隙与体腔内行经脉相合，行于下肢体表。

（5）下肢体表循行缝隙：（大腿部）行于股直肌与股外侧肌之间的间隙至髌韧带外侧与膝外侧韧带的间隙处；（小腿部）行于胫骨前肌与趾长伸肌之间至踝部；（足部）沿第二、三跖骨之间，于骨间肌的缝隙中行至第二脚趾外侧指甲角。（图2-5、2-6）

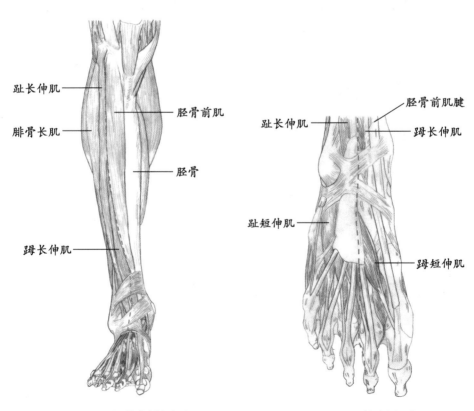

图2-5　足阳明经体表循行解剖1　　　图2-6　足阳明经体表循行解剖2

（6）下肢支脉体表循行缝隙：①从膝下3寸分出，沿踇长伸肌外侧下行至第三脚趾外侧；②从脚背分出沿第一、二跖骨之间，到大趾外侧指甲角。

四、足太阴脾经

1.《灵枢·经脉》原文

脾足太阴之脉，起于大指之端，循指内侧白肉际，过核骨后，上内踝前廉，上踹内，循胫骨后，交出厥阴之前，上膝股内前廉，入腹，属脾，络胃，上膈，夹咽，连舌本，散舌下。

其支者：复从胃，别上膈，注心中（脾之大络，名曰大包，出渊腋下三寸，布胸胁）。

2. 经脉循行结构定位

（1）体表循行缝隙：（足部）足太阴脾经起于足大趾内侧指甲角，过第一跖趾关节处，沿第一跖骨与足底内侧肌群的缝隙处，至内踝前下与足舟骨的缝隙。需要注意的是，足太阴经在内踝部的循行路径，从古典文献和临床实践结合来看，还不能确定；在临床实践中所应用的具体路线，参见本书第六章第三节"十四经经络诊察"中关于足太阴经循推操作方法的内容。（小腿部）向上行于胫骨后肌与趾长屈肌之间的缝隙至膝关节髌韧带与外侧副韧带之间。（大腿部）上行于股直肌与股内侧肌之间的缝隙，行至腹股沟处进入体腔循行。（图2-7）

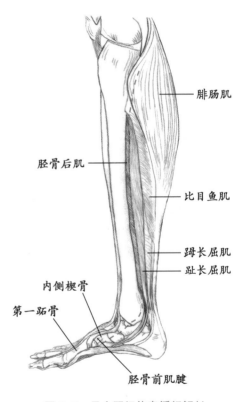

图2-7 足太阴经体表循行解剖

脂肠肌
胫骨后肌
比目鱼肌
踇长屈肌
趾长屈肌
内侧楔骨
第一跖骨
胫骨前肌腱

（2）体腔循行路线：从腹股沟处进入体腔后，联属脾部（包括胰）的腹膜间隙，联络胃部位的腹膜间隙。向上穿过膈肌食管裂孔沿食管周围的胸膜间隙向上到达舌根部，布散舌下的黏膜间隙。

（3）腹腔内支脉循行路线：从胃部经脉分出，向上穿过膈肌主动脉裂孔，随主动脉根部胸膜进入心包。

（4）胸腹部体表循行缝隙：循行于腹部腹内外斜肌和腹横肌之间（前正中

线旁开4寸）和胸部前锯肌与肋间肌之间的缝隙（前正中线旁开6寸），至第二肋间隙周荣穴后折向腋下，络于大包穴（脾之大络，出渊腋下3寸，布胸胁）。

五、手少阴心经

1.《灵枢·经脉》原文

心手少阴之脉，起于心中，出属心系，下膈，络小肠。

其支者：从心系，上夹咽，系目系。

其直者：复从心系，却上肺，下出腋下，下循臑内后廉，行太阴、心主之后，下肘内，循臂内后廉，抵掌后锐骨之端，入掌内后廉，循小指之内，出其端。

2. 经脉循行结构定位

（1）体内循行路线：手少阴心经，起于心内膜下间隙处，联属心部的包膜，向下穿膈肌裂孔，联络小肠周围的腹膜间隙。体腔内支脉：从心脏相连的大血管向上沿食管两侧的胸膜缝隙向上一直进入颅腔，连接眼球后部的血管神经间隙。体腔内直行主干：从心脏相连的大血管间隙折返至肺部胸膜间隙，沿腋下横行出于体表。

（2）体表循行缝隙：（上臂部）从腋窝深处胸大肌与肱二头肌短头之间的间隙，向下沿肱二头肌内侧缘与肱肌之间的缝隙下行肘关节内侧；（前臂部）沿尺侧腕屈肌与掌长肌、指浅屈肌之间的缝隙至腕部豌豆骨内侧；（手部）沿掌内第五掌骨桡侧与小鱼际肌桡侧缝隙至小指桡侧指甲角。（图2-8）

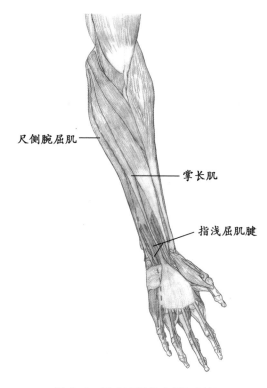

尺侧腕屈肌

掌长肌

指浅屈肌腱

图2-8　手少阴经体表循行解剖

六、手太阳小肠经

1.《灵枢·经脉》原文

小肠手太阳之脉，起于小指之端，循手外侧上腕，出踝中，直上循臂骨下廉，出肘内侧两骨之间，上循臑外后廉，出肩解，绕肩胛，交肩上，入缺盆，络心，循咽下膈，抵胃，属小肠。

其支者：从缺盆循颈，上颊，至目锐眦，却入耳中。

其支者：别颊上䪼，抵鼻，至目内眦（斜络于颧）。

2. 经脉循行结构定位

（1）体表循行缝隙：（手部）手太阳小肠经起于小指尺侧指甲角，沿第五指骨尺侧缘与小鱼际肌内侧缘之间的缝隙至腕部三角骨；（前臂部）沿尺骨与尺侧腕伸肌之间的缝隙（注：有学者认为是尺侧腕屈肌与尺侧腕伸肌之间的缝隙）上行至尺骨上端绕行至尺骨鹰嘴与肱骨内侧髁之间。（图2-9，手太阳经路线解剖示意图，为了显露尺骨，而删除了尺侧腕屈肌）

（2）体内循行路线：从锁骨上窝进入胸腔后，联络心周围的胸膜间隙，沿着食管两侧的胸膜间隙向下穿膈肌食管裂孔进入腹腔，到达胃部腹膜间隙，下行至小肠周围腹膜间隙。

（3）体表支脉循行缝隙：①从锁骨上窝沿胸锁乳突肌后缘上面颊部咬肌前缘，至眼外角，反折进入耳中；②从面颊部支脉分出上行至眼眶下面肌缝隙处，到达鼻根部向上至眼内角（斜行细络到达颧弓上下间隙）。

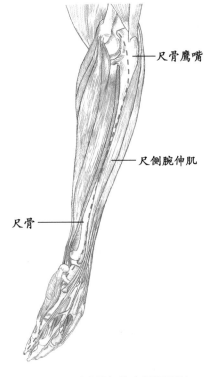

尺骨鹰嘴

尺侧腕伸肌

尺骨

图2-9　手太阳经体表循行解剖

七、足太阳膀胱经

1. 《灵枢·经脉》原文

膀胱足太阳之脉，起于目内眦，上额，交巅。

其支者：从巅至耳上角。

其直者：从巅入络脑，还出别下项，循肩髆内，夹脊抵腰中，入循膂，络肾，属膀胱。

其支者：从腰中，下夹脊，贯臀，入腘中。

其支者：从髆内左右别下贯胛，夹脊内，过髀枢，循髀外后廉下合腘中，以下贯踹内，出外踝之后，循京骨至小指外侧。

2. 经脉循行结构定位

（1）头面部体表循行缝隙：足太阳膀胱经，起于内眼角，沿额肌内侧缘上额，与督脉交于头顶部。头部分支：从头顶向两侧行至耳郭上方。

（2）躯干部体表循行缝隙（第一侧线）：从头顶部进入颅腔联络脑，返回后项部，沿斜方肌外侧边缘和竖脊肌第二列最长肌与髂肋肌之间的间隙到达腰部，沿此缝隙进入体腔内。

（3）体内循行路线：从腰肌缝隙进入腹腔后沿腹膜腔间隙到达并联络肾，向前至膀胱处的腹膜间隙联属膀胱。

（4）腰部支脉体表循行缝隙：从竖脊肌最长肌与髂肋肌之间的间隙向下沿脊柱两侧的肌肉缝隙贯臀部，向下行于大腿后侧正中股二头肌与半膜肌、半腱肌之间的缝隙到达腘窝正中。

（5）肩颈部支脉体表循行缝隙（第二侧线）：（躯干部）从肩胛骨内侧缘向下，沿着髂肋肌外缘与后锯肌之间的缝隙向下至腰部，沿臀大肌与臀中肌、臀小肌之间的缝隙下行，与少阳经交会；（大腿部）沿股二头肌外侧缘与髂胫束之间的缝隙下行至腘窝外侧缘，与第一侧线合于委中穴；（小腿部）委中至承山段行于腓肠肌两肌腹之间，飞扬至昆仑段行于腓肠肌外侧肌腹前缘与比目鱼肌之间的缝隙，而后行于跟腱与腓骨长短肌肌腱之间；（足部）沿跟骨下缘，行于第五跖骨粗隆下与足外侧肌之间至第五脚趾外侧指甲角。（图2-10、2-11）

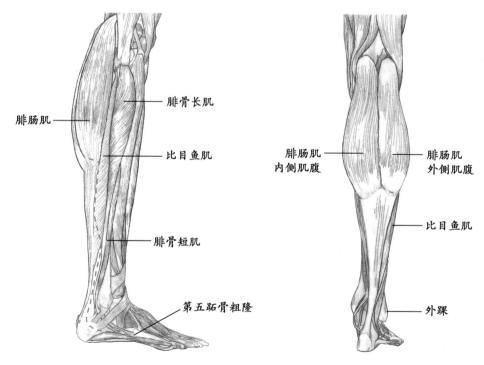

图2-10　足太阳经体表循行解剖1　　　图2-11　足太阳经体表循行解剖2

八、足少阴肾经

1.《灵枢·经脉》原文

肾足少阴之脉，起于小指之下，邪走足心，出于然骨之下，循内踝之后，别入跟中，以上踹内，出腘内廉，上股内后廉，贯脊属肾，络膀胱。

其直者：从肾上贯肝、膈，入肺中，循喉咙，夹舌本。

其支者：从肺出，络心，注胸中。

2. 经脉循行结构定位

（1）体表循行缝隙：（足部）足少阴肾经起于小趾下方，斜着行至足心凹陷处，向斜上方沿足舟骨下方向上行于内踝与跟腱之间；（小腿部）沿着比目鱼肌与腓肠肌内侧肌腹前缘之间的缝隙，行于腘窝半膜肌与半腱肌肌腱之间；（大腿部）行于半膜肌与半腱肌之间的缝隙，上行沿尾骨前缘进入体内循行。（图2-12）

（2）体内循行路线：沿脊椎前缘入体腔，到达肾部腹膜间隙，向前联络膀胱处腹膜间隙。直行的主干：从肾部分出向上穿过肝的分页间隙并穿膈肌裂孔，上行于肺部的胸膜间隙，沿喉咙两侧，上行于舌根两侧的黏膜间隙。体内支脉：从肺部分出，到达心部的浆膜间隙，进入胸膜腔间隙。

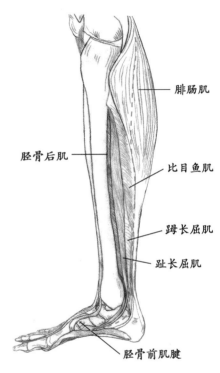

图2-12 足少阴经体表循行解剖

腓肠肌

胫骨后肌

比目鱼肌

蹋长屈肌

趾长屈肌

胫骨前肌腱

九、手厥阴心包经

1.《灵枢·经脉》原文

心主手厥阴心包络之脉，起于胸中，出属心包络，下膈，历络三焦。

其支者：循胸出胁，下腋三寸，上抵腋下，循臑内，行太阴、少阴之间，入肘中，下臂，行两筋之间，入掌中，循中指，出其端。

其支者：别掌中，循小指次指出其端。

2. 经脉循行结构定位

（1）体内循行路线：手厥阴心包经起于胸膜腔间隙，联属心包膜，向下穿膈肌裂孔，分别到达胸腹腔各部位浆膜间隙联络上中下三焦。体腔内支脉：从胸腔横行沿胸胁缝隙出于体表循行。

（2）体表循行缝隙：（上臂部）上行腋窝，沿着肱二头肌两个肌腹之间的缝隙下行于手太阴、少阴之间，进入肘关节肱二头肌腱尺侧凹陷；（前臂部）行于掌长肌和桡侧腕屈肌之间的缝隙；（手部）行于大小鱼际肌群之间的缝隙，沿第二、三掌骨之间上行至中指末端。体表支脉：从掌心处分出沿第四、五指骨之间至无名指尺侧指甲角。（图2-13）

十、手少阳三焦经

1.《灵枢·经脉》原文

三焦手少阳之脉，起于小指次指之端，上出两指之间，循手表腕，出臂外两骨之间，上贯肘，循臑外上肩，而交出足少阳之后，入缺盆，布膻中，散络心包，下膈，循属三焦。

其支者：从膻中，上出缺盆，上项，系耳后，直上出耳上角，以屈下颊至颐。

其支者：从耳后入耳中，出走耳前，过客主人，前交颊，至目锐眦。

2. 经脉循行结构定位

（1）体表循行缝隙：（手部）手少阳三焦经起于无名指尺侧指甲角，向上沿第四、五掌骨之间，行至腕部指伸肌与小指伸肌之间；（前臂部）沿尺骨和桡骨之间行于指伸肌与尺侧腕伸肌之间的缝隙，上行至肘关节尺骨鹰嘴与肱骨外上髁之间的骨沟处；（上臂部）行于肱三头肌外侧头与长头之间的缝隙上肩关节，与颈椎大椎穴处交会后行于锁骨上窝进入体内循行。（图2-14）

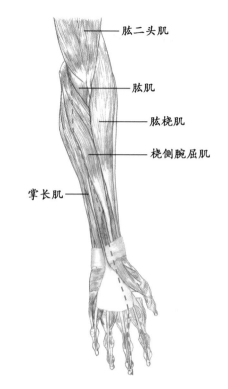

肱二头肌

肱肌

肱桡肌

桡侧腕屈肌

掌长肌

图2-13　手厥阴经体表循行解剖

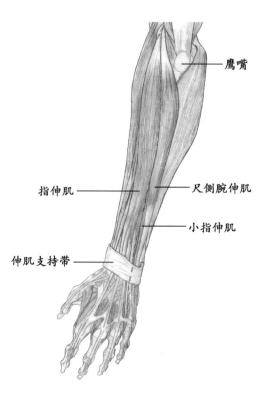

鹰嘴

指伸肌

尺侧腕伸肌

小指伸肌

伸肌支持带

图2-14　手少阳经体表循行解剖

（2）体内循行路线：进入胸腔，散布于心包周围的胸膜间隙并联络心包，向下穿膈肌裂孔，分别到达胸腹腔各部位浆膜间隙，联属上中下三焦。体内支脉：从心包周围胸膜间隙，向上出锁骨上窝，行于头颈部体表部位。

（3）头项部体表循行缝隙：从锁骨上窝向上行于胸锁乳突肌后缘，至耳后部行于下颌角与胸锁乳突肌之间的缝隙，沿颞骨乳突前方与耳后肌之间的间隙绕行至耳尖上方颞骨部骨缝处，向下经耳前至面颊，最后到达眼眶下方颧弓下缘。耳部支脉：从耳后分出，向前进入耳中，从耳前穿出行于下颌关节间隙及颊肌间隙，至眼外角。

十一、足少阳胆经

1.《灵枢·经脉》原文

胆足少阳之脉，起于目锐眦，上抵头角，下耳后，循颈，行手少阳之前，至肩上，却交出手少阳之后，入缺盆。

其支者：从耳后入耳中，出走耳前，至目锐眦后。

其支者：别锐眦，下大迎，合于手少阳，抵于䪼，下加颊车，下颈，合缺盆，以下胸中，贯膈，络肝，属胆，循胁里，出气街，绕毛际，横入髀厌中。

其直者：从缺盆下腋，循胸，过季胁，下合髀厌中。以下循髀阳，出膝外廉，下外辅骨之前，直下抵绝骨之端，下出外踝之前，循足跗上，入小指次指之间。

其支者：别跗上，入大指之间，循大指歧骨内，出其端，还贯爪甲，出三毛。

2. 经脉循行结构定位

（1）头项部体表循行缝隙：足少阳胆经起于眼外角，沿额肌与颞肌之间缝隙上行于足阳明头维穴处，向下行颞肌后缘缝隙之间至耳上折行耳后乳突肌后缘，行胸锁乳突肌与斜方肌之间的间隙，至肩部，交会颈椎大椎穴之后，向前入锁骨上窝。耳部支脉：从耳后分出，向前进入耳中，从耳前穿出，至眼外角后方。面部支脉：从外眼角分出，向下穿颧弓沿咬肌前缘至大迎穴处，与手少阳相合上至眼眶下方，向下经咬肌高处下行于颈部手少阳路径与主干线合于锁骨上窝，进入体内循行。

（2）体内循行路线：进入胸腔，沿胸膜腔间隙穿过膈肌裂孔到达肝胆周围的腹膜间隙，联络肝，联属胆，然后沿着腹壁腹膜间隙出于腹股沟处的缝隙，环绕外生殖器，横行到达阔筋膜张肌及股外侧肌之间。

（3）躯干部体表循行路线：从锁骨上窝斜下抵腋下，沿胸大肌外侧到达肋弓下缘，然后在三层腹肌之间的肌肉间隙中穿行，到达大腿外侧与体内线路相合。

（4）下肢部体表循行缝隙：（大腿部）行于股外侧肌与髂胫束之间的缝隙，至膝关节外侧。（小腿部）行于腓骨长短肌与趾长伸肌之间的缝隙，到达踝关节前下凹陷处。（足部）第四、五跖骨之间的缝隙，至第四趾外侧指甲角。足部支脉：从脚背部分出，沿第一、二跖骨之间到大趾外甲角，从指甲根部绕行，出于足趾背短毛处。（图2-15、2-16）

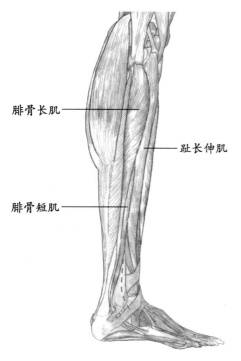
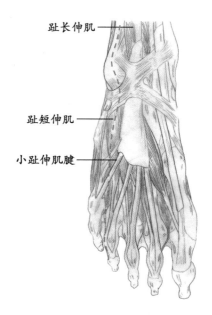

腓骨长肌

趾长伸肌

腓骨短肌

趾长伸肌

趾短伸肌

小趾伸肌腱

图 2-15　足少阳经体表循行解剖 1　　　　图 2-16　足少阳经体表循行解剖 2

十二、足厥阴肝经

1.《灵枢·经脉》原文

肝足厥阴之脉，起于大指丛毛之际，上循足跗上廉，去内踝一寸，上踝八寸，交出太阴之后，上腘内廉，循股阴，入毛中，环阴器，抵小腹，夹胃，属肝，络胆，上贯膈，布胁肋，循喉咙之后，上入颃颡，连目系，上出额，与督脉会于巅。

其支者：从目系下颊里，环唇内。

其支者：复从肝别贯膈，上注肺。

2. 经脉循行结构定位

（1）体表循行缝隙：（足部）足厥阴肝经起于足大趾短毛处，向上行于第一、二跖骨之间，上行于内侧楔骨与中间楔骨之间的缝隙，至踝部足舟骨结节与胫骨前肌肌腱之间；（小腿部）于内踝上3寸左右斜上胫骨后，行于趾长屈肌与比目鱼肌之间的缝隙，至膝关节内侧半膜肌腱前缘；（大腿部）行于股内侧肌与内收肌之间的缝隙至阴毛处，环绕外生殖器；从腹股沟缝隙处进入体内循行。（图2-17、2-18）

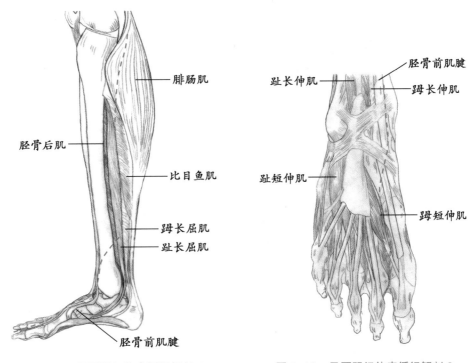

图 2-17　足厥阴经体表循行解剖 1　　　图 2-18　足厥阴经体表循行解剖 2

（2）体内循行路线：沿腹壁腹膜壁层间隙，沿着胃部两侧腹膜间隙到达肝胆处的腹膜间隙，联属肝，联络胆，向上穿膈肌裂孔分布胁肋处胸膜壁层间隙，然后循咽喉两侧胸膜间隙上行至喉、鼻咽后壁黏膜间隙进入颅腔，联系与眼球相联系的视神经，沿上眼眶出于额骨上行与督脉会于颠顶部。眼部支脉：从视神经处分出，沿下眼眶缝隙进入面颊内，沿口唇内侧环形。体腔内支脉：从肝部分出，向上穿膈肌裂孔，沿与肺相联系的胸膜进入肺脏。

十三、任脉

1. 原文

《素问·骨空论》曰：任脉者，起于中极之下，以上毛际，循腹里，上关元，至咽喉，上颐，循面入目。

2. 经脉循行结构定位

任脉与督脉的循行路线，与十二经相比较，没有确切的体腔内外循行路径，循行经过的组织结构之间的缝隙也不像十二经那样清晰。由于其经脉循行过程中与众多经脉在皮脉肉筋骨各个层次多有交会，其深层次的结构还需更深入的研究来确定。

任脉循行的基本结构如下：起于小腹内，从小腹软组织缝隙处向下行于会阴部位，再向上行于阴毛、小腹、上腹部正中的腹白线（为腹部腹外斜肌、腹内斜肌及腹横肌肌腱交织而成的结构）与壁腹膜的缝隙内，向上至胸部皮下筋膜与胸骨骨膜的缝隙中，至咽喉与皮下筋膜之间，上行环绕口唇与牙床之间的缝隙，继续上行沿面颊皮下筋膜的缝隙至目下。

十四、督脉

1. 原文

（1）《素问·骨空论》曰：督脉者，起于少腹，以下骨中央，女子入廷孔，其孔溺孔之端也。其络循阴器，合篡间，绕篡后，别绕臀至少阴，与巨阳中络者合。合少阴上股内后廉，贯脊属肾。与太阳起于目内眦，上额交巅上，入络脑，还出别下项，循肩膊内，侠脊抵腰中，入循膂络肾。其男子循茎下至篡，与女子等。其少腹直上者，贯脐中央，上贯心，入喉，上颐，环唇，上系两目之下中央。

（2）《难经·二十八难》曰：督脉者，起于下极之俞，并于脊里，上至风府，入于脑。

（3）《灵枢·经脉》曰：督脉之别，名曰长强，夹膂上项，散头上，下当肩胛左右，别走太阳，入贯膂。实则脊强，虚则头重，高摇之，夹脊之有过者，取之所别也。

2. 经脉循行结构定位

督脉循行路径经过头、项、背腰部，且有特定路径联系脑、心、肾等脏器，其循行结构较为复杂，对临床具有重要指导意义。其循行基本结构如下。

督脉起于小腹内，向下出会阴，向后向上在腰背部沿脊柱的各层组织结构缝隙上行（斜方肌、菱形肌、竖脊肌及深层肌肉之间的缝隙）；经项部项韧带、斜方肌、头夹肌之间的缝隙上行头部；沿头部帽状腱膜、两侧头半棘肌及顶骨之间的缝隙进入颅腔，联络脑；再沿头部正中线，上至颠顶；沿头部帽状腱膜及两侧额肌的缝隙之间，下行鼻柱至鼻尖；过人中沟，至上齿正中的齿龈缝隙之间。

督脉的分支：第一支，与冲、任二脉同起于胞中，出于会阴部，在尾骨端与足少阴肾经、足太阳膀胱经的脉气会合，贯脊，属肾。第二支，从小腹直上贯脐，向上贯心，至咽喉与冲、任二脉相会合，到下颌部，环绕口唇，至两目下中央。第三支，与足太阳膀胱经同起于眼内角，上行至前额，于颠顶交会，进入颅腔联络于脑，再出颅腔下项，沿肩胛骨内脊柱两旁膀胱经路线到达腰部，进入脊柱两侧的肌肉缝隙，与肾脏相联络。

四肢体表部位经络缝隙及内部重要结构的整理对照见表2-1、2-2、2-3、2-4，以便在经络切循时进行对比参照。

表 2-1　手三阴经的缝隙结构

	手部		前臂部		上臂部	
	缝隙	重要内容	缝隙	重要内容	缝隙	重要内容
手太阴	拇指桡侧骨与大鱼际肌肉之间的缝隙	桡神经	肱桡肌与桡侧腕屈肌之间的缝隙	桡神经、桡动脉	肱二头肌桡侧与肱肌、喙肱肌之间的缝隙	头静脉
手厥阴	二、三掌骨之间，偏于第三掌骨与指屈肌之间的缝隙	正中神经	桡侧腕屈肌与掌长肌之间的缝隙	正中神经	肱二头肌两个肌腹之间的缝隙	正中神经、肱动脉
手少阴	四、五掌骨之间，偏于第五掌骨与小指屈肌之间的缝隙	尺神经深支	指浅屈肌与尺侧腕屈肌之间的缝隙	尺动脉、尺静脉、尺神经	肱二头肌尺侧与肱肌、喙肱肌之间的缝隙	正中神经、肱动脉

表 2-2　手三阳经的缝隙结构

	手部		前臂部		上臂部	
	缝隙	重要内容	缝隙	重要内容	缝隙	重要内容
手阳明	食指桡侧骨，第二掌骨骨间肌桡侧的缝隙	桡神经分支	肱桡肌与桡侧腕长、短伸肌之间的缝隙	桡神经	肱肌、喙肱肌与肱三头肌外侧头之间的缝隙	腋神经和头静脉分支
手少阳	四、五掌骨之间，指伸肌与小指伸肌之间的缝隙	尺神经分支	指伸肌与尺侧腕伸肌之间的缝隙	骨间背侧动脉和神经	肱三头肌外侧头与长头之间的缝隙	桡神经

	手部		前臂部		上臂部	
	缝隙	重要内容	缝隙	重要内容	缝隙	重要内容
手太阳	小指尺侧缘，第五掌骨与小鱼际肌之间的缝隙	尺神经分支	尺骨与尺侧腕伸肌之间的缝隙	尺神经和贵要静脉	肱三头肌长头与肱肌、喙肱肌之间的缝隙	尺神经

表 2-3　足三阴经的缝隙结构

	足部		小腿部		大腿部	
	缝隙	重要内容	缝隙	重要内容	缝隙	重要内容
足太阴	足大指内侧，第一跖骨与足底内侧肌群间缝隙	足底内侧神经	附着于胫骨后缘的胫骨后肌与趾长屈肌之间的缝隙	胫后动脉、大隐静脉	股直肌内侧缘与股内侧肌之间的缝隙	股动、静脉，股神经前皮支
足厥阴	第一、二跖骨之间跨长伸肌与趾长伸肌之间的缝隙	足背动脉、腓深神经	趾长屈肌与比目鱼肌之间的缝隙（踝上3寸以上）	胫后动脉和神经	股内侧肌与内收肌之间的缝隙	大隐静脉
足少阴	足底内侧肌群与外侧肌群之间，及足跗骨与胫骨后肌的缝隙	足底内侧神经	跟腱前蹈长屈肌与趾长屈肌间，及腓肠肌内侧肌腹前缘与比目鱼肌之间的缝隙	胫神经，胫后动、静脉	半膜肌与半腱肌之间的缝隙	坐骨神经

表 2-4　足三阳经的缝隙结构

	足部		小腿部		大腿部	
	缝隙	重要内容	缝隙	重要内容	缝隙	重要内容
足阳明	第二、三跖骨之间趾长伸肌之间的缝隙	腓浅神经分支、足背动脉	胫骨前肌与趾长伸肌之间的缝隙	腓深神经、胫前动脉	股直肌外侧缘与股外侧肌之间的缝隙	股神经分支
足少阳	第四、五跖骨之间，及趾长伸肌与小指伸肌之间的缝隙	足背中间皮神经分支	腓骨长短肌与趾长伸肌之间的缝隙	腓浅神经	股外侧肌与髂胫束之间的缝隙	股外侧皮神经

	足部		小腿部		大腿部	
	缝隙	重要内容	缝隙	重要内容	缝隙	重要内容
足太阳	足小指外侧缘，第五跖骨与足底外侧肌群间缝隙	足背外侧皮神经	跟腱与腓骨长短肌肌腱之间，腓肠肌外侧肌腹前缘与比目鱼肌之间的缝隙，腓肠肌两肌腹之间	腓肠内侧皮神经和小隐静脉	第一侧线：半膜半腱肌与股二头肌之间的缝隙。第二侧线：股二头肌与髂胫束之间的缝隙	坐骨神经、骨后皮神经

第三章 经络气化

经络渠道中有丰富的物质流动，这是古人阐释经络概念的重要观点，也是经络功能产生的基础，因此，若单纯从解剖角度认识经络，则绝不可能认识到经络实质的全部内容。概要而言，"经络"概念至少包含解剖、生理、病理等几方面的内容。本书第二章主要论述了经络在解剖学上的内容，包括经络系统中不同层次的构成（如经脉、经别、络脉、皮部）及其循行路径等。本章将要论述的，则属于经络的生理和病理学内容：包括经络的基本生理活动，不同经脉的本经特性活动，经脉间的对立与协同作用，经络与脏腑间的互动，以及经络生理的临床意义等。

经络的生理病理活动属于中医"经络气化"的范畴。经络气化是中医理论的一个重要概念，是指人体生理病理过程中，在阳气的推动下，体内各种精微物质在经络系统内所进行的转化运动。分而言之，"气化"即阳气与阴精之间相互作用的变化过程；而"经络"则表明了气化运动所依托的场所和途径。

由于经络在结构上"内属于脏腑，外络于肢节"，与五脏、六腑、五官、九窍及皮脉肉筋骨等人体组织结构紧密关联；在生理运动上，承担着"行血气而营阴阳""内溉五脏，外濡腠理"的功能，构成人体的气、血、津、液等精微物质以及代谢产物的输布排泄等均在经络系统中完成；所以经络气化涉及人体之脏腑器官、内外组织、气、血、津、液等全部内容。此外，经络气化还跟外界环境存在着感应和互动。

第一节 经络气化概要

经络气化是指在经络系统中发生的阳气与阴精的转化运动，或曰在经络系统中发生的所有的物质与功能运动。包括津血等营养物质的输布，代谢废物的排泄，阳气的鼓动，以及阴阳的转化消长，对生命活动的各种反馈调节等。作为整个人体生命活动的重要组成部分，经络系统的气化运动是和脏腑的功能活动相承续、相协同的。经络与脏腑，在结构和功能上的有机结合，一方面保证了整个人体（内而脏腑，外而皮肉）都能够保持正常的生命活动；另一方面，也为医生提供了相对稳定的、便利的、特异性的诊治途径。

一、经络气化的基本内容

经络气化的基本内容，也即经络的基本生理，可以看作是脏腑生理在经络系统的延续和补充。具体而言在于两个方面，一是经络与脏腑气化相承续；二是经络与脏腑的分工和协同。这一视角，为我们梳理经络气化理论创造了便利。所以，对于中医学者和临床医生而言，理解经络气化理论并不存在特别的障碍。

（一）经络与脏腑相承

1. 气化相承

传统的比喻，将脏腑比作城市，将经络比作公路，认为脏腑从事生产，而经络负责运输。但是随着认识的深入以及观念的变化，这种比喻已经不够恰当了。在新的物流观念下，所谓路网系统得到进一步的认识，管理和运营人员发现，路网系统不仅仅是运输的道路，它同时肩负着节点汇聚、分拣分流、节奏控制、二次整合乃至拆分包装，以及重要的信息反馈、流量调节等功能。传统观念对于经络系统（路网系统）的功能理解过于简陋，忽视了它主动参与脏腑气化的功能作用。

五脏六腑各有所主，也即各有所偏，无论其育精化气，必得依托经络系统才能有效地调和运营，然后布及周身。比如命门化生原气，原气进一步参与全身的生命活动，而各经皆有原气，则原气何从来何从往？命门和其他脏腑的互动，包括原气的聚散往来，显然不是在脏腑中完成的。各个脏腑之间，乃至全身各种组织间，皆由经络关联，此经络系统不仅仅是联络通道，同时也是不同气化运动的调和加工的场所。即所谓：经络气化和脏腑气化相承。

在病理方面，人体受邪大要来自于两方面，一者来自于外界感应，一者来自于内生邪气。外感邪气先中皮毛经络，在其中驻留变化，进而内伤脏腑；内生邪气则不但直中脏腑，亦且外化而伤及机体皮脉肉筋骨和其他脏腑器官。在病理变化过程中，经络系统不仅仅是邪气的通路，还是邪气变化的场所，同时也是邪气与正气交争缠斗的场所。所以，无论外感、内生的异常之气，皆可由经络气化进行化解和调节。

2. 禀性相同

《素问·天元纪大论》曰："厥阴之上，风气主之；少阴之上，热气主之；太阴之上，湿气主之；少阳之上，相火主之；阳明之上，燥气主之；太阳之上，寒气主之。"

所谓厥阴者，手足厥阴经也，但同时也指厥阴本经所关之肝与心包也。余者同理。此六气禀性，乃是"脏腑—经络"一体之禀性，本经本脏（腑）特性相同。所谓特性相同，即本经本脏无论其生理上的运营，还是病理的外感内伤与自调节，气化特点是相同的。比如肝脏为风气主之，那么肝脏本经足厥阴经的气化特点，同样是风气主之。

再如太阴主湿。于脏腑论，指脾与肺主水湿运化；于经络论，则指手足太阴经络也主水湿运化；脏腑和经络气化相承，本经本脏气化禀性相同，二者是不可分割的。所以痰湿肿满以及湿疹等病，不但可以内服汤药从脾肺论治，也可施以针灸从手足太阴经治疗。

（二）经络与脏腑气化分工

虽然脏腑与经络一体，二者气化相承，禀性相同，但脏腑与经络毕竟结构位置不同，生理病理过程有所区别。脏腑与经络能够有机结合，互为补充，互相协调，恰在于各有所长，能够协调分工。

1. 经络与脏腑的气化区别

从位置来看，脏腑处于体腔之内，环境较单一；经络则内通脏腑而外络肢节，行于分肉之间，过关节而达肢端，其环境变化多样。从结构来看，脏腑结构基本是独成一体，卓然分明；经络则依势成形，所谓缝隙渠道之结构，皆因周围的地理形势造就，深浅、宽窄、曲直多样，而且随着机体的生理病理变化，其结构也会发生改变。

经络与脏腑的气化区别，是基于二者在位置、结构上的区别。要而言之，脏腑的生成功能显著，而经络的调节分布功能显著。因为经络的结构多样多变，有沟、渠、池、海、溪、谷之不同，因此能够随势而变，对其中的气血等物质及其运动进行缓急、增减、出入、补泻、聚散、分别等调节。各经特定腧穴如五输穴、交会穴等，便是经脉在不同位置和不同结构处，其特殊气化功能的体现。这些气化功能，是脏腑所不具备或其功能较弱的。

2. 经络与脏腑的气化分工

中医界素有重脏腑而轻经络的问题，但从《内经》《伤寒论》等经典中可知中医根基乃是"脏腑—经络"整体论。对于脏腑和经络的气化分别，总结成一句话曰："五脏育精而主命，经络灌渗而主生。"

命者，先天受之于父母，后天保养其所成，乃传之于后代，其物质基础曰"精"；精者，化生于脏腑。意味着保养性命，其物质的化生来自于脏腑，这个工作是由脏腑完成的。

生者，《说文》曰：进也，像草木生出土上。意味着人体生长、发育、衰老等变化，以及人体与自然感应、机能调节等动态，这个工作是由经络完成的。

3. 脏腑—经络的反馈与协调

经络不仅是脏腑的结构和功能外延，同时也是脏腑的触觉外延。脏腑通过经络感应外界变化，可知天气冷暖燥湿，据此调节阴阳生化。

同时，经络作为脏腑的结构和功能外延，尤其作为渠道的特性，其压力变化、节奏变化等，势必给脏腑以反馈。脏腑功能的亢盛和不足，直接作用于经络，而经络将相应的信息反馈给脏腑，不但警觉脏腑做出应对，经络亦且参与其调节。

因此，无论与自然感应，还是内部协调，脏腑与经络二者之间存在丰富的信息往来。

二、经络气化的临床意义

经络医学强调回归"脏腑—经络"一体化的医学观念，不仅是基础理论的研讨，也是在具体临床的应用。中医发展的几千年中，因为多种文化习俗的影响，导致经络气化被忽视，医生在临床诊断和治疗中，其思路和诊治方法大多局限于脏腑辨证。实则经络气化在疾病的诊断和治疗中有非常显著的价值，不仅能够有效地诊断病证、判定预后，而且是非常实用和高效的治疗方法。

（一）经络气化用于诊断

1. 经络反应与其他症候同步

无论何种疾病，包括外感、内伤、意外创伤，在损伤人体的五脏六腑、九窍肢骸的同时，必然伤及或影响经络。经脉的经气逆乱超出其调节限度，即可出现疾病状态。可以说凡是疾病，必然有经络参与其中。《灵枢·经脉》记载的各经"是动则病"即概括性地记述了经脉异常与临床病候之间的联系，并提出"脉之卒然动者，皆邪气居之，留于本末，不动则热，不坚则陷且空，不与众同，是以知其何脉之动也"。

所以经络医学强调在临床诊断和治疗疾病时，医生应当有意识地、更全面地诊察患者的经络状态。根据多年临床的证实，患者的疾病必在特定经脉上存在显著的病症反应。医生在临床上把常规四诊和经络诊察的方法结合应用，可以准确地判定疾病在"脏腑—经络"的哪个层次，以及是哪条经脉、哪个脏腑、哪种性质的病理异常，为选经配穴和处方开药打好基础。

2. 经络的滞后与超前

临床所见的一般病患，经络异常和其他症候表现是基本同步的。但也存在一种情况，当疾病出现时，病人的经络并没有变化，而是经过一段时间后才出现异常。何种人群容易出现经络滞后的现象呢？一般是经络状态比较脆弱、经络反应比较迟钝的群体，如年老、体弱的患者。如果去养老院或慢性病医院察经络，这种情形出现的比例可能会高一些。

此外还有一种情况，是经络异常提前出现。医生做经络诊察时发现比较显著的异常，而患者并没有相应的其他症候，或者其他症候很轻微，没有引起重视。这在疾病预防和早期治疗中，是有极高价值的。这种情况在身体比较好的人群（如运动员、军人等）容易发生，在临床大约占一成的比例。

20世纪70年代中期，著者同几人坐火车出差，同车厢的一些乘客和列车员知道我们是医生，都希望我们给其诊病。

其中一位青年医生给一位列车员先察了经络，察完以后，该医生问列车员："你是不是胃不好？"

列车员说："我胃很好，没事！"

青年医生又问："你有没有大便多，次数多，偏稀？"

列车员说："大便很正常。"

青年医生问："你有没有消化不好？吃了生的或不好消化的东西，出现胀满？"

列车员说："我很好，我吃石头子都能消化！我胃没事！"

当时从其经络异常上看，可能是肠胃有问题，但是他没有任何肠胃的不适，过去也没有这种病史。

青年医生问我："老师，这个病人怎么回事？他的阳明经反应很强烈，手阳明、足阳明都有问题，但是他胃和大便都没有问题。"

我给列车员重新诊察一遍，确实发现手三里、手上廉、足三里都有明显的过敏疼痛和结块。那个时候我的脑子里对经络的反应不如现在那么清楚，而且在临床遇见这种情况还比较少，所以自己也有疑问，经络有异常为什么没有任何症状？

我有一个印象，就是有时虽然经络出现了反应，但其他症候会滞后一些。因此我说："可能肠胃有问题但是症状还没有出现吧，今天或者明天有可能会出现肠胃的一些疾病，你自己注意一点吧。"

这只是一个理论上的分析，一个预测。因为他还没有发生疾病，所以他还是不信。著者当时还有考虑，如果预测没有发生怎么办？等于预见错误了。因此我又说："也有可能因为你的身体比较好，能自身把它调整过来，所以你的疾病也可能不出现。"

说实话，这是为自己留了一个台阶。他当时当然很不满意，因为没有证实，只是推测。

我们给他察经大约在早上 7~8 点。等到了上午 11 点时，列车员又过来找我们。他说："啊，大夫你说得真准，我已经拉了四五次了！很厉害！"

急性肠炎！

治疗相对简单，取了曲池、足三里。给他治疗之后，列车员问："怎么这么神，都能预测疾病！"

我问他："早上吃了什么？"他说因为赶着上班，吃了凉的食物。

这件事给我留下了非常深刻的印象，之后在临床中又碰到许多类似的例子，我也越来越有经验。这种情况大部分是在身体素质较好的年轻的军人、运动员或青年学生等人群中出现。经络诊察可以发现疾病先兆，也可以预测疾病预后，这为治未病提供了十分重要的临床依据。

（二）经络气化用于治疗

如前所述，经络气化是脏腑气化的承续和补充，二者之间紧密关联，互相呼应协调。因此，通过针灸、推拿等手段对经络气化进行调整，不但能够调节经络系统内的物质运动，而且能够对相应的脏腑产生显著的调节作用。包括补泻、升降、出入、敛散、通涩等方法，在经络系统都能得到很好的应用。

概要而言，经络气化在治疗上的应用，可以从两个层次进行：①利用脏腑与经络（本脏本经）的气化禀性，通过对经脉的治疗，调整脏腑与经络的气血阴阳。此即"选经"。如太阴主湿，所以选足太阴脾经和脾脏治疗水湿肿满的病证。无论针灸、推拿还是方药，在归经与归脏（腑）的选择上，是相同的。具体内容将在后面的章节专门论述。②利用经脉上的特定腧穴，对气血阴阳做特定的治疗。如五输穴、背俞穴、交会穴等，各有特点，有的善于疏通，有的善于补益，有的善于清泻，有的善于沟通。此即"选穴配穴"，也将在后面的章节做专题论述。

三、经络的疲劳和紊乱

经络的疲劳和紊乱是指患者的经络异常与其临床症候及所涉及脏腑的异常不衔接，不相对应。怎样判断病人是否属于经络疲劳或紊乱呢？一般经络疲劳或紊乱的患者都存在如下几个特点：第一，病人大多有多方求医，久治不愈甚至越治病情越重的经历；第二，治疗时针感失常或数刺乃知，或刺之而气不至，或针刺后症状不减，反而加重；第三，病人正气虚，对疾病的易感性很强，如经常反复感冒；第四，虽然患者有疾病症状，但经络诊察过程中未发现任何异常经络，或出现的经络异常与其症状不相符。

（一）经络疲劳和紊乱的原因

我们把多种因素引起的经络气血的过度耗伤及经络功能的减弱，称之为经络疲劳现象。此种状态下的经络必先有自身的休息与恢复，才能发挥对其他系统的调整作用。如果医生在临床不能意识到经络疲劳的问题，仍然对患者做更多更重的刺激，那么在经络疲劳的基础上，还会引起经络系统的功能紊乱。

导致经络疲劳和紊乱的原因，可分为外源性和内源性两类。外源性的原因，常见的有过于频繁或强烈的针灸、推拿、刮痧刺激等，以及长期服用某些药物，如激素类药物，和经常服用止痛药、抗抑郁药，或吸毒等。内源性的原因，一般为患者自身经络障碍所致，不知保养是最主要的原因。

（二）调整经络疲劳和紊乱的方法

认识经络的疲劳现象，有益于防止"变证"和"坏病"的出现，同时有益于提高临床疗效。如果经络系统已经显现疲劳，则不要急于治本病，应首先调整经络自身的状态，再缓而以图其本病。如《灵枢·刺节真邪》所云："行水者，必待天温冰释冻解，而水可行，地可穿也。"经络的功能正常了，再用微针调其血气，则其势如高屋建瓴，疗效必然提高。针刺间隔时间的长短，应以经络功能状态为依据。功能状态良好，间隔的时间可以缩短，若经络已经处于疲劳状态，间隔时间则应延长，以使其恢复到最佳的功能状态。经络系统恢复后，再察患者经络，医者一般能发现其异常变化与其症状相互对应，且针刺时也能出现针感了。

经络疲劳就要温养经络，可取四关、气海、神阙、关元、足三里、三阴交等穴，但不必每穴必选，而是按个体情况取穴。如果患者体内尚无热象、热毒，尚无实证，则可灸关元（或气海）、足三里。如女性患者有经络疲劳现象，可选四关配关元；男性患者可取四关配气海。

1991 年著者在墨西哥的时候，当地有一位医生，原是中国大陆的一位中学老师，70 年代在广州中医药大学短期学了针灸后去墨西哥定居，就当了针灸大夫，病人还很多。

他女儿有坐骨神经痛。他给治了一段，没有任何起色，就给著者打电话："王老师，你能不能给小女看一看？我实在看不好！你无论如何要给我帮忙。"

他女儿来找我时，其右侧坐骨神经痛已经两个月，夜间尤其疼痛，只能俯卧，几乎彻夜难眠。因著者既往治疗单纯坐骨神经痛的效果尚佳，故起初没有重视这个病，但治疗三次后仍没有起色。前三次选用了后溪和环跳，每次针感极差，且根本没有传导。这样的情况甚为少见。

患者为安慰著者，反馈说"好了一点"，但一看就知道她的病没有好。对于此点，著者强调，我们医生不能完全听病人的主诉，特别是有些患者出于对医者的尊重，碍于情面的关系，对我们说"好一点"，其实病没有好。

著者不得不问她："你爸爸给你都扎哪些地方？"

她说："在屁股上跟你差不多的地方。扎了两个月，每天都扎。他比你扎的针多多了，有七八针。"

著者问："针刺时有什么感觉？"

她说："每次都扎得很胀，很少往下串。"

后细询详情，其诉说，之前两月乃父每天都要予其针灸治疗，且选穴极为繁杂，针感强烈，然后得气感就开始渐渐消失。

著者给其针刺治疗三次，针感也无下传，遂认识到乃经络紊乱使然！著者于是对她说："我今天给你换一个方法来扎。你躺着吧。"

她躺下来腿不能伸直，蜷缩成一团。著者选用双侧合谷、太冲、三阴交。

她很不理解，说："王老师，我的左腿没事，就是右腿疼，左手不疼，左脚也不疼。"

如此治疗两次后，其自诉患侧腿可以伸直，而疼痛基本同前。

此时著者自感其经络状态已然恢复，遂选用环跳，针感顺至足踝，其疼痛大减，行走时患侧大腿亦可伸直。复行三四次治疗，以环跳为主，患者痊愈。以上病例说明，经络紊乱或者经络疲劳时，应首先调整其经络状态，通过调整经络、温养经络，使经气恢复，再进行治疗，则疗效迅捷。

第二节　十二经的气化特点

一、手太阴肺经

手太阴经内属于肺脏，外行于中府至少商的肌肉缝隙之间，并通过手太阴经别加强了本经对肺脏的联系。影响手太阴经气化的因素主要有两方面：一是肺及与肺相关的组织器官功能发生障碍；二是手太阴经在经络循行路径上的经气运行出现问题，这种情况往往在肺脏功能受到影响之前，就会出现经络异常，如在尺泽、孔最、列缺、经渠、太渊、鱼际等处出现结络或者结块等。

手太阴经气化的主要功能如下。

（一）主气

主气是肺主呼吸之气和肺主一身之气的总称。人身之气均为肺所主，所以《素问·五脏生成》说："诸气者，皆属于肺。"《医门法律·明胸中大气之法》曰："肺主一身之气。"

1. 主呼吸之气

肺主呼吸之气，是指肺通过呼吸运动，吸入自然界的清气，呼出体内的浊气，实现体内外气体交换的功能。全身的生理活动，无论是纳入或者是排出，都需要清气也就是氧的参与才能完成，所以呼吸运动关系着人体内部所有的新陈代谢。通过不断地呼浊吸清，吐故纳新，人体的新陈代谢才得以正常进行。

2. 主一身之气

肺主一身之气，是指肺脏及手太阴经有主持、调节全身各脏腑之气的作用，即肺通过呼吸而参与宗气的生成和气机的调节。具体体现在以下两个方面。

（1）气的生成方面：肺参与一身之气的生成，特别是宗气的生成。人体通过呼吸运动，把自然界的清气吸入于肺；又通过胃肠的消化吸收功能，把饮食物变成水谷精气，由脾气升清，上输于肺。自然界的清气和水谷精气在肺内结合，积聚于胸中的上气海（指膻中，位于胸中两乳之间，为宗气汇聚发源之处），称为宗气。宗气上出喉咙，促进肺的呼吸运动；贯通心脉，行血气而布散全身，温养各脏腑组织，维持它们的正常功能活动。

（2）对全身气机的调节方面：肺有节律地一呼一吸，对全身之气的升降出入运动起着重要的调节作用。故《太平圣惠方·卷第六》曰："肺为四脏之上盖，通行诸脏之精气，气则为阳，流行脏腑，宣发腠理，而气者皆肺之所主也。"

（二）朝百脉

肺主一身之气，贯通百脉，调节全身的气机，故能协助心脏主持血液循行。肺及手太阴经助心行血的作用，反映了气和血的密切关系。若肺气虚衰，不能助心行血，就会影响心主血脉的生理功能，而出现血行障碍，如胸闷心悸、唇舌青紫等症状。

（三）主行水

主行水，是指肺脏及手太阴经的宣发和肃降，对体内水液输布、运行和排泄的疏通、调节作用。主行水的生理功能，是通过手太阴经气的宣发和肃降来实现的。所谓宣发，一是使水液迅速向上向外输布，布散到全身，外达皮毛，"若雾露之溉"，以充养、润泽、护卫各个组织器官；二是使代谢后的废水和剩余水分，通过呼吸、皮肤汗孔蒸发而排出体外。所谓肃降，是使体内代谢后的水液不断地下行到肾，经肾和膀胱的气化作用，化为尿液而排出体外。所以《血证论·肿胀》说："肺为水之上源，肺气行则水行。"如果宣降失常，失去行水的职能，水道不调，则可出现水液输布和排泄障碍，如痰饮、水肿等。

（四）主治节

人体按照一定的节律进行其生理活动，维持其节律，有赖乎肺的主持。所以称肺为相傅之官，而主治节。人体两大重要节律是心律和呼吸节律。其中心律的维持除依赖心主血脉的功能外，还要靠肺的帮助，也就是呼吸节律的帮助，呼吸的快慢会影响心脏的节律。此外，肺也能维持和影响其他脏腑和器官的节律。所以，调理手太阴肺经可以治疗很多脏腑器官的节律病症。

（五）主宣发与肃降

宣发与肃降为手太阴经气机升降出入的具体表现形式。

1. 主宣发

肺主宣发是指肺气向上升宣和向外布散的功能。其气机运动表现为升与出。其生理作用，主要体现在三个方面：其一，吸清呼浊。其二，输布津液精微，将脾所转输的津液和水谷精微，布散到全身，外达于皮毛，以温润、濡养五脏六腑、四肢百骸、肌腠皮毛。其三，宣发卫气，调节腠理之开阖，并将代谢后的津液化为汗液，由汗孔排出体外。因此，肺失宣散，可出现呼吸不利、胸闷、咳嗽，以及鼻塞、喷嚏和无汗等症状。

2. 主肃降

肺主肃降是指肺气清肃、下降的功能，其气机运动形式为降与入。其生理作用，主要体现在四个方面：其一，吸入清气。其二，输布津液精微，水谷精微向下布散于全身，以供脏腑组织生理功能之需要。其三，肺为水之上源，肺气肃降则能通调水道，使水液代谢产物下输膀胱。其四，清肃洁净以保持呼吸道的洁净，因此，肺失肃降则可见呼吸短促、喘促、咳痰等肺气上逆之候。

（六）主皮毛

手太阴肺经跟皮肤有重要关系，皮肤结构中很重要的是汗腺，它也是人体呼吸的重要器官之一。现代研究已经证实，皮肤的呼吸在整个人体的呼吸功能中占比为20%~40%。当肺本身的呼吸功能有障碍的时候，人体常常借助于皮肤的呼吸来提供氧气。反过来，如果皮肤受到重大的伤害，则会增加肺的呼吸功能的负担；如烧伤病人，皮肤结构被严重破坏，皮肤失去了呼吸的功能，这时候就增加了肺的负担，往往出现喘促、胸憋、胸闷等缺氧表现。

经过实际病例观察，针灸尺泽、阴陵泉对治疗很多皮肤病有明显的效果，这也反映了手太阴经与皮肤的关联。比如应用尺泽、阴陵泉治疗荨麻疹、湿疹，其疗效比用其他如曲池、足三里等穴位疗效要快得多，有些可以立竿见影。

二、手阳明大肠经

手阳明经内属大肠（包括食道），外行于商阳至迎香的缝隙中，通过手阳明经别加强了与大肠腑的联系。手阳明经气化的主要功能是主津、主传导糟粕。

大肠在接受由小肠下注的饮食物残渣和剩余水分之后，将其中的部分水液重新吸收，使残渣糟粕形成粪便而排出体外。这种重新吸收水分，参与调节体内水液代谢的功能，称之为"大肠主津"。同时大肠将肠腑内粪便传导，经肛门排出体外，属整个消化过程的最后阶段，故有大肠有"传导之腑""传导之官"的称谓。

大肠的病变多与津液有关。如大肠虚寒，无力吸收水分，则水谷杂下，出现肠鸣、腹痛、泄泻等。大肠实热，消烁水分，肠液干枯，肠道失润，又会出现大便秘结不通之症。故《脾胃论·卷下·大肠小肠五脏皆属于胃胃虚则俱病论》云："大肠主津，小肠主液，大肠、小肠受胃之荣气，乃能行津液于上焦，灌溉皮毛，充实腠理。"

影响手阳明经气化的因素有两方面：一是大肠（包括食道）功能出现障

碍，吞咽障碍、呃逆反胃、腹泻、便秘等相关病候；二是手阳明经在经络循行路径上的经气运行出现问题，比如周围性面瘫、齿痛等均会出现手阳明经络异常，往往集中在曲池、手三里、温溜、合谷、商阳等处出现结络或者结块。

三、足阳明胃经

足阳明经内属于胃，外行于承泣至厉兑的缝隙中，通过足阳明经别加强了对脾胃的联系。《素问·灵兰秘典论》曰："脾胃者，仓廪之官，五味出焉。"《素问·六节藏象论》曰："脾、胃、大肠、小肠、三焦、膀胱者，仓廪之本。"说明足阳明胃经与脾及大肠、小肠、三焦及膀胱共同承接着消化食物、分类分解、储存营养精微的功能。足阳明及足太阴组合，是人体后天之本。

影响足阳明经气化的因素主要有两方面：一是胃的受纳降浊功能发生障碍，出现胃脘胀痛、呕吐、消瘦、贫血、精神异常等症候。二是足阳明经在经络循行路径上的经气运行出现问题，如膝膑肿痛、足部肿痛等，都会出现足阳明经络异常，集中在梁丘、足三里、丰隆、上巨虚、下巨虚、陷谷等处出现结络或者结块。

足阳明经气化的主要功能如下。

（一）主受纳腐熟水谷

阳明为三阳之里，对摄入的食物进行加热和初步的分解。饮食入口，经过食道，容纳并暂存于胃腑的过程称之为受纳，故称胃为"太仓""水谷之海"。胃主受纳功能是胃主腐熟功能的基础，也是整个消化功能的基础。饮食物经过胃初步消化，其精微物质由脾之运化而营养周身，未被消化的食糜则下行于小肠，完成消化过程。阳明经是人体养分吸收和消化的重要经脉。

（二）主通降

通降是降浊，胃主通降是受纳腐熟的前提条件。胃失通降，可以出现纳呆脘闷、胃脘胀满或疼痛、大便秘结等降浊不利之症，或恶心、呕吐、呃逆、嗳气等胃气上逆之候。脾胃居中，为人体气机升降的枢纽。胃气不降，不仅直接导致中焦不和，影响六腑的通降，甚至影响全身的气机升降，从而出现各种病理变化。

四、足太阴脾经

足太阴经内属于脾，外行于隐白至大包的缝隙中，通过足太阴经别加强本经对脾和胃的联系。脾为后天之本，一切营养来源、加工、分布、代谢和全身各处的供应都跟脾有直接关系，这是人体生存不可缺失的。《素问·灵兰秘典论》曰："脾胃者，仓廪之官，五味出焉。"《素问·宣明五气》曰："脾藏意。"说明了足太阴经主营养吸收，对保证人的正常精神意识和记忆力也有重要的作用。

需要说明的是，中医说的脾比西医说的脾功能要重要得多。在中医文献中，对于脾的解剖描述很多，如《医学入门·脏腑》称其"扁似马蹄"，《医贯》称"其色如马肝紫赤，其形如刀镰"，《医纲总枢》称其"形如犬舌，状如鸡冠，生于胃下，横贴胃底，与第一腰骨相齐，头大向右至小肠，尾尖向左连脾肉边，中有一管斜入肠，名曰珑管"。其中"扁似马蹄"是指脾而言，"形如刀镰""犬舌""鸡冠"则是指胰。从古籍记载脾的位置、形态看，中医藏象学说中的"脾"作为解剖学单位，应该包括现代解剖学中的脾和胰。但其生理功能还包含了脾胃、肝胆、大小肠等综合的生理功能。

影响足太阴经气化的因素主要有两方面：一是脾的运化功能发生障碍，消瘦易倦、记忆力减退、营养不良、慢性出血等；二是足太阴经在经络循行路径上的经气运行出现问题，例如股膝内肿厥、足大趾不用等，都会出现足太阴经络异常，集中在阴陵泉、地机、三阴交、公孙、太白等处出现结络或者结块。

足太阴经气化的具体功能如下。

（一）主运化，行津液

脾主运化，指脾具有将水谷化为精微，并将精微物质转输至全身各脏腑组织的功能。包括对营养物质的消化、吸收和运输等多方面。具体来讲，饮食物的消化和营养物质的吸收、转输，是在脾胃、肝胆、大小肠等多个脏腑共同参与下的一个复杂的生理活动，其中脾起主导作用。脾的运化功能主要依赖脾气升清和脾阳温煦，脾输送营养到全身各处，主要是通过血和津液来运行的。

那么脾如何行津液呢？中医所谓血与津液异名同类，都是液体物质。血中液体成分完成了物质交换，渗出血管就变成人体组织液，即所谓津液，脾在将水谷营养运化到全身的同时也将津液布散到周身。组织液在人体分布的范围很大，全身脏腑器官及各类组织都是在组织液的营养和包围之中，这些液体都归脾所统管。体液如果运行不畅、停留过久，就会变成对人体有害的病理产物——痰与饮（稀薄为饮，稠厚为痰）。这里的痰不仅是指咳嗽而见的痰，凡人体内停留固化了的液体都叫作痰。痰在全身的五脏六腑以及其他各种组织都有可能存在，包括肌肉、筋骨组织等。

脾对全身营养和津液的分布影响很大，国内很多中医名家治疗慢性病或顽固性疾病多从健脾考虑，通过慢慢调理脾的功能，治愈很多疑难病。金元时期的李东垣善用补中益气汤，近代王乐亭老师善用"老十针"（内关、曲池、上脘、中脘、下脘、天枢、气海、足三里、三阴交、阴陵泉），都源于此。

著者临床常用的调理脾胃的穴组，包括"尺泽、阴陵泉""太渊、太白""列缺、公孙"三组。所治病症非常多，咳喘、腹泻、腹胀、浮肿（肿胀）、尿频、尿闭，及月经病、皮肤病。但是要注意，此穴组并非针对以上这些病症的特效穴，而是通过调理太阴经气化，使机体精微得以布散，津液正常输布运行，机体组织得到充足的营养供应，病症自然就消失了。

（二）主生血统血

脾主生血，指脾有生血的功能。脾主统血，"统"是统摄、控制的意思；指脾具有统摄血液，使之在经脉中运行而不溢于脉外的功能。

1. 主生血

脾为后天之本，气血生化之源。脾运化的水谷精微是生成血液的主要物质基础。故《景岳全书·血证》说："（血）源源而来，生化于脾。"若脾失健运，生血物质缺乏，则血液亏虚，出现头晕眼花，面、唇、舌、爪甲淡白等血虚症候。

2. 主统血

脾气能够约束和控制血液的流动，使之正常运行而不致溢于血脉之外。脾统血的作用是通过气摄血作用来实现的。

临床若见妇女经血淋漓不断，选用足太阴经穴治疗效好，如灸隐白治疗功能性子宫出血。但若见崩则属于肝不藏血，须选用肝经治疗。

（三）主升清

脾主升清是指脾具有将水谷精微吸收上输于心、肺、头目，再通过心肺的化气生血作用营养全身的作用，并维持人体内脏位置相对恒定。这种气化功能以上升为特点，故说"脾气主升"。如脾气不能升清，则水谷不能运化，气血生化无源，可出现神疲乏力、眩晕、泄泻等症状。脾气下陷（又称中气下陷），则可见久泄脱肛甚或内脏下垂等。

（四）主肌肉和四肢

《素问·痿论》曰："脾主身之肌肉。"是指通过脾气的布散、升清和散精作用，将其运化的水谷精微输送至人体的四肢肌肉，以维持四肢的正常生理活动。四肢、肌肉的活动能力及肌肉的发达健壮与脾的功能密切相关。

> 对一些肌肉萎缩和肌肉风湿病症，著者也常常用足太阴经的穴位来治疗，特别是营养性的肌肉萎缩，往往将足太阴经跟阳明经配合起来应用。

（五）藏意

脾藏意，指的是人宁静安详的心理状态，也是有节律的心理状态，对此深一层次的理解是心宁静有助于脾的运化功能的完成，这一点在治疗心理精神方面的疾病时会有一定的启发。反之，脾的功能状态与人的意念有密切相关性，就是能够把心意收起来，只有专注思考才可以形成记忆，所以脾的功能旺盛有助于人保持一定的注意力和记忆力。

> 多动症孩子最大的特点就是不能安静，手脚动作很多，不能停下，注意力不集中，不能静心思考，所以记忆力较差，很影响学习成绩。这与脾的功能有关，可以从脾及其母经入手治疗，例如灸隐白，针太白、神门等。

五、手少阴心经

手少阴经内属于心，外行于极泉至少冲的肌肉缝隙中，并通过手少阴经别加强本经对心的调节作用。《素问·灵兰秘典论》曰："心者，君主之官也，神明出焉。"《素问·六节藏象论》曰："心者，生之本。"《素问·宣明五气》曰："心藏神。"说明手少阴心经对人的认识、思维能力及精神状态有着重要影响。

影响手少阴经气化的因素主要有两方面：一是心主血脉、主藏神的功能发生障碍，诸如心胸憋闷、精神异常、睡眠障碍、智力发育低下或思维减退等；二是手少阴经在经络循行路径上的经气运行出现问题，例如臑臂内后廉痛厥、掌中热等，都会出现手少阴经络异常，集中在少海、灵道、通里、阴郄、神门等处出现结络、脆络或者结块。

手少阴气化的具体功能如下。

（一）主血脉

心主血脉，指心有主管血脉和推动血液循行于脉中的作用，包括主血和主脉两个方面。心要完成主血脉的生理功能，必须具备三个条件：其一，心脏的正常搏动，主要依赖于心阳的作用；心阳充沛，才能维持正常的心力、心率和心律，血液才能在脉内正常地运行。其二，心血充盈。其三，血脉络脉通道的滑利通畅。所以，心阳充沛、血液充盈和脉道通利是心发挥主血脉生理功能的前提条件。

心主血脉的生理作用有如下两条。

1. 行血

行血，即心气推动血液在脉内循环运行。血液运载着营养物质以供养全身，使五脏六腑、四肢百骸、肌肉、皮毛，整个身体都获得充分的营养，藉以维持其正常的功能活动。

2. 生血

生血，即令血液不断得到补充。胃肠消化吸收的水谷精微，通过脾的运化和升清散精的作用，上输给心肺，在肺部吐故纳新之后，贯注心脉变化而赤成为血液，故曰心生血。心脏功能正常，则心脏搏动如常，脉象和缓有力，节律调匀，人的面色红润光泽。若心脏发生病变，则会通过心脏搏动、脉搏、面色等方面反映出来。

（二）主神志

心主神志，又称心藏神。其生理作用有如下两种。

1. 主思维、意识、精神

人接受和反映客观外界事物，进行精神、意识、思维活动，这种功能称之为"任物"。任，是接受、担任、负载之意。在中医理论中，这个功能是由心负责的，即心具有接受和处理外来信息的功能。心的"任物"功能正常，人才会产生精神和思维活动，有正常的认知能力和思辨、思考的能力，能够对外界事物做出判断。

2. 主宰生命活动

中医学从整体观念出发，认为人体的一切精神意识思维活动，都是脏腑生理功能的反映。故把神分成五个方面，并分属于五脏，即《素问·宣明五气》所载："心藏神，肺藏魄，肝藏魂，脾藏意，肾藏志。"人的精神意识思维活动，虽五脏各有所属，但主要还是归属于心主神志的生理功能。故《类经》曰："心为五脏六腑之大主，而总统魂魄，兼赅意志。"

六、手太阳小肠经

手太阳经，内属小肠，外行于听宫至少泽的缝隙中。《素问·灵兰秘典论》曰："小肠者，受盛之官，化物出焉。"说明了小肠有承接从胃传导至小肠的营养物质，继续加工分类，转变为各种人体所需的营养精微，以备脾布化的功能。我们可以把小肠经看作是吸收营养物的主要部位。

影响手太阳经气化的因素主要有两方面：一是小肠泌别清浊的功能发生障碍，诸如营养障碍、贫血等；二是手太阳经在经络循行路径上的经气运行出现问题，例如颈、颔、肩、臑、肘、臂外后廉痛等，都会出现手太阳经络异常，集中在小海、支正、阳谷、腕骨、后溪等处出现结络或者结块。

手太阳经气化功能主要分两个方面。

（一）主受盛化物

小肠的受盛化物功能主要表现在两个方面：一是小肠盛受了由胃腑下移而来的初步消化的饮食物，起到容器的作用，即受盛作用；二指经胃初步消化的饮食物，在小肠内必须停留一定的时间，由小肠对其进一步消化和吸收，将水谷化为可以被机体利用的营养物质，精微由此而出，糟粕由此下输于大肠，即"化物"作用。

在病理上，小肠受盛功能失调，传化停止，则气机失于通调，滞而为痛，表现为腹部疼痛等。如化物功能失常，可以导致消化、吸收障碍，表现为腹胀、腹泻、便溏等。

（二）主泌别清浊

泌别清浊，是指小肠承受胃初步消化的饮食物，在进一步消化的同时，分别水谷精微和代谢产物的过程。分清，就是将饮食物中的精华部分，包括饮料化生的津液和食物化生的精微，进行吸收，再通过脾之升清散精的作用由心肺布散全身。别浊，则体现为两个方面：其一，是将饮食物的残渣糟粕传送到大肠排出体外；其二，是将剩余的水分经肾脏气化作用渗入膀胱，形成尿液排出体外。因为小肠在泌别清浊过程中，参与了人体的水液代谢，故有"小肠主液"之说。小肠分清别浊的功能正常，则水液和糟粕各走其道而二便正常。

七、足太阳膀胱经

足太阳经，内属膀胱，外行于睛明到至阴的缝隙中，通过足太阳经别加强对膀胱、肾的调节作用。膀胱又称净腑、水府、玉海、脬、尿胞。位于下腹部，在脏腑中，居最下处。《素问·灵兰秘典论》曰："膀胱者，州都之官，津液藏焉，气化则能出矣。"说明足太阳经是人体水液储存、分流、化气成水或化水成气的重要路径，依靠肾气的鼓动，并与手少阳三焦经共同行使此种功能。

影响足太阳经气化的因素主要有两方面：一是膀胱藏津液的功能发生障碍，出现诸如癃闭、肿胀、尿频、遗溺等病症；二是足太阳经在经络循行路径上的经气运行出现障碍而发作的一些筋病，例如项、背、腰、尻、腘腨、脚皆痛等，都会出现足太阳经络异常，集中在委中、飞扬、申脉、金门、京骨等处出现结络或者结块。

足太阳经气化主要功能如下。

（一）贮存尿液

在人体津液代谢过程中，水液通过肺、脾、肾三脏的作用，布散全身，发挥濡润机体的作用。水液被人体利用之后的"津液之余"者，下归于肾。经肾的气化作用，升清降浊，清者回流体内，浊者下输于膀胱，变成尿液。所以《诸病源候论·膀胱病候》说："津液之余者，入胞脬则为小便""小便者，水液之余也。"说明尿为津液所化。小便与津液常常相互影响，如果津液缺乏，则小便短少；反之，小便过多也会丧失津液。

（二）排泄小便

尿液贮存于膀胱，达到一定容量时，通过肾的气化作用，使膀胱适度开合，则尿液可及时从溺窍排出体外。膀胱的贮尿和排尿功能，全赖于肾的固摄和气化功能。《笔花医镜》曰："肾气足则化，肾气不足则不化。入气不化，则水归大肠而为泄泻。出气不化，则闭塞下焦而为癃肿。小便之利，膀胱主之，实肾气主之也。"所以，膀胱的病变多与肾有关，临床治疗小便异常，常从肾治之。

（三）藏津液，化气固表

这里所指津液不是尿液，而是有营养作用的水液。津液变成尿液之前也是属于膀胱经气化范围，津液经过膀胱的气化，其中有用物质就可以升发进而濡养脏腑。膀胱的气化功能与命门火也有关，而命门火又与原气有关，津液就是在此经过命门火的温煦分成清与浊两部分，其中清者通过三焦通道上升，成为人体有用的营血与卫气，参与人体大循环；浊者通过尿液与汗液排出体外。卫气温养肌腠、护卫体表，抵御外邪，是机体免疫、抗御病邪的重要屏障。

膀胱经气化与命门紧密结合，是人的各种基本功能的原动力，这里所指的气化，实际上是人体完成整个生理过程的功能。中医对膀胱经的认识超出现代医学认为膀胱仅有储尿排尿的功能范围很多。

八、足少阴肾经

足少阴经，内属于肾，外行于涌泉至俞府的缝隙中，通过足少阴经别加强本经对肾的调节作用。《素问·灵兰秘典论》曰："肾者，作强之官，伎巧出焉。"《素问·六节藏象论》曰："肾者，主蛰，封藏之本，精之处也。"《素问·宣明五气》曰："肾藏志。"说明足少阴肾经对人的应激、应变、耐力和坚韧心理有着重要影响。

影响足少阴经气化的因素主要有两方面：一是肾及相关组织器官功能发生障碍，出现诸如耳聋、耳鸣、性功能减退、意志消沉等病症；二是足少阴经在经络循行路径上的经气运行出现障碍，例如脊股内后廉痛、足跟痛等，都会出现足少阴经络异常，集中在阴谷、筑宾、复溜、太溪、水泉、然谷等处出现结络或者结块。

足少阴经气化功能主要包括六个方面。

（一）藏精

藏精是指肾具有贮存、封藏人身精气的作用。肾中精气不仅能促进机体的生长、发育和繁殖，而且还能参与血液的生成，提高机体的抗病能力。主要有四方面的作用如下。

1. 维护生殖繁衍

肾精是胚胎发育的原始物质，又能促进生殖功能的成熟。肾精的生成、贮藏和排泄，对繁衍后代起着重要的作用。人的生殖器官的发育及其生殖能力，均有赖于肾。人出生以后，由于先天之精和后天之精的相互滋养，从幼年开始，肾的精气逐渐充盛，发育到青春时期，随着肾精的不断充盛，便产生了一种促进生殖功能成熟的物质，称作天癸。于是，男子就能产生精液，女性则月经按时来潮，性功能逐渐成熟，具备了生殖能力。以后，随着人从中年进入老年，肾精也由充盛而逐渐趋向亏虚，天癸的生成亦随之而减少，甚至逐渐耗竭，生殖能力亦随之而下降，以至消失。这充分说明肾精对生殖起着决定性的作用，为生殖繁衍之本。如果肾藏精功能失常就会导致性功能异常，生殖功能下降。

2. 促进生长发育

生、长、壮、老、已是人类生命的自然规律。肾主藏精，是指它贮藏精微的能力。精微是人生命生理各种活动的最核心的物质，可以理解为属于内分泌系的物质。中医治疗很多有关生长障碍与衰老的病症，常用补肾的方法，就是从这个角度思考而来的。肾藏精，膀胱主气化，这一脏一腑保证人体生命的最基本功能。中国道家主张要守丹田（就是膀胱与肾处），这对人体生命功能状态影响很大。此外，肾藏精还意味着调节机体内部以及机体与外界环境之间的阴阳平衡，决定人的脏腑气血盛衰，直接关系着人的强弱寿夭。脏腑经络功能正常，气血调和，精神内守，形神合一，而尽终其天年。

3. 参与血液生成

肾藏精，精能生髓，精髓可以化而为血。故有血之源头在于肾之说。《景岳全书·血证》曰："血即精之属也，但精藏于肾，所蕴不多，而血富于冲，所至皆是。"所以，在临床上治疗血虚常用补益精髓之法。

4. 抵御外邪侵袭

肾精具有抵御外邪而使人免于疾病的作用。精充则生命力强，卫外固密，适应力强，邪不易侵。反之，精亏则生命力弱，卫外不固，适应力弱，邪侵而病。故《素问·金匮真言论》说："藏于精者，春不病温。"肾精这种抵御外邪的能力属正气范畴，与"正气存内，邪不可干""邪之所凑，其气必虚"的意义相同。

（二）主水液

主水液，是指肾具有主持和调节人体水液代谢的功能。肾主水的功能是靠肾阳对水液的气化来实现的，称作肾的"气化"作用。人体的水液代谢与肺、脾、胃、小肠、大肠、膀胱、三焦等脏腑有密切关系；而肺的宣肃，脾的运化和转输，肾的气化则是调节水液代谢平衡的中心环节。肾主水功能失调，气化失职，开阖失度，就会引起水液代谢障碍。气化失常，关门不利，阖多开少，小便的生成和排泄发生障碍，可引起尿少、水肿等病理现象；若开多阖少，又可见尿多、尿频等症。

（三）主纳气

正常的呼吸运动是肺肾之间相互协调的结果。人体的呼吸运动，虽为肺所主，但吸入之气，必须下归于肾，由肾气为之摄纳，呼吸才能通畅、调匀。《医碥·气》曰："气根于肾，亦归于肾，故曰肾纳气，其息深深。"《类证治裁·卷之二》曰："肺为气之主，肾为气之根，肺主出气，肾主纳气，阴阳相交，呼吸乃和。"如果肾的纳气功能减退，摄纳无权，吸入之气不能归纳于肾，就会出现呼多吸少、吸气困难、动则喘甚等肾不纳气的病理变化。

（四）主一身阴阳

肾阴和肾阳，二者之间，相互制约，相互依存，相互为用，维持着人体生理上的动态平衡。从阴阳属性来说，精属阴，气属阳，所以有时也称肾精为"肾阴"，称肾气为"肾阳"。这里的"阴"和"阳"，是指物质和功能的属性而言的。肾阴肾阳为脏腑阴阳之本，肾阴充则全身诸脏之阴亦充，肾阳旺则全身诸脏之阳亦旺盛。所以说，肾阴为全身诸阴之本，肾阳为全身诸阳之根。

在病理情况下，由于某些原因，肾阴和肾阳的动态平衡遭到破坏而又不能自行恢复时，即能形成肾阴虚和肾阳虚的病理变化。肾阴虚，则表现为五心烦热、眩晕耳鸣、腰膝酸软、男子遗精、女子梦交等症状；肾阳虚，则表现为精神疲惫、腰膝冷痛、形寒肢冷、小便不利或遗尿失禁、水肿，以及男子阳痿、女子宫寒不孕等性功能减退症状。

（五）主骨生髓，开窍于耳

《素问·阴阳应象大论》记载："肾生骨髓……肾主耳。"骨髓由肾精所化生，髓藏于骨以充养骨骼，并通于脑（脑为髓海），所谓"肾充则髓实"。髓的生成，为"肾主骨"提供了物质基础。临床所见有关骨骼和中枢神经系统的病变多与足少阴经气化异常有关，如儿童脑瘫、发育迟缓，成人的骨质退行性改变所引起的颈椎、腰椎病变。

肾开窍于耳，是指肾气充足可以上达于耳。临床听力问题多责之于耳。其实声波的传导要靠耳中一套骨性传导链，还与鼓膜的结构及弹性有关。年老肾气衰退或者肾虚患者出现听力下降，往往因为骨质或鼓膜结构发生变化所致。这类耳聋耳鸣与足少阴肾经气化异常有关。临床还可见到其他的耳病，但与肾关系不大，比如发热导致的耳鸣，应与肝胆之火循经上扰有关。

（六）藏志，作强之官，伎巧出焉

肾藏志，表示人的一种信念与无所畏惧的表现。人的性格与身体状况有关，身体不好，往往性格不会很坚强。志还主管肾的自主调节，即所谓"作强之官，伎巧出焉"。

对于这句经文的理解很多医家较片面，认为就是性的功能。经络医学认为"作强"是超强的含义，"作强之官"指的是人的应激反应，"伎巧出焉"就是指人们平时不具备的能力，在特殊情况下被激发出来所表现出的超常能力。与我们现在说的应变能力和人的超强的免疫能力有关，类似激素的作用。这种能力本来人是具备的，经过训练，可以使肾的功能得到充分发挥。在 20 世纪 50 年代，有很多练气功的人在气功状态下能做很多正常人做不了的，他自己在正常情况下也做不了的事，这种潜能就存在于肾。除了中国气功，还有印度瑜伽以及佛教的某些功课，也可以将人体的这种潜能激发出来。从中医的角度思考，调整激发经络的灌渗状态应当也可以达到这样的效果。有些内分泌疾病，如过敏反应，一般人遇到过敏源都没有事，而过敏者就表现出不适的症状，这都是由于肾太敏感兴奋所导致。在治疗过敏性疾病时，常用肾经穴位，如尺泽、复溜，配合调理肾的药物；而治疗过敏性肠炎，常用复溜、上巨虚、天枢等，就是遵循这个思路，获得了很好的效果。

九、手厥阴心包经

手厥阴经内属心包，外行于天池至中冲的缝隙中，通过手厥阴经别加强本经对心包的调节作用。《素问·灵兰秘典论》曰："膻中（心包）者，臣使之官，喜乐出焉。"说明手厥阴心包经作为手少阴心经的辅佐，协助完成心主血脉、主神明的功能，对保证血脉运行、认知、思维和保持情绪平和等均有着重要作用。

影响手厥阴经气化的因素主要有两方面：一是心包主脉功能发生障碍，出现心肌缺血、胸膈痞满、烦心等病症；二是手厥阴经在经络循行路径上的经气运行出现障碍，例如臂肘挛急、腋肿、掌中热等，都会出现手厥阴经络异常，集中在曲泽、郄门、间使、内关、大陵等处出现结络或者结块。

手少阴心经一般是治疗神志方面疾病，对于心脏本身疾病的治疗并不多。古人的认识，若心脏发生疾病都视为心包经的病变。

（一）保护心脏，代心受邪

中医藏象学说认为，心为君主之官，邪不能犯，所以外邪侵袭于心时，首先侵犯心包络。故《灵枢·邪客》曰："诸邪之在于心者，皆在于心之包络。"其临床表现，主要是心藏神的功能异常，如在外感热病中，因温热之邪内陷，出现高热神昏、谵语妄言等心神受扰的病态，称之为"热入心包"。

古代对于心包的认识并不是很全面，现在看心包的病，很多是横膈、胸腔与心肌的病变。比如温病发热影响人的神智，神智与心有关，但温病中认为与心包有关，它说温邪首先犯肺，逆传心包。理论上肺为太阴，肺有病变应传大肠，但温病中认为肺有病会逆传心包发生高热不退、喘息、胸闷等症状，所以治温病要清肺泻肺与清心包，这里所说的心包也就是指横膈、纵隔这些相关部位。

（二）心经与心包经生理功能的区别

中医古代文献中对心和心包的区别以及它们的联系，或者避而不谈，或谈得很含糊，应当说并不清晰。一般来讲，心包是心的外围，是代心行令，即心包是心的一个附属。甚至于在内经时代，中医对人体经络的认识还没有心经。《灵枢·邪客》曰："手少阴之脉独无腧。"就是还没有心经这条经，也没有心经的这些腧穴。所以后世对心经和心包经的腧穴的主治和功能都是相似的，含糊不清的，很难区分心经腧穴治什么，心包经腧穴治什么，它们之间有什么关系。以至于到了近代，很多针灸书在讨论心经的腧穴和心包经的腧穴主治时，也都是相似的。对此，经络医学认为手少阴心经与手厥阴心包经无论在经络结构与功能上都存在着明确的区别与联系，并且对临床有着重要的指导意义。

经络医学对此命题的主要观点有二：其一，心经与心包经二者所反映的心脏病的症候结构是有区别的；心脏瓣膜、心脏节律异常多反映在手少阴心经，而心肌缺血等血管问题则多反映于心包经。其二，心脏节律传导功能异常会影响到心肌的供血状态，心肌供血的异常也会影响到心脏节律，这就构成了手厥阴心包经和手少阴心经之间互相依存、互为影响、互为因果的关系。其主要理论依据和临床观察有四个方面如下。

1. 心包经脉系统与心经经脉系统循行分布比较

手少阴心经联系的脏腑器官有心系、食管、目系，属心，络小肠；经络系舌本；经别走咽喉，出于面，合目内眦；经筋伏乳里，结胸中，系于脐。手厥阴心包经联系的脏腑器官属心包，络三焦；经别入胸中，别三焦，循喉咙，出耳后；经筋夹胁，散于胸中，结于贲。两者均有经脉与心、胸、喉发生联系，可以解释二者在主治功效上的相似性。但是在古典书籍中，对二者在心脏联系的经脉层次上并未提出明确的区别。

2. 心脏解剖及生理特点

心壁由三层膜组成，由内向外分别为心内膜、心肌膜、心外膜。心内膜的结构又包括内皮、内皮下层、内层及心内膜下层，心内膜下层分布有心脏传导系统的分支。此外心瓣膜也由心内膜组成，阻止心房和心室收缩时血液倒流。心肌膜主要有心肌纤维构成，其间有丰富的毛细血管。部分心房肌纤维可分泌心房钠尿肽，具有利尿、排钠、扩张血管和降低血压的作用。心外膜是心包脏层，为浆膜。供应心脏的冠状动脉及心的静脉系统均分布在心外膜层。

从心脏的解剖生理可以发现，心壁的三层结构与心脏的节律传导、心肌血液供应以及血管压力的调节等生理功能有着对应关系。即心内膜与心脏节律具有对应关系，心的供血系统则与心肌与心外膜联系密切。心脏的这一解剖生理结构是心脏疾病产生的基础，也为我们分析心经与心包经的主治区别提供一定的依据。

3. 临床常见的心脏病变

心脏病理在临床比较多见的为三种：一是心肌供血不足，导致心脏的供氧减少，心肌能量代谢不正常，从而出现心前区不适、心绞痛等临床表现；冠状动脉粥样硬化导致的冠脉狭窄或闭塞是引起心肌缺血最主要、最常见的病因。二是心脏传导系节律异常，临床可见心动过速、心动过缓、心律不齐等表现；可见于先天性心脏病、心肌病、心脏瓣膜病、心肌炎等疾病。三是心脏瓣膜病变。

4. 心经与心包经疗效观察

从心脏解剖与生理病理的分析可以看出，在解剖结构上心脏的供血问题与心外膜的关系最为直接，而心外膜即心包的脏层，经络当属手厥阴心包经。心律异常及心脏瓣膜病变应与心内膜直接相关，经络应该属于手少阴心经。所以在临床遇见心脏病变患者时，应首先辨别异常经脉，其次才是选穴问题。虽然在具体病例上，由于心脏各层次之间的生理联系，心脏供血问题亦可引发心脏节律异常，心脏节律异常也可以导致心脏供血的缺乏，各种病因病机交互错杂，需要仔细地审察经脉的异常。但是综合临床资料来看，属于手少阴心经病变的心内膜以及传导节律异常的病变，选取心经疗效更佳；而属于心肌供血异常的冠状血管病变，则主要选择心包经才能获得更佳疗效。

> 某患者，女，50余岁。著者在人民大学校医院讲课时，该患者出现胸闷憋气，察经脉发现心包经出现显著异常。建议其立即在楼下心电图室查心电图。结果显示：心肌缺血。当即取心包经内关进行治疗，获得显著效果。这一案例启发著者开始认识心经与心包经气化功能之间存在的差异。

十、手少阳三焦经

手少阳经，内属于三焦，外行于关冲至丝竹空的缝隙中，通过手少阳经别加强与小肠和心的调节作用。三焦包含着体腔上、中、下三部分里面的脏和腑以及各种网状组织，这些组织不仅联系着各脏腑之间的交通，包括出入脏器的动静脉、血管、淋巴等，也担负着各脏腑所需要的物质供应。所以上、中、下三焦的内环境，包括压力、温度、酸碱度等都有很严格的要求，主要由命门、膀胱的气化维持。三焦对脏腑起着重要的联络作用，为生命活动提供源源不断的动力来源，主要是原气及水液。古人说"三焦者，原气之别使""三焦者，决渎之官，水道出焉"，说明手少阳三焦经对人体体液的运行和代谢有着重要的作用。

影响手少阳经气化的因素主要有两方面：一是三焦通行原气和水液的功能发生障碍，出现肿胀、尿闭等病症；二是手少阳经在经络循行路径上的经气运行出现障碍，例如目锐眦痛，颊痛，耳后、肩、臑、肘、臂外皆痛等，都会出现手少阳经络异常，集中在天井、四渎、支沟、外关、阳池、中渚等处出现结络或者结块。

手少阳经气化的功能及特点如下。

（一）通行原气

原气通过三焦而输布到五脏六腑，充沛于全身，以激发、推动各个脏腑组织的功能活动。《中藏经》曰："三焦者，人之三元之气也……总领五脏六腑营卫经络，内外上下左右之气也。三焦通，则内外上下皆通也。其于周身灌体，和调内外，营左养右，导上宣下，莫大于此者也。"

（二）疏通水道

《素问·灵兰秘典论》曰："三焦者，决渎之官，水道出焉。"《医学三字经》谓三焦能"通调水道"，调控体内整个水液代谢过程，在水液代谢过程中起着重要作用。人体水液代谢是由多个脏腑参与，共同完成的一个复杂生理过程。其中，上焦之肺，为水之上源，以宣发肃降而通调水道；中焦之脾胃，运化并输布津液于肺；下焦之肾、膀胱，蒸腾气化，使水液上归于脾肺，再参与体内代谢，下行成尿液排出体外。三焦为水液的生成敷布、升降出入的道路。三焦气治，则脉络通而水道利。三焦在水液代谢过程中的协调平衡作用，称之为"三焦气化"。三焦通行水液的功能，实际上是对肺、脾、肾等脏腑参与水液代谢功能的总括。

（三）三焦气化的特点

《难经·三十一难》云："三焦者，水谷之道路，气之所终始也。"明代医家孙一奎认为：上焦主纳而不出，治在膻中；中焦主腐熟水谷，治在脐旁（天枢）；下焦主分别清浊，传导糟粕，治在脐下（气海或阴交）。孙氏此段论述，三焦所指都是有关消化方面的问题。此外，三焦也指外围，它在膈膜与膏脂之间，五脏五腑之系，水谷流化之间，其气融汇其间，熏蒸膈膜，宣发达皮肤分肉，运行四旁，流动到肺为肺气，流动到胃为胃气，所以三焦为原气之别使。

三焦虽没有形，但它根据实际位置而命名，这种说法比较容易理解。根据三焦位置的不同，表现出不同的气化特点，《灵枢·营卫生会》概括为：上焦如雾，中焦如沤，下焦如渎。

1. 上焦如雾

上焦如雾是指上焦气化主宣发卫气、敷布精微的作用。发挥其营养滋润作用，若雾露之溉。故称"上焦如雾"。

2. 中焦如沤

沤，即浸渍之意。中焦如沤是指脾胃运化水谷，化生气血的作用。因为脾胃有腐熟水谷、运化精微的气化作用，故喻之为"中焦如沤"。

3. 下焦如渎

下焦将饮食物的残渣糟粕传送到大肠，变成粪便，从肛门排出体外；并将体内剩余的水液，通过肾和膀胱的气化作用变成尿液，从尿道排出体外。这一气化作用具有向下疏通，像水沟那样向外排泄，故称"下焦如渎"。

少阳包括手少阳三焦经与足少阳胆经，为什么三焦与胆都称为少阳经？三焦通原气主升降，所有体液都在里面流动，主人体中所有的疏泄；胆与肝相表里，胆在人体中主疏泄，主要是消化管的疏泄，所以它们形成同名经的关系。三焦在人体中有重要的功用，但针灸学中用三焦经穴位并不是很多，这是值得我们深入研究的课题。

上焦如雾，意指上焦部位包括头脑，是一种很疏散的气体状态，或者可以叫弥散的状态。由于居于人体上部，所以气机活动性、灵活性更强，所有轻浮的、弥散的、扩散的东西都居于此。

中焦如沤，可以理解为，由于停留的时间长，相对的温度较高，像做酸菜或者发面的状态。我们知道农村种麻收割干燥后，需要在水里浸泡。浸泡必须在死水中，活水是不行的。温度高了以后麻的表皮容易分开，跟发酵是一样的道理。在中焦脾胃要保持一定的温度，流动量要缓慢，停留时间长，给我们身体里的组织液提供一个较缓慢的流动物发酵的过程。

下焦如渎，渎就是渗透的意思，水渠的意思。

十一、足少阳胆经

足少阳经，内属于胆，外行于瞳子髎至足窍阴的缝隙中，通过足少阳经别加强了肝胆的调节作用。胆属于奇恒之府，胆贮藏排泄胆汁，主决断。《素问·灵兰秘典论》曰："胆者，中正之官，决断出焉。"《素问·六节藏象论》曰："凡十一脏取决于胆也。"说明足少阳经执行肝的"将军"之令，是"肝主谋略"的实施者。

影响足少阳经气化的因素主要有两方面：一是胆的功能发生障碍，出现口苦、消化不良、情志不畅等病症；二是足少阳经在经络循行路径上的经气运行出现障碍，例如头痛、颔痛、目锐眦痛、缺盆中肿痛、腋下肿等，都会出现足少阳经络异常，集中在阳陵泉、光明、悬钟、丘墟、足临泣等处出现结络或者结块。

足少阳经气化的主要功能如下。

（一）贮藏和排出胆汁

贮藏于胆腑的胆汁，由于肝的疏泄作用，使之排泄，注入肠中，以促进饮食物的分解消化。若肝胆的功能失常，胆汁的分泌与排泄受阻，就会影响脾胃的消化功能，而出现厌食、腹胀、腹泻等消化不良症状。

（二）主决断

胆主决断，包含两层含义：一是指胆在精神意识思维活动过程中，具有判断事物、做出决定的作用。胆主决断对于防御和消除某些精神刺激（如大惊大恐）的不良影响，以维持和控制气血的正常运行，确保脏器之间的协调关系有着重要的作用。故《素问·灵兰秘典论》曰："胆者，中正之官，决断出焉。"二是胆汁的分泌不仅能协助消化水谷精微，还能根据人体的营养状态，决定吸收什么，拒绝什么，吸收的数量多少，通过何种途径到达何脏何腑，灌渗到皮脉肉筋骨的哪个层次哪个部位。这些也都归于胆的决断功能。

同时，足少阳经亦主生发，主半表半里，此为《伤寒论》中的重要内容，也是四逆散、小柴胡汤主治范围甚广的重要理论依据，为"凡十一脏取决于胆"做出了最好的说明。可惜目前对足少阳经的理论认识和临床应用还不够，在临床应用中还远未发挥出其应有的效果。

十二、足厥阴肝经

足厥阴经，内属于肝，外行于大敦至期门的缝隙中，通过足厥阴经别加强本经对肝的调节作用。《素问·灵兰秘典论》曰："肝者，将军之官，谋虑出焉。"谋略就是将军根据需要选择适宜的时间地点进行排兵布阵。足厥阴经对调节人体的血液供应有重要作用，很多经络都需要血的供养，肝主疏泄的作用就是不断地伸展，使血到达需要的地方。"谋虑出焉"，就是根据实际情况有选择地调节血液的供应。《素问·六节藏象论》曰："肝者，罢极之本。"《素问·宣明五气》曰："肝藏魄。"还说明足厥阴肝经对人体气血有解毒净化的作用，可协调脏腑的功能，调节心理情绪。

影响足厥阴经气化的因素主要有两方面：一是肝主疏泄主藏血的功能发生障碍，出现易倦、易怒、暴躁等症候。二是足厥阴经在经络循行路径上的经气运行出现障碍，例如疝气、少腹肿等，都会出现足厥阴经络异常，集中在曲泉、中都、蠡沟、中封、太冲、行间等处出现结络或者结块。

足厥阴经气化功能可总结为五条。

（一）主疏泄

所谓"疏泄"，即指疏通、畅达、宣散、流通、排泄等综合生理功能。古代医家以自然界树木之生发来类比肝的疏泄作用。自然界的树木，春天开始萌发，得春风暖和之气的资助，无拘无束地生长，舒畅条达。肝就像春天的树木，条达疏畅，充满生机。其舒展之性，使人保持生机活泼。

肝主疏泄这一生理功能，涉及范围很广，一方面代表着肝本身的柔和舒展的生理状态，另一方面主要关系着人体气机的调畅。人体各种复杂的物质代谢，均在气机运动的升降出入过程中完成。在人体突出地表现在对人的情绪的影响和对消化功能的影响上。肝的疏泄功能正常，则气机调畅，气血调和，经脉通利，所有脏腑器官的活动正常协调，各种富有营养的物质不断化生，各种代谢废物顺利排出。若肝失疏泄，气机不畅，不但会引起情志、消化、气血水液运行等多方面异常，还会出现肝郁、肝火、肝风等多种肝的病理变化。

（二）藏血

肝藏血是指肝脏具有储藏血液和调节血量的功能。人体的血液由脾胃消化吸收来的水谷精微所化生。血液生成后，一部分运行于全身，被各脏腑组织器官所利用，另一部分则流入到肝脏而储藏之，以备应急的情况下使用。在一般情况下，人体各脏腑组织器官的血流量是相对恒定的，但又必须随人体的功能状态及气候变化的影响，而发生适应性调节。例如，人体在睡眠、休息等安静状态下，机体各部位对血液的需求量就减少，则一部分血液回归于肝而藏之。当在劳动、学习等活动量增加的情况下，人体对血液的需求量就相对增加，肝脏就把其储藏的血液排出，从而增加其有效血循环量，以适应机体对血液的需要。

正因为肝有储藏血液和调节血量的生理功能，故又有"肝为血海"的说法。所以人体各部位的生理活动，皆与肝有密切关系。如果肝脏藏血功能失常，不仅会出现血液方面的改变，还会影响到机体其他脏腑组织器官的生理功能。

藏血功能失常，主要有两种病理变化：一是藏血不足，血液虚少，则分布到全身其他部位的血液减少，不能满足身体的生理需要，因而产生肢体麻木、月经量少甚至闭经等；二是肝不藏血，则可导致各种出血，如吐血、咳血、衄血、崩漏等。

（三）主筋

筋即筋膜，包括肌腱、韧带等组织结构。筋膜附于骨而聚于关节，是联结关节、肌肉，专司运动的组织。肝主筋，是说全身筋膜的弛张收缩活动与肝有关。中医学认为，人体筋膜的营养来源于肝脏。如《素问·经脉别论》说："食气入胃，散精于肝，淫气于筋。"因此，肝的血液充盈，筋膜得养，才能筋力强健，运动有力，关节灵活自如。若肝有病变，肝血不足，筋膜失养，可引起肢体麻木、运动不利、关节活动不灵或肢体屈伸不利、筋脉拘急、手足震颤等症。即《素问·五脏生成》所说："足受血而能步，掌受血而能握，指受血而能摄。"

在热性病中，若邪热劫伤阴津、血液，筋膜失其滋养，则可引起四肢抽搐、角弓反张、颈项强直等，中医学称为"肝风内动"。《素问·至真要大论》曰："诸风掉眩，皆属于肝……诸病强直，皆属于风。"正因为风证与肝的关系最为密切，故有"肝为风木之脏"的说法。由于肝主筋，与运动有关，因此，又有"肝为罢极之本"的说法。"罢极"，即指耐受疲劳之意。人的运动能力属于筋，又称之为"筋力"，因肝藏血、主筋，所以肝为人体运动能力之本。

爪甲是筋延续到体外的部分，故又称"爪为筋之余"。肝血的盛衰，常反映于爪甲。肝的阴血充足，筋膜得养，则爪甲坚韧，光泽红润，富有华色。若肝血不足，爪甲失其滋养，则爪甲苍白，软薄，或枯而色夭，容易变形，脆裂。故《素问·五脏生成》说："肝之合筋也，其荣爪也。"在临床上可根据爪甲色泽的荣枯等变化，来推论肝的气血盛衰。而爪甲的病变，也多从肝脏论治。

（四）藏魂

魂指的是一种潜意识，一种隐忍和持久的心态，做事的时候能够为达到一个目的，慢慢把它完成。这就非常需要一种凝神静气的状态，犹如厥阴主阖的气机运行状态，可以澄神内视，排除很多外界事物的干扰和影响，达到内心深处的净化。有些人不擅于忍耐，常容易发脾气，这样往往伤肝。魂的物质基础是血。肝藏血的功能正常，则魂有所舍。若肝血不足，心血亏损，则魂不守舍，可见惊骇多梦、夜寐不安、梦游、梦呓，以及出现幻觉等。

（五）开窍于目

肝与眼睛的关系主要体现在两个方面，视物的功能和眼的运动。肝开窍于目，仅仅限于这两个方面。不是所有的眼病都与肝有关，例如目多泪是眼睑及眼结膜的问题，眼睑跟脾有关，眼结膜也跟脾有关，瞳孔反应异常则属于肾的问题。

1. 视物的功能

眼睛看到的外界事物的大小、形状、远近、颜色，要通过一些物质的不断转化才能产生印象。这是眼底和视神经的功能，这需要大量的血的供应，与肝相关。

2. 眼的运动

眼肌的运动、瞳孔的放大与缩小跟肝有关系。眼的运动有两种：一种是眼球上下左右运动，一种是眼的瞳孔的大小根据光线的强弱及时改变。这些眼的肌肉活动需要大量血液供应，也跟肝有关系。

第三节 十二经的互补、增效、协同

上一节我们逐一解析了十二经的气化特点，十二经在脏腑联系上各有所属，并有各自特定的循行路线，由于经脉的路径、结构、脏腑的不同，经脉中气血聚集的数量状态亦各不相同。由于经脉之间存在诸多的联系路径，六经气化在联系调节六气、六脏、六腑功能状态的同时，还存在着阴阳、营卫、气血的气化过程，构成了"阴阳䎼䎼，积传为一周，气里形表，而为相成也"（《素问·阴阳离合论》）的整体系统。

古人不仅运用三阴三阳理论来概括世间万物运行、发展、衰退的变化规律，也用来说明人体脏腑经络的气化特点及其相互关系。其中最突出的表现为表里经、同名经以及同属于开枢阖气化状态的经脉之间的联系。研究这些经脉之间的联系路径，发现和总结经脉之间气血流注、灌渗交流的规律，可以使我们更深刻地理解认识经脉之间协同、调节、平衡的内在机理，并据此指导临床治疗，有重要的理论价值。

一、表里经

十二经脉按照手太阴—手阳明、足太阴—足阳明、手少阴—手太阳、足少阴—足太阳、手厥阴—手少阳、足厥阴—足少阳的相配方式组合为六对表里经。表里经所联系脏腑的位置上邻近相连，在经络上有络脉相通，在阴阳的转化、互补、平衡有特殊的联系，从而具有互补协同气化的作用。因此以《内经》《难经》中的相关论述为基础，结合现代解剖生理联系，对六对表里经路径做更深一步的讨论，这对于帮助现代中医学者更好地理解经典理论具有重要的参考意义。

（一）表里经联系的解剖学依据

表里关系是十二经脉之间非常重要的联系途径，与十二经脉相联系的十二脏腑之间亦具有相应的表里关系。在六对表里关系中，按照现代医学的认识，人们很容易发现其中四对"脾与胃、肝与胆、肾与膀胱、心包与三焦"在解剖结构上具有明显的邻近关系，同时具备相同的血液供应和神经支配途径。由此产生的两者在生理、病理上的相关性，很容易理解。由于具有表里关系的阴阳两条经脉及相应脏腑都共处在同一个气血通道，具有同样的营养来源和代谢途径，所以就形成了表里经及表里脏腑在生理功能上相互联系，病理上相互影响，治疗上相互补充的特点。

"肺与大肠、心与小肠"在解剖及生理上的关系却不那么明显。怎样理解这两对表里关系的联系途径呢？

熟悉经典的人都知道这是一个古老的命题。早在《难经》时期，古代医者就曾对此提出疑问："五脏各有所腑，皆相近，而心肺独去大肠小肠远者，何谓也？"并对此给予回答："经言心营肺卫，通行阳气，故居在上；大肠、小肠，传阴气而下，故居在下；所以相去而远也。"但是这个回答在今天看来还是不明朗的，需要我们进行更进一步的思考和解释。

1. 心与小肠

心与小肠生理功能上存在密切的关系，主要体现在营血的产生和运行方面。《灵枢·营气》云："营气之道，内谷为宝……故气从太阴出，注手阳明……与太阴合，上行抵脾，从脾注心中。"从"中焦受气，化赤为血"的生理功能分析，中医脾的功能包含了小肠和胰脏的消化、吸收功能，胆汁和胰液进入小肠进一步消化来自胃的食糜，通过脾的运化、升清而上输于心肺，使心血不断得到补充和运行。

2. 肺与大肠

肺与大肠的表里联系更加不好理解——为什么两者在解剖上相距那样遥远，却存在经络上这样密切的表里联系呢？其中涉及两个问题：一是中医的解剖学缺少食道这个名称，在《内经》中只记载了胃上口到咽喉这段距离的长短，并没有食道或食管这一名词。二是《内经》将大肠称作广肠，形容很宽、直径很大的消化管道。

人体从咽喉到肛门这段消化管符合广肠概念的有两段，除了大肠这一段比较粗大外，食道也是比较粗大的。组织胚胎学的研究亦发现食管与大肠同源同构。由此大胆推断，手阳明大肠经所联系的大肠腑包含食道和大肠两段结构。文献资料与教科书中记载手阳明大肠经的二十个穴位中有十三个穴位都能治疗吞咽困难、食不下、食则呕等病症，可见这条经所联系的脏腑与食道有密切关系，同时也在临床上证明了二者之间的联系。

从现代解剖学进行分析，气管与食管前后紧密相邻，并且有共同的动脉和静脉供应营养及排泄代谢废物，这就构成了它们非常明显的表里关系。当气管充血的时候，食道血液相对就少了。同样，当气管血液供应量少的时候，食道血量供应就多了。也就是说，通过改善食道的气血供应会影响到气管的气血供应，改善气管的气血供应也能影响食道的气血供应。临床上常见的食道炎、食道反流，包括食道癌等病的相关病症，在手阳明大肠经的有关文献中多有记载。

（二）表里经气化的互补关系

1. 功能上互根互用

表里经在气化功能上互根互用，二者具有互补性。太阴主湿，阳明主燥：太阴可以布散津液化解阳明感受的燥气，二者或化湿或润燥而达燥湿相济，以保持体内燥湿平衡。少阴主热，太阳主寒：由于少阴所联系的心肾两脏可以生成热量，由少阴传递热量输送全身，太阳则起御寒的作用，同时身体内的热量也在此过程中由内向表进行布散转输，完成人体能量的平衡和生生不已的过程。厥阴主风，少阳主火：由于厥阴既具有静敛、澄澈阴血的特性，又可以将清净血分进行重新分配，动静交替之间产生能量的流动而类似风的流动特性，正是由于厥阴层面气流的变化而化生少阳之火性，风火之性具有相互资助的特点。

（1）肺与大肠：肺与大肠，主要体现于肺气肃降与大肠传导功能的相互为用方面。肺气清肃下降，气机调畅，并布散津液，能促进大肠的传导，有利于糟粕的排出。大肠传导正常，糟粕下行，亦有利于肺气的肃降。另外，我们在前文已经讨论过大肠的解剖还包括食管，组织胚胎学的研究发现食管与大肠同源同构，食管与气管解剖的临近性更加证明手太阴肺经与手阳明大肠经在生理上的互相关联与配合，在病理上有明显的互补作用。

（2）心与小肠：心主血脉，心阳之温煦，心血之濡养，有助于小肠的化物；小肠化物，泌别清浊，吸收水谷精微，其浓厚部分经脾气转输于心，化血以养心脉。故《素问·经脉别论》云："浊气归心，淫精于脉。"

（3）脾与胃：脾主运化，胃主受纳、腐熟。胃的"纳"是为脾的"运"作准备，而脾的"运"适应胃继续"纳"的需要。脾气宜升，胃气宜降，是脾胃之气运动的基本特点。脾胃之气一升一降，升降相因，从而保证了"运""纳"功能的正常进行。故说"脾宜升则健，胃宜降则和"。脾与胃密切配合，纳运相得，才能完成纳食、消化、吸收与营血转输等一系列生理功能。

（4）肝与胆：肝主疏泄，分泌和排泄胆汁。胆附于肝，胆汁来源于肝而疏泄于肠。肝胆同主疏泄，以助脾胃运化水谷，转输精微。胆主决断可完成肝脏选择性疏泄布散血液精微的功能，共同发挥协助消化的作用，以助脾胃运化水谷，转输精微。

（5）肾与膀胱：肾气主上升，膀胱之气主通降。肾气之升，激发尿液的生成并控制其排泄；膀胱之气通降，推动膀胱收缩而排尿。肾与膀胱配合，共同完成体内津液的运化和气化，若肾气和膀胱之气的激发和固摄作用失常，膀胱开合失权，既可出现小便不利或癃闭，又可出现尿频、尿急、遗尿、小便不禁等。

（6）心包与三焦：心包主行心血，助血运行周身，而三焦则主周身气机的通畅，二者配合，共同完成阴血与阳气在全身的布化和循行。

表里经运行环路的通畅直接影响内脏气机的运行，进而影响其生理功能。在针灸临床中发现，表里经之间的联系可以直接指导针灸临床的辨经、选经及选穴，具有重要的实用价值。

2. 化解外邪的途径

表里经之间的经脉循行是化解外邪及调节情志对人体伤害的重要路径。

《灵枢·邪气脏腑病形》曰："中于阴则溜于腑（有形的器官），中于阳则溜于经（无形的气化）。"说明外邪袭人在阴阳经的化解途径是不同的，中于阴经会经过表里经的环路回到六腑排除，而中于阳经则在本经化解。为什么会有这样的区别呢？《灵枢·邪气脏腑病形》曰："身之中于风也，不必动脏。故邪入于阴经，则其脏气实，邪气入而不能客，故还之于腑。故中阳则溜于经，中阴则溜于腑。"说明经络体系具有严密的防御外邪的功能，其中表里经就是很重要的防御屏障，只有脏气虚弱时再感受外邪才可以伤及内脏。在临床运用中，我们发现阳经的功能是可以泻实的，当阴经经气壅滞表现出实证时，常取其相表里的阳经进行疏泻；而当阳经虚证时，则取其相表里的阴经进行补益。这是针灸临床"阳病取阴""阴病取阳"原则的机理。

此外表里经之间的循环路径可以协助十二经别完成脏腑自养系统生理代谢功能。

二、同名经

十二经之间六对手足同名经直接相连，上下相接，是联系人体上下的循环路径，对气化有着协同增效作用。

（一）同名经气化的协同关系

同名经具有相同的气化特点，并且在生理功能上相续相助，其所联系的脏腑，脏之间（肺与脾、心与肾、心包与肝）存在着很重要的联系，在生理功能上具有重要的辅助平衡的功能，腑之间（大肠与胃、三焦与胆、小肠与膀胱）则存在功能上的相关性和延续性。

1. 手足太阴经

手足太阴（肺经、脾经）均为三阴之开，为阴分之表，专主在里之出，具有利水化湿、行气调气的功能。肺与脾的关系，主要表现在气的生成和津液的输布代谢两个方面。手足太阴经二者经脏相通，主气行营，在生理上相因相生，肺为主气之始，脾为生气之源。在病理上肺主气的功能障碍与脾化湿的功能障碍密切相关，故有"脾为生痰之源，肺为贮痰之器"之谓。因此诸湿肿满、气机不畅，临床上皆可见喘咳胸满、足跗肿胀、小便频数不畅；而某些皮肤疾病如湿疹、荨麻疹等，皆可用手足太阴经来治疗。

2. 手足少阴经

手足少阴（心经、肾经）均为阴分之中，专主三阴之出入、转枢，具有泻火清心、疏通阴络的功能。古籍称心阳为君火，肾阳为相火（命门）。在生理上水火相互制约，决定着人体能量的生成与运行，心阴心阳与肾阴肾阳之间相互依存，达到阴阳和谐的状态。在正常情况下，心火必须下降于肾，助肾阳以温肾水，使肾水不寒；肾水必须上济于心，助心阴以使心阳不亢。古人称这种关系为"水火既济""心肾相交"，为心肾两脏本身阴阳动态平衡的重要条件。因此凡热邪内闭，心经络脉郁滞，临床见烦躁、难眠、神呆语塞等症，可选择手足少阴经来治疗。

3. 手足厥阴经

手足厥阴（心包经、肝经）均为阴分之里，为三阴之阖，专主在里之入，具有育阴安神、养血调经的功能。心包为心之臣使，主血脉运行，肝主分配、贮藏、净化血液。手足厥阴经主要表现在血液运行及神志方面的依存与协同关系。厥阴经在三阴之里，有涵养、收摄、静敛之势，所以可以化解风气动摇、生散之性，同时需要少阳疏泄风热之邪。临床凡见烦满、寒热之气血紊乱，阴阳不能顺接的各种厥逆风动之症，均可选厥阴经治疗。风邪在自然界为六气之首，常常风寒湿裹挟袭人，这时又需要根据邪气的性质配合太阳经、督脉以及太阴经来治疗。

4. 手足太阳经

手足太阳经主寒，为三阳之表，专主宣发行阳，具有温阳解表、升阳散寒的功能。通过与膀胱、小肠相连，分别主宰人体腠理开闭，营血运营。太过则鬼门、净腑失常，不足则营血煦濡不足。太阳经承接和化解寒气的变化和伤害，有行阳散寒之功，这种功能需要心肾少阴转输的能量作为保证。通过与膀胱、小肠相连，分别主宰人体腠理开闭、营血运营，将卫阳之气宣发到体表，以达到防御寒邪的功能。通过适当的锻炼方法可以加强太阳经的功能，继而能够间接地改善心脏、肾脏功能。临床可以取太阳经、督脉对太阳经功能进行调整。

5. 手足少阳经

手足少阳（三焦经、胆经）均为三阳之枢，为阳分之半表半里，膜原之间，专主筋骨滑利，具有清泄、疏解的功能。少阳经主火（相火），通过与胆、三焦相连，分别主宰人体的中正洁净与气机枢转。太过则相火逆上，不及则疏泄不利。少阳经承接和化解火气的变化和伤害，主宰人体的中正洁净与气机枢转。少阳居人体阳分之半表半里、膜原之间，通过三焦与胆的配合清泄疏解阳分之火。临床凡见口苦、目眩、寒热往来、胸胁苦满、纳差等症，可取手足少阳经治疗。

6. 手足阳明经

手足阳明（大肠经、胃经）均为阳分之里，三阳之阖，专主在里之阳，具有腐化水谷、传导糟粕、维养胃气、温煦肌肤的功能。阳明经主燥，通过与胃、大肠相连，共同主宰水谷的腐化与传导，太过则消谷善饥，不足则谷道壅滞不畅。阳明经承接和化解燥气的变化和伤害，与太阴主湿的功能配合可以调节人体燥湿平衡。临床凡见肠燥津亏、便秘、胃脘胀痛等腐熟传导异常之症，常可选手足阳明经治疗。

（二）同名经之间联系路径分析

从《灵枢·经脉》所述经脉主干循行路线可以看到，手足三阳之同名经在经脉路线上首尾相接，具有直接而明确的联系路径。

仔细查阅经典，没有发现阴经同名经有这样直接的路径联系，但是在十二经气血流注的大循环中，手足同名经和表里经之间气血营卫的流注却形成了明确的三个循环，而且完成各自较为独立的生理功能，并相互促进、相互资助。《素问·太阴阳明论》曰："故阴气从足上行至头，而下行循臂至指端；阳气从手上行至头，而下行至足。故曰阳病者上行极而下，阴病者下行极而上。"按照这样的循环路径，在十二经大的流注循环之中还应有手足太阴阳明、手足少阴太阳、手足厥阴少阳这样三个循环，在这三个循环路径中，除了同名阳经有明确接续外，推测手足同名阴经在形成这个循环的过程中一定也有着相应的联系途径。

1. 手足阳明经

手足阳明经气接续于鼻旁，经脉循行在面部有多处重叠交会。

手阳明经：其支者从缺盆上颈，贯颊，入下齿中；还出夹口，交人中。左之右，右之左，上夹鼻孔。

足阳明经：起于鼻，交颏中，旁约太阳之脉，下循鼻外，入上齿中，还出夹口，环唇，下交承浆。

2. 手足少阳经

手足少阳经气接续于眼外角，在头侧、耳前后、头项部均有循行的重叠和交会。

手少阳经：其支者，从耳后入耳中，出走耳前，过客主人，前交颊，至目锐眦。

足少阳经：起于目锐眦，上抵头角，下耳后，循颈，行手少阳之前，至肩上，却交出手少阳之后，入缺盆。

3. 手足太阳经

手足太阳经气接续于眼内角，在眼眶、颠顶、后项部、肩背部有大量循行重叠和交会。

手太阳：别颊上拙，抵鼻，至目内眦（斜络于颧）。

足太阳：膀胱足太阳之脉，起于目内眦，上额，交颠。

4. 手足太阴经

足太阴脾经，入腹，属脾，络胃，上膈，夹咽。手太阴经，起于中焦，下络大肠，还循胃口，上膈属肺。说明肺自中焦接受脾经的经气，这应是"脾气散精，上归于肺"的联系途径。

5. 手足少阴经

足少阴肾经，其直者，从肾上贯肝、膈，入肺中，循喉咙，夹舌本；其支者，从肺出，络心，注胸中。手少阴心经，从心系，上夹咽，系目系。说明心肾之间存在着联系路径，使心肾之间水火既济的生理平衡得以保证。

6. 手足厥阴经

足厥阴肝经，抵小腹，夹胃，属肝，络胆，上贯膈，布胁肋，循喉咙之后，上入颃颡；其支者，复从肝别贯膈，上注肺。手厥阴心包经，起于胸中，出属心包络，下膈，历络三焦；其支者，循胸出胁。说明从肝发出的分支穿膈之后，既要交续于肺，又要完成在胸中交接给同名心包经的循环，使得心肝之血的分配功能得到保证。

《灵枢·营气》曰："故气从太阴出，注手阳明。上行注足阳明，下行至跗上，注大指间，与太阴合，上行抵脾，从脾注心中。循手少阴，出腋，下臂，注小指，合手太阳。上行乘腋，出颙内，注目内眦，上巅，下项，合足太阳。循脊下尻，下行注于小指之端，循足心，注足少阴，上行注肾。从肾注心，外散于胸中，循心主脉，出腋下臂，出两筋之间，入掌中，出中指之端。还注小指次指之端，合手少阳。上行注膻中，散于三焦。从三焦注胆，出胁，注足少阳，下行至跗上。复从跗注大指间，合足厥阴，上行至肝。从肝上注肺……"

我们仔细阅读这段原文，从中可以看出，三阴经在胸中存在同名经之间及异名经交接两条路径，方向是从下向上，从足经至手经。具体路径是：①从肺开始接续的营气循环：一是从肝上注肺开始的大循环，二是从中焦接受太阴脾经经气的小循环。②从心开始接续的营气循环：一是从脾上注心开始的大循环，二是接受从足少阴肾经经气上注心的小循环。③从心包开始接续的营气循环：一是从肾上注胸中开始的大循环，二是接受从足厥阴肝经上膈至胸中的经气的小循环。由此，我们可以从这个更微小的循环路径来研究解释表里同名经之间的关系及所承担的生理功效、病理特点，从而更好地运用经络理论来解决临床病症。

三、开阖枢与五脏旁通

"五脏旁通"始见《孙氏思邈五脏旁通明鉴图》，日本丹波元胤所著《中国医籍考》记载唐宋时期已有"五脏旁通"的著述，但均亡佚。至明代，李梴在《医学入门·卷一脏腑》提出五脏穿凿论解释五脏旁通说："五脏穿凿论曰：心与胆相通（心病怔忡，宜温胆汤为主；胆病战栗癫狂，宜补心为主），肝与大肠相通（肝病宜疏通大肠，大肠病宜平肝经为主），脾与小肠相通（脾病宜泻小肠火，小肠病宜润脾土为主），肺与膀胱相通（肺病宜清利膀胱水，后用分利清浊；膀胱病宜清肺气为主，兼用吐法），肾与三焦相通（肾病宜调和三焦，三焦病宜补肾为主），肾与命门相通（津液亏虚，宜大补右肾），此合一之妙也。"但文献典籍未对这种脏腑之间的对应关系进行深入讨论，其作用机制亦值得深入研究。在此我们试从六经手足相对、阴阳相对、开阖枢相合的角度进行阐释，为临床应用提供一种思路。

手足三阴三阳"开、阖、枢"气机相应，形成三对特殊的联系方式，具体见表3-1。

表 3-1　手足三阴三阳之开、阖、枢关系

手三阴	太阴 （开）	少阴 （枢）	厥阴 （阖）	手三阳	太阳 （开）	少阳 （枢）	阳明 （阖）
	肺	心	心包		小肠	三焦	大肠
足三阳	膀胱	胆	胃	足三阴	脾	肾	肝
	（开） 太阳	（枢） 少阳	（阖） 阳明		（开） 太阴	（枢） 少阴	（阖） 厥阴

（一）肺与膀胱相通

肺：手太阴主在里之开，可宣散精微、布散津液于体表。

膀胱：足太阳主阳分之开，可宣发卫阳之气布散腠理。

肺气宣发与膀胱气化二者配合可以保证周身津液向体表的宣散输布，保证肌肤、腠理、体表的津液供应。

临床使用肺与膀胱二经配合穴组不多，但常常将与膀胱经交会甚广的大椎、身柱等穴与肺经尺泽、列缺、孔最相配，用于治疗感受风寒的感冒、发热、咳嗽等外感病症，其宣散作用比单用一条经脉加强很多。

（二）心与胆相通

心：心为君火，主神明。

胆：胆为相火，可温煦肝脏，助肝净化血液，并助脾胃运化。

《灵枢·经别》记载："足少阳之正，绕髀，入毛际，合于厥阴；别者入季胁之间，循胸里属胆，散之肝，上贯心。"而手厥阴心主之脉亦有"循胸出胁"的分支，使心胆的经络路径在"胸胁部"贯通，形成生理上胆气畅达，气机疏调，心气平和，心脉通畅，神志安而有序的君相相辅的状态。同理，心胆之间病理上的联系也非常密切，手少阴心经是主心所生病，即有目黄、胁痛之症。

在西医临床资料总结观察中发现，老年人中心脏病与胆囊病共同存在的发病率很高。虽然有人认为这不过是由于此两种病在老年人中都较常见所致，但经多方面的研究证明，这两个病在发病率上是有密切关联的。

近年来临床观察对于这两个病相互关联的情况可分为以下三类：①由于胆囊病或胆道扩张而引起心电图异常改变，主要为心肌缺血样改变，如 T 波倒置，S-T 段下降等；行胆囊切除后，心电图又可恢复至正常。②在胆囊炎

时有各类型的心动节律失调发生，如期前收缩、心房颤动及各种房室间的传导阻滞；行胆囊切除后，节律失调的现象即可消失。③胆囊炎、胆道扩张可以发生心绞痛样疼痛。

（三）心包与胃相通

心包：三阴之阖，主三阴之里的阴血运行与布散。

胃：三阳之阖，主三阳之里能量的蓄积、腐熟水谷。

心包与胃在解剖位置上仅隔一层膈膜，两者之间缝隙内压力的变化可以经膈膜传递，气机相互影响。二者一上一下，一阴一阳相配，可以宣通在胸膈之里的气机运行。临床可见冠心病人常常会出现胃脘部不适，影响患者消化功能；而因饱食诱发冠心病人心绞痛甚至心肌梗死的病例，也非常多见。

在临床中使用内关、足三里的配穴，常常能够改善冠心病的胸闷、食欲不振等症，有效缓解病人心膈部位的气机壅滞所见症候；内关、内庭穴组可有效治疗胸膈气郁所见的恶心、呕吐。

（四）小肠与脾相通

小肠：泌别清浊，吸收精微，化赤为血。

脾：运化水谷，化生精微，升清阳之气，化生营血。

脾的生理功能中实际上包含了小肠的大部分功能，脾运化水谷精微的作用场所和机理均需要小肠泌别清浊的功能，二者在血液的生成及精微的运化方面有着密切的配合关系。

临床上，常用腕骨、太白这组同"开"的原穴配合，用于缺铁性贫血等血液病的治疗。可以助三阴三阳气机之开，加强了脾与小肠对精微的运化和吸收，使气血得以化生。

（五）三焦与肾相通

三焦：为原气通行和水液运行的通道，为阳气转输的枢纽。

肾：原气、水液气化生发之处。

三焦为原气之别使，三焦气机通利是肾中原气布散五脏六腑的前提条件，二者在原气通行、水液运行方面联系紧密。

治疗水液代谢失常的水肿、小便不利病症，常常使用三焦经的阳池、外关及三焦募穴石门与肾经的太溪、复溜等穴配合，疗效甚捷。

（六）大肠与肝相通

大肠：三阳之阖。

肝：三阴之阖。

二者的配合与心包和胃组相似，但影响范围更广，可促使人体在里气血运行通畅，使气滞血瘀的病症得以改善。在临床常用的太冲、合谷，即三阳之阖与三阴之阖的原穴相配，此穴组通阳、开窍、行气、止痛之效甚显著，古称"四关"穴，广泛运用于气机阻滞所致的内外妇儿各科病症，以及风寒湿外邪痹阻而致的耳聋、类风湿、关节病变等。

在六经三阴三阳的运动变化中一定还存在着其他的联系渠道，互相配合均可改变经络之间制约、补泻的气化作用，掌握其规律一定能对临床疗效起到促进作用。其中的作用途径及作用机制，值得中医学者们进一步深入研究。

第四章 腧 穴

腧穴是人体脏腑经络气血输注于体表的部位，它依附于经络而存在，位于经络缝隙中，具有复杂的解剖构造。对腧穴的认识关系到对经络的认识，也直接关系到对疾病治疗的认识。腧穴在结构和功能上有自己的特点，对腧穴结构、功能的探讨与理解，可以有效地指导临床，提高疗效。

第一节 腧穴概念与腧穴结构

一、腧穴的基本概念

腧穴是人体气血在体表聚会、灌渗的重要部位，通过经络联系人体内部组织、器官、脏腑，反映它们的生理或病理变化，并能起到调节、恢复作用。

腧穴在《内经》《难经》《甲乙经》中都称为"俞穴"（古代"腧"与"俞"通），亦有人称为"穴位""穴"，或刺激点、反应点。《灵枢·九针十二原》载："节之交，三百六十五会，知其要者，一言而终，不知其要，流散无穷。所言节者，神气之所游行出入也。非皮肉筋骨也。"可见古代医者已经认识到，在经络缝隙的循行中有交叉、汇聚、转输的特殊组织结构。所谓"节"，就是腧穴所在。

由此看来，腧穴并不是简单的一个点或位置，而是指人体组织衔接处，气血流注于皮、脉、肉、筋、骨在体表下连接的特殊部位，这些特殊部位对气血运行的营养、速度、数量以及内容起着极为重要的调整和平衡作用。

"俞"一字三音。

俞（yú）本义为挖空树木做船。《说文解字》释曰："空中木为舟也。"因此有运输、流动的含义。

俞（yú）：①文言叹词，表示允许。②在古代时善知味者，称为"俞儿"。

俞（yù）：通"愈"，表示体内无邪，气血畅通，为"空中木为舟也"之意的转化。

俞（shù）：经穴之义。《灵枢》提出"经脉之所注为输"，意为经脉在此处聚集、汇集，进行气血的调节。

穴，为象形字，《说文解字》解为"土室也"，乃为远古之人所居之处。人体体表的凹陷处称之为穴。

"俞穴"的"俞"指经脉所注之处，同时也包含"中空之木"的意思。后世在"俞"旁加了"肉"为"腧"，专指体表经络线上的气血流注、灌注的部位。"腧"表示腧穴的功能和特点。"穴"指气血运行过程中所需要停留或有间隙的部位。因此，"腧穴"一词更为准确。

二、腧穴结构

腧穴结构，是指腧穴的形态与功能。古人对腧穴结构的认识较早，元代窦汉卿在《通玄指要赋》中就提出了对腧穴结构的认识："原夫络别支殊，经交错综，或沟池溪谷以歧异，或山海丘陵而隙共。"即指出腧穴所在部位有不同的结构特点，或有沟、池、溪、谷的特点，或有山、海、丘、陵的特点。进一步可以理解为："山、谷、丘、陵"描述的是物质形态，意指人体的皮、肉、脉、筋、骨所构成的特殊结构；而"溪、沟、池、海"，均有"氵"，似指人体组织液、血液、淋巴液等体液汇集之所。

具体分析，腧穴结构包括两部分：一是构成腧穴的周边的皮、肉、脉、筋、骨等有形组织；另一个是腧穴所在的缝隙，包括缝隙中气血运行和代谢过程中的多种状态。二者决定了腧穴的各种特性与功能。

（一）腧穴与五节

五节即皮节、肉节、脉节、筋节、骨节。"节"指物体的分段或两段之间连接的部分，即节段之意。可以说，所有的腧穴均存在于节上，但同一个穴位在不同的深度，所涉及的节的分布亦不同，有的腧穴处于单纯的一个节上，有的则同时涉及几个不同的节。我们可以看到，凡是功能较强的腧穴都是在涉及节较多的地方，多个不同的节，对经络气血的运行有很强的调节、控制作用。这是古人对腧穴结构的最基本的认识。

1. 皮节

皮节指皮与皮相接处，即皮纹处，如肘横纹、腕横纹等处。中医所讲的皮指皮肤，包括表皮及皮下结缔组织，覆盖全身各处，保护人体器官及相应组织。皮与肺、大肠、膀胱相关。

2. 肉节

肉节指不同的肌束、肌群相连接的部位。中医所讲的肉指肌肉中红色部分。红色的肉紧绷或拉开后称为"肌"，松弛则称为"肉"。肌肉主要分布在四肢躯干。肢体肌肉呈圆柱状轴向分布，缝隙单一；而躯干的肉多为扁平状，如胸背部的肌肉，交叉重叠较多，肌肉缝隙较为复杂。肉与脾、胃相关。

3. 脉节

脉节指脉的分支处。脉是运行气血的主要部位，它呈管状结构分布于人体躯干与肢体组织中，它是营养物与代谢物运行的道路，是经络中的气血供应和有形之邪排除系统。脉相当于现代医学的动脉、静脉、淋巴管。脉与心、小肠、肝相关。

4. 筋节

筋节指筋束之间或筋与筋之间的缝隙。筋是支持机体运动平衡的重要组织，是肌肉韧带的附着部分，分布在腕踝关节等处。"筋"包括肌腱、韧带，亦包括一部分现代医学所说的神经。筋与肝、胆、胃相关。

5. 骨节

骨节指骨空、骨缝、骨沟或骨联结部位，这些部位往往有重要的腧穴。骨与肾、膀胱、胆相关。

腧穴与皮节、肉节、脉节、筋节、骨节中的一个或多个相关。临床需要注意的是，皮节在上，肉节在下，脉节再下，筋节更下，骨节在最深部；所以针刺皮节时要在浅层，脉节就深一点。在不同的节上，腧穴的气血运行都有差别，而且同一个穴位其在不同的深度，节的分布亦不同。因此，对腧穴结构的认识，不能简单地认为就是缝隙而已，也要认识到构成缝隙的相关结构，即五节中的哪一种，这对循摸腧穴、针刺手法等都非常重要。

（二）循摸腧穴

循摸腧穴，是辨识和诊察腧穴结构的方法。在学习掌握了经络诊察、辨经、选经、选穴配穴（以上请见后面章节）后，腧穴循摸的准确与否就成为影响疗效至关重要的因素。长期以来，教材取穴只讲骨度分寸，忽略了对腧穴的实际切循。其实，骨度只是一个普遍宽泛的定位标准，在临床面对具体的患者时，每个人都有其个体化的差异，仅仅根据骨度分寸是不能准确定位腧穴的；因此，仅仅依靠骨度分寸定位腧穴，会弱化乃至失去针灸的疗效。《灵枢·经脉》明确指出："若夫八尺之士，皮肉在此，外可度量切循而得之。"所谓"切循"，是指医者必须用手摸到"分肉之间"的缝隙以及其中各种特殊的结构。临床实践证明，经过准确循摸所取得的腧穴，针感会明显提高，疗效也随之增加。

摸穴的具体操作：医者在确定腧穴大致位置后，要用手指仔细感觉腧穴下的结构和气血运行状态。

因为所有的腧穴都在或皮节、或肉节、或脉节、或筋节、或骨节处，所以医者务必摸到皮、肉、脉、筋、骨等结构，要感觉到腧穴下的气血运行状态。所有的节在体表经络的缝隙里都可以循摸到，当经过大量的训练，医者指下能够明确分清这些不同节的结构特点时，摸穴就容易多了。要注意，有的穴位既在肉节，又在脉节，还在骨节。肉节是肉和肉之间的节；脉节往往在脉分叉的地方构成一个穴位；深一些的在筋节、骨节，甚至在骨缝里。

在进行腧穴切循时要凝神聚气，凭指下的触觉感知气血运行正常与否。同时，患者也会出现特殊的感觉，如酸、麻、痛或胀等，这个部位往往就是腧穴了。此外，经常循摸训练，医者的手下感觉会更敏感，可以体会到患者腧穴的某些异常表现，如指下空虚感、滞涩感、弦紧感、松弛感等。

对腧穴的具体定位，是针灸医生的基本功，需要很长时间去练习。有一些腧穴可能要循摸一两年才能真正掌握其具体部位，如太渊穴。另外，对腧穴的定位还需要患者配合，患者的主观感觉能够帮助医者判断腧穴的精细差异，以准确定位。

第二节 腧穴的功能与特性

一、腧穴的功能

1. 气血输注的部位

腧穴是人体经络交叉、汇聚形成的特殊空隙，是"神气之所游行出入"的部位。这些特殊部位对气血运行的内容、速度、数量等有很重要的调整和平衡作用。腧穴运输的物质包含营养物和代谢物，还有气血运行的动力——这种动力可以理解为物理现象中的势能及化学现象中的浓度差，在中医概念中相当于

"气"，气推动着液体物质流动，形成"行于经隧，常营无已，终而复始"的营卫气血周流运行。"神气"是看不见的能量，能量流动可以平衡经络气血从而消除疾病。当然这种能量调整是有条件的，在一定范围内可以实现，但是当机体遭受到超出可调整范围的损害时，经络、腧穴自身的调整就无能为力了。

2. 反映脏腑经络状态

在疾病状态下，腧穴又是反映脏腑经络状态的一个部位。经络通过灌渗作用供给周边组织器官所需的营养，同时将所过部位的代谢物、毒素及其他废弃物通过灌渗而排泄出来。如果脏腑或经络出现灌渗障碍或气血不足，腧穴部位就会出现结节、结块、结络、空虚等异常变化，在相应的经络上亦会有反应。

3. 调节气血运行

临床上，腧穴是能够接受各种刺激，控制经络灌渗速度和数量，调节灌渗状态的一个部位。腧穴是缝隙中的特殊结构，可以使气血停留的时间延长，把周边的废物更多地吸进来，同时把其携带的营养物更多地渗透到周边组织。由于各个腧穴的结构不同，其对经络里的气血流动、灌渗所发挥的作用亦不同，从而对经络起到补、泻、和、疏等多种不同效用。

> 腧穴的功能不仅与其所联系的经脉及脏腑有关，更与其所在部位的精细结构有关，如太渊和尺泽虽然都是肺经腧穴，但由于部位不同，其所在的五节不同，因此其功能也不尽相同。在认识上要充分考虑不同腧穴的功能个性。

二、腧穴的特性

1. 腧穴均位于经络缝隙中

凡是腧穴都位于经或络上。目前通行的 361 个标准穴，位于十四经上；有个别的穴位在络脉上，多为阿是穴。

2. 腧穴大多在节上，五节分布有规律

由于人体肌肤筋骨有厚薄刚柔之异，所以腧穴的气血流注亦有高下浅深之差。如腕踝关节以下，肉较少，皮、脉、筋等节较多；而在上下肢和腹部，肌肉相对多，脉、肉、筋等节较多；背部，特别是督脉，肉、筋、骨等节较多。

3. 腧穴位置因人而异，因人体状态而异

对任何人来说，经络的走向和其皮、脉、肉、筋、骨的长短、大小、宽

窄都有一定关系。不同个体的腧穴位置都会不同，如举重运动员会宗穴的位置与普通人就不一样。同一个人在不同病理状态下，腧穴位置也会发生某些改变。虽然腧穴在人体的部位是相对稳定的，但具体的位置还要通过循摸来确定。

4. 腧穴因所属经脉不同，功能不同

腧穴功能与其所在经脉及其联系的脏腑有关。如手太阴肺经的腧穴，对肺、气管有治疗作用，而足阳明胃经的腧穴大部分对吞咽、消化病症有较好的治疗作用。另外，因肺主呼吸，亦主皮毛，所以肺经的腧穴还能治疗一部分皮肤病。

5. 同一经脉的腧穴，其功能与所在部位有关

同一条经脉上的腧穴因其所在部位不同，其功能也不相同。如太渊、尺泽均为肺经腧穴，但由于部位不同，其所在五节不同，因此其功能也不同。

第三节　特　定　穴

腧穴结构上的共性使得具有共同结构特点的腧穴也具有功能上的共性，因而形成了不同类别的腧穴，即特定穴。如在肢体上分别形成原穴、络穴、郄穴、五输穴等；在躯干上构成了募穴、背俞穴。特定穴因有相类似的结构，所以在诊断、治疗上有类似的作用。下面将对这些特殊腧穴进行分类讨论。

需要说明的是，在理论研讨和临床实践中发现的不同于常规的腧穴定位、刺法、功效、主治等，为了强调这些内容，所以在腧穴各论中，与常规一致的腧穴刺灸法、针感等将不再论述。如果某个腧穴没有涉及刺灸法、针感等内容，意味着在临床应用中可以参考一般临床的常规进行操作。之所以省略，仅仅出于图书写作的需要，而非忽略其刺灸法与针感等要求。针灸治疗对针感的要求是极其重要的，在针灸临床中应坚持每刺必求适度针感的做法，治疗取效与此息息相关。

一、原穴

（一）原穴释义

原穴是所有腧穴里最早被认识且最重要的穴组。根据《内经》理论，其含义为本经与人体原气相连接的部位。古人认为其作用较突出，对人体原气的运行、数量、流量等有重要调控作用。因此其对人体健康的调护或疾病的治疗作

用突出。《灵枢·九针十二原》提出"五脏有疾，当取之十二原"，说明五脏六腑有疾病时都可取原穴治疗。十二原穴的作用机制，与原气、肾（命门）及三焦的相互关系最为密切。

1. 原气来源于肾（或命门）

原气是生命之本源，具有三层含义：①原气是一条生命得以降生的源始，来源于父母，降生后则保存于肾（或命门），古人认为它是生命的初始形态；②原气是维持这条生命和调整其生命节律的功能总源；③原气是生命继承繁衍之源，这一代的生命信息，通过原气传递给下一代生命。

气化为精，得以储存。精藏于肾。中医所谓肾主骨生髓，又脑为髓之海，故原气所化之精（原精）与髓、脑、骨亦有关。脑—髓—骨—肾联合，乃是原精储存并保持其活性的系统。

2. 三焦为原气之别使

三焦是原气向各个脏腑不断输注来发挥作用的途径。

三焦是一个非常独特的腑，几千年来众多医家一直为其争论不休。其实中医的认识是很朴素的，取象比类是中医认识事物和命名事物的基本方法。《说文解字》解释说："焦，火所伤也。"焦为会意字，上面是"隹"，一种短尾鸟，下面是"火"。从字形上看，就是把鸟放在火上烤；本义为物体经火烧而变黄或成炭，外边形成膜。由此推断，中医所说的"三焦"应当是一种膜性结构，分布遍及人体上、中、下三部。清代医家唐容川在《血证论》中称三焦"即人身上下内外之油膜也"，认为肠外的网膜是三焦的主要组成。其实，在人体中，所有器官及器官外周的皮、脉、肉、筋、骨等组织，彼此之间都有膜相隔；有的膜与组织紧密联系，有的与组织之间有很多填充物。这种膜及其填充物的结构，相当于西医的结缔组织，在中医则属于"三焦"范畴。

从以上可知，三焦几乎包括人体内的大部分结缔组织。三焦虽无特定的形态，没有管道结构，但其中却有丰富的物质运动，包括所有的组织液所携带的成分。这些营养成分根据各个组织的需要而流动分配，从压力高的地方向压力低的地方灌渗。

原气在生命体中发挥作用，也是依靠三焦途径的。具体而言，原气的物质基础与组织液有什么关系，是否还涉及现代医学尚未发现的物质和形态等，有待研究确认；但是原气的功能途径，肯定是通过三焦，从密度高的地方向密度低的地方扩散。

原气和原精，处于不停的相互转化的动态过程中。简而言之，气化为精，原精储藏于肾（或命门）；精化为气，原气通过三焦达到全身各经脉，再由经络系统灌溉全身。而医生能够影响原气，调理原气的入手处就是原穴。原穴是原气由三焦入经脉时的输入口，经典所谓原气在各经"经过、停留、输注、汇聚之处"，是能够为我所用的闸门。

（二）原穴的结构特点

1. 靠近动脉分支

人体十二个原穴，其中八个在腕踝关节动脉分支处。如太渊、大陵、神门、太溪、太白、太冲、冲阳、合谷等，分布在人体动脉体表浅在而有动脉分支处，相当于脉节（但不在动脉上，而在动脉边缘）。这个部位的畅通与否对相关经脉的气血运行起决定作用，可以直接影响气血的供应。原穴还能够缓解动脉的压力，调节血液数量、流速。

2. 靠近腕踝关节

原穴大多位于腕踝关节处，其活动量、力度、频率都高于其他部位，消耗气血的量和频次也远远高于其他部位。但原穴在阴经和阳经的分布有所差别。

（1）手三阴经的原穴主要分布在腕关节周围。足三阴经的原穴，除太溪外，太冲和太白都在足部的远端，这又是为什么呢？因为人类在进化过程中，直立行走后，踝关节的功能向前移动，足的平衡稳定主要依靠踇趾关节的协调运动，故足太阴与足厥阴经的原穴出现了前移，位于第一跖趾关节。在下肢运动过程中，此部位恰恰是活动量最大，而且是调整脚步平衡的关键所在。

（2）阳经的原穴分布跟阴经有很大差别，分布较为复杂。阳经都是在人体阳面伸肌的部位，在肌肉丰满、筋聚之处，活动量及消耗能量较多。合谷、阳池、腕骨三个穴位，特别是合谷和腕骨，在肌肉相对较丰满的部位。

（三）原穴的功能特性

原穴对本经具有温阳益气的功效。因为原穴把原气从肾通过三焦引入到本经，有温阳之功，温阳可助化气。所谓益气是对本经、本脏或本腑益气。原穴可使经气的运行增快、能量增加，使这条经或联系的脏得到更多的营养补充。但由于经脉循行部位不同，所联系的脏或腑不同，其温阳益气作用又具有特异性，表现为各经原穴在主治上的差别。

阴经的原穴和五输穴中的输是同一个穴位，即"以输代原"；而阳经则单独有原穴。由于阴阳经的气化功能差别，阴经以物质基础为主，包括原气、动力、能量，所以阴经原穴温阳益气，以补益为主；阳经的原穴则温阳行气，表现出"以行为补"的特点，所谓寓补于泻（清热）。

表 4-1　十二经原穴列表

经脉	原穴	经脉	原穴
手太阴肺经	太渊	手阳明大肠经	合谷
足太阴脾经	太白	足阳明胃经	冲阳
手少阴心经	神门	手太阳小肠经	腕骨
足少阴肾经	太溪	足太阳膀胱经	京骨
手厥阴心包经	大陵	手少阳三焦经	阳池
足厥阴肝经	太冲	足少阳胆经	丘墟

（四）十二原穴结构功能解析

太渊

【类属】手太阴肺经原穴。五输穴之一，本经输穴，五行属土。八会穴，脉会。

【位置】桡侧腕屈肌腱的桡侧，肱桡肌的尺侧，桡动脉处（或尺侧或桡侧），第一或第二腕横纹处，相当于寸口部位。（图 4-1）

【五节】皮节（掌后第一或第二横纹）、脉节（桡动脉分支）、筋节、骨节（腕关节）。

【取穴方法】患者握拳，医者先定位桡侧腕屈肌腱，定好后让患者手放松。在桡侧腕屈肌腱桡侧深部可以摸到另一个肌腱（拇长屈肌腱），在其桡侧缘与肱桡肌的尺侧，有一个较大的缝隙（在桡动脉的尺侧或桡侧）。循摸此缝隙时，需要来回屈伸腕关节，按压时患者会感觉比其他部位酸。

【刺灸法】直刺，0.1~0.2 寸。可悬灸（禁重灸）。因为有动脉，针刺时应该徐徐进针，针会滑过动脉壁；向脉节直刺，医者不必刻意用手拨开动脉。

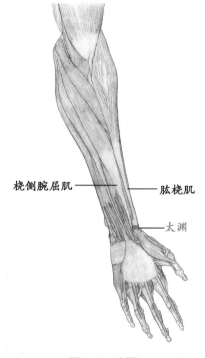

桡侧腕屈肌 —— 　—— 肱桡肌

—— 太渊

图 4-1　太渊

【针感】缓慢进针，刺激要轻缓，出现的是一种轻微酥麻的极微细针感，沿着手太阴肺经传到鱼际处，有时会往上走，甚至在特殊状态能传到肺。

【功效】补益肺气，调气利水。

【主治】因肺气虚所致的久咳不愈，白稀痰，咳喘，肩背痛寒；尿不尽，遗尿，尿频，尿色变，卒遗矢；气短自汗，少气，乏力，胸闷，心悸，心痛；逆气；经闭；水肿，肿胀；目赤痛，白翳，数欠，咳血，呕血。

【现代研究】太渊可改善肺通气量，使肺呼吸机能加强。

太白

【类属】足太阴脾经原穴。五输穴之一，本经输穴，五行属土。

【位置】第一跖骨头的后侧缘，趾跖筋膜下，在第一跖骨下、踇展肌之上的缝隙中。（图4-2、4-3、4-27）

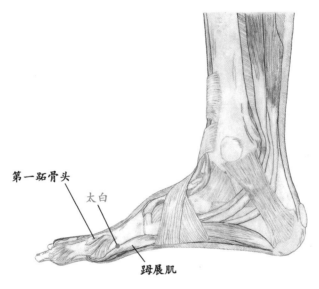

图 4-2 太白 1

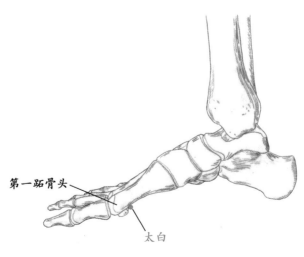

图 4-3 太白 2

【五节】皮节、脉节、筋节、骨节。

【取穴方法】从大都，即第一跖骨头内侧的最高点，沿着第一跖骨和跛展肌之间的缝隙往近端循摸，可以感觉到一个向下的空隙——跖骨头的近端处（下坡之处）有一切迹（不是所有人都能触及这个切迹），按压时有酸痛感。

【刺灸法】直刺，0.2~0.5寸。针刺前可按压，减轻针刺疼痛感。可灸。

【针感】一般往跛趾端感传，少数会传至腹部。

【功效】补脾益气。

【主治】腹胀，不欲食，善噫，身体沉重，心悸，便溏（大便偏稀，但不是腹泻）；脾虚低热（37.4℃左右）；胸胁胀，下肢肿，肿胀。

神门

【穴名解】神是元神，指人的意识；神门，即意识出入之处。说明此腧穴对神志病有调节作用。

【类属】手少阴心经的原穴。五输穴之一，本经输穴，五行属土。

【位置】在掌后豌豆骨桡侧下缘，在第一或第二横纹，但不完全在横纹。位于尺侧腕屈肌腱和指浅屈肌腱之间，尺动脉处（其尺侧或桡侧），在豌豆骨的桡侧缘，于尺骨和腕骨的关节缝中。（图4-4、4-29）

【五节】筋节、脉节、骨节。

【取穴方法】患者握拳，医者先定好桡侧腕屈肌和掌长肌腱。从掌长肌腱往尺侧摸，深部有一丛指浅屈肌腱，神门就位于这条肌腱与尺侧腕屈肌之间。

让患者来回伸屈腕关节，医者在第一或第二腕横纹处仔细体会，找到缝隙，有助于定位。

或从豌豆骨的最高点，沿其桡侧缘找此穴（位于尺侧腕屈肌的桡侧）。但因每个人的豌豆骨大小不同，可影响本穴的定位。

【刺灸法】直刺，0.2~0.3寸。可悬灸（禁重灸）。

【针感】多数有麻酥酥针感传至小指。有部分心脏传导束障碍者，针感可传到肘，个别可传到胸部。

【功效】安神养血，益心气。由于心经主火，且神门是土穴，能泻本经的

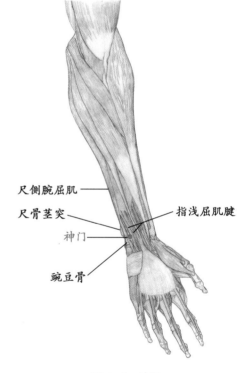

尺侧腕屈肌
尺骨茎突
指浅屈肌腱
神门
豌豆骨

图4-4　神门

浮火，故有引火归原之功。

【主治】失眠（睡眠浅，易醒），胆小，脏躁，心烦，恐悸，面赤喜笑，狂笑，痴呆，健忘，伏梁，癫痫，五痫。心阳不足导致的气短、喘气、胸闷、少气、胸痛、怔忡等。舌尖赤痛，舌疮，舌头溃疡。小便红赤。血小板减少性紫癜。心脏传导束障碍导致的心动过速、心动过缓、心慌、心律不齐等。

太溪

【穴解】"太"与"大"通，太溪即大溪，与江河相比水量较少，河道较窄。故此处为一细窄缝隙。由于肾主水，属命门火，太溪对人体的津液运行起重要调节和控制作用。

【类属】足少阴肾经原穴。五输穴之一，本经输穴，五行属土。回阳九针穴之一。

【位置】在内踝尖（内踝最高点）和跟腱外缘连线的1/2处。在第一或第二横纹，跚长屈肌腱和趾长屈肌腱之间。（图4-5）

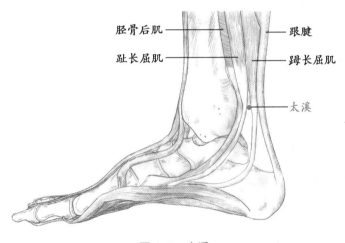

图4-5　太溪

胫骨后肌 —— 跟腱
趾长屈肌 —— 跚长屈肌
太溪

【五节】皮节、筋节、脉节。

【取穴方法】首先定位内踝尖与跟腱连线1/2处的凹陷，在此仔细感觉循摸跚长屈肌腱前缘和趾长屈肌腱之间的缝隙，即太溪。

【刺灸法】向后跟腱垂直的方向直刺，0.5~0.8寸。可悬灸。

【针感】徐徐针感传至足跟部或足心，有的传到腨部。

【功效】壮肾阳，滋肾阴，理胞宫，强腰肌。

【主治】遗精，阳痿；咳逆，喘息；吐血，呕吐黏痰；口中如胶；手足寒至节，手足厥冷；肾虚牙痛（牙神经痛，可灸太溪），顽固性咽峡炎，咽肿；心

疼如针刺；肾阳虚的腰腿痛；月经不调；两腿
生疮。

大陵

【类属】手厥阴心包经原穴。五输穴之一，
本经输穴，五行属土。十三鬼穴之一。

【位置】位于月骨和手舟骨之间，靠近手
舟骨尺侧缘，掌长肌腱和桡侧腕屈肌腱之间。
（图4-6、4-40）

【五节】皮节、脉节、筋节、骨节。

【取穴方法】患者先握拳，定桡侧腕屈肌
腱和掌长肌腱，从腕关节处沿两条肌腱之间循
摸，循摸时可来回伸屈腕关节，大致在第一或
第二腕横纹处的最大缝隙里，靠近桡侧腕屈肌
的尺侧。

或可先摸手舟骨最高点，然后在其尺侧及
后侧找缝隙（桡侧腕屈肌腱和掌长肌腱之间）。

【刺灸法】直刺，0.1~0.2寸（针刺深度
在筋和皮之间）。手法要轻，缓慢进针，轻缓
捻转。

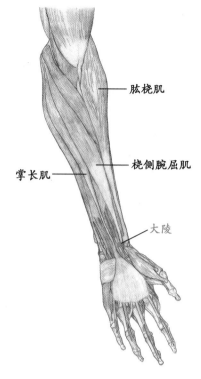

图4-6 大陵

【针感】一般能出现徐徐缓缓的针感至中指，但由于病理状态或个体生理
变化，也可往其他手指或往手臂传。如果刺激量较大，整个手掌能有针感，但
术者应尽量避免过强的刺激（如过电感）。可悬灸。

【功效】宁心安神，宽胸和胃，和营血，清郁热，清浮热，清心包经的热
毒或火毒。

该腧穴较特殊，其温阳益气之功不明显，反而清泻功能较明显。原因是厥
阴经为三阴之里，本身易产生郁热。此外，由于心包是臣使之官，辅助心完成
血液的运行，也易出现实热，而虚、寒证较少见。

【主治】烦心掌热，口臭，口舌疮。由于心包火毒，或有郁热、浮热而致
多种精神方面的病症，如善笑不休，狂言不乐，烦躁不宁，小儿夜闹不安。心
痛，心悸，心悬若饥，胸闷。头痛，疮癣，皮肤湿疹，乳痈。

太冲

【类属】足厥阴肝经原穴。五输穴之一，本经输穴，五行属土。

【位置】在蹈趾本节上缘，第一、二跖骨之间，跖骨头略后方，位于蹈短伸
肌和骨间背侧肌之间，较大的缝隙。（图4-7、4-47）

【五节】脉节、筋节、骨节。

【取穴方法】从行间往上循摸时，可以摸到一个缝隙（第一"肉节"），再往上循摸至第二缝隙（第二"肉节"）。第二缝隙较宽，通常不在两跖骨正中间，可能靠近某一侧，按之较酸。

由于第一跖骨头在足太阴经上较容易摸到，为确认太冲的位置，可先定太白的位置，以太白指示太冲的大致位置（因为太白亦位于跖骨头的近端）。

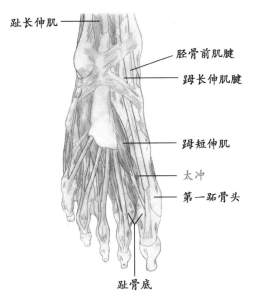

图 4-7　太冲

【功效】补肝血，益肝气，温通下焦，强腰膝。

肝主血液的净化及分配，因此有疏导作用。太冲接受三焦运行的原气，通过温阳益气来提供血液运行动力，因此有行血的功能。这是使用太冲的重要原则。

【主治】腰膝酸软无力或疼痛（膝痛而引少腹），肝经虚寒导致的脐痛而牵连少腹。腰引小腹痛。胫酸，足腹肿胀，脚软无力，下肢虚劳浮肿，下肢痉挛。溏泄，便难，便血。囊缩，遗溺，淋浊，疝气，小儿卒疝，小便不利。妇科病，如月经不调、闭经等。慢性结膜炎（急性结膜炎用行间），虚性的青光眼。颈淋巴结结核。

合谷

合谷是人体大穴，可治疗很多外感病、经络病，在治疗外感疾病方面居诸穴之首。

【类属】手阳明大肠经原穴，回阳九针穴之一。

【位置】在拇指、食指之间，在第一骨间背侧肌的近端。（图4-8、4-9）

【五节】皮节、脉节、肉节、筋节、骨节。

【取穴方法】伸展拇指、食指，从第一骨间背侧肌的远端1/2处往其近端循摸，摸到凹陷。合谷缝隙位于第一骨间背侧肌的近端。

【针感】徐缓针感可传到食指。

【功效】温阳、益气。浅刺有解表、宣发、开窍、升阳之功，深刺有利湿、降逆、下气、固脱之功。

【主治】头面、鼻、目、咽、皮肤疾病；纵隔、食道和气管的上部疾病；

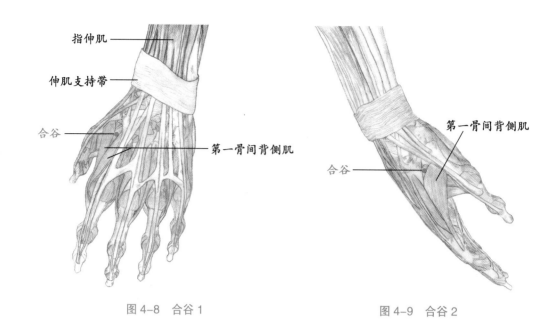

图 4-8　合谷 1　　　　　　　　　　　　　图 4-9　合谷 2

大肠和肛门疾病。由于手阳明主津所生病者，故合谷对津的分泌异常和津的成分异常有重要调节作用。

（1）温阳解表：主治风寒外感导致的咳嗽、头痛、哮喘、咽喉肿痛、声音嘶哑、发热恶寒、头痛脊强、无汗、风疹等。一般可配大椎。

（2）温阳固脱：阳气快脱者，可通透温阳，引动三焦原气以固脱；例如由出汗过多而致腹泻进而出现休克者，可取合谷。此外主治腹泻、遗尿、脱肛、子宫脱垂、胃下垂、肾下垂等；根据下垂的器官不同，可选择不同的配穴，如子宫下垂可配关元，胃下垂可配建里、足三里，脱肛可配百会。

（3）温阳化湿祛痰：风湿性心脏病，水肿。可配阴陵泉、三阴交。

（4）温阳解毒：疖疮，面部疮疡，荨麻疹，日光性皮炎，扁平疣。可配曲池、血海、膈俞、筑宾或三阴交。

（5）益气行血：中风，多发性神经炎，脑外伤后遗症。可配前顶、后顶、风府、风池、曲池或三阴交。

（6）益气散结：急性结膜炎，泪囊炎，睑缘炎，急性咽炎，喉炎，扁桃体炎，红眼病，电光性眼炎。可配风池、太阳、头维、悬颅。

（7）益气通络：面神经麻痹，面神经痉挛，过敏性鼻炎，三叉神经痛。可配大椎、风池、天柱、上星、耳门、复溜（按经络诊察结果及症候配穴）。此外可治喑不能言。

（8）益气升阳：各种麻痹，包括软腭麻痹、眼睑下垂等；习惯性下颌脱臼，视神经萎缩。可配建里、足三里、手三里、前顶、气海。

合谷透后溪可使神经功能恢复，主要用于治疗经筋病，如手掌、手指运动障碍（手指神经功能障碍）、中风后遗症、类风湿关节炎等。可用三寸针透刺。进针要紧贴掌面，缓缓往里捻针。

冲阳

【类属】足阳明胃经原穴。

【位置】第二、三跖骨之间足背动脉搏动处，大致在内庭上5寸（但必须摸穴），陷谷上3寸。（图4-10）

【五节】骨节、脉节。

【取穴方法】可先定内庭，在第二、三跖骨之间的缝隙；从内庭往上循摸至第二、三跖骨间缝隙的近端。仔细切候足背动脉的搏动。此缝隙较窄，动脉不易切到。

【刺灸法】平刺、斜刺，0.2~0.3寸。可灸。

【针感】得气较难。若能得气，可出现徐缓的针感传至第二趾。

【功效】温阳和胃，温阳通脉，益气化痰，益气安神。

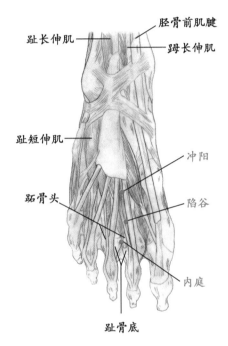

图4-10　冲阳

【主治】胃病，如胃痛、不欲食、纳差、腹坚大等。阳明头痛，面瘫，因睡眠不足而出现的头面肿胀，牙痛，身前痛，足缓不收，下肢疼或麻痹。精神病症，如癫狂、久狂不识人、登高而歌、弃衣而走等。甲状腺肿大，慢性牙龈炎。

腕骨

【类属】手太阳小肠经原穴。小肠主液所生病。津包含净化、解毒、润滑的东西，液则包含更多营养物。

【位置】第五掌骨与三角骨之间。（图4-11、4-12）

【五节】皮节、筋节、骨节。

【取穴方法】沿着第五掌骨的前侧缘（骨和肉之间），从后溪往上（向近端）循摸至第五掌骨头（较凸出的骨骼标志）；在第五掌骨头的近端和三角骨远

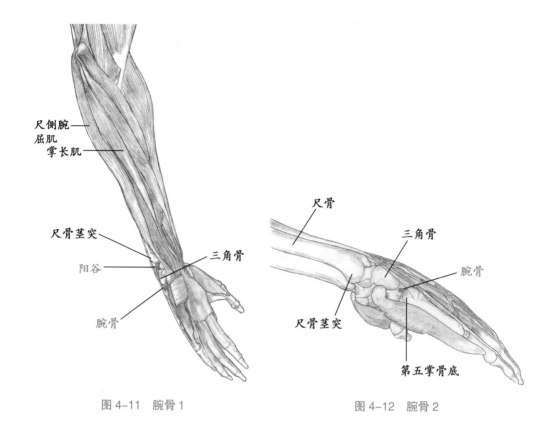

尺侧腕
屈肌

掌长肌

尺骨茎突

阳谷

腕骨

三角骨

图 4-11　腕骨 1

尺骨

三角骨

腕骨

尺骨茎突

第五掌骨底

图 4-12　腕骨 2

端结合处有一个较大的凹陷，即腕骨穴。

【针感】徐缓针感可传至小指。

【功效】安神定惊，通络开窍，益气增液。

【主治】惊风，狂言，惊恐，易胆小，瘪疭（包括小儿多动症、小儿惊风、小儿阳虚瘪疭）。项强（往往由于项背肌腱受寒而致），项部肿胀，手腕无力，肩背痛，偏枯。黄疸，热病汗不出。面、眼、耳、鼻、喉病变，包括角膜病变、目流冷泪、目生云翳、鼻塞喉痹、耳鸣等。消渴，口干，口渴，口腔炎，口腔溃疡，贫血，痄腮。

京骨

【类属】足太阳膀胱经原穴。

【位置】第五跖骨粗隆的前下缘，小趾展肌的上缘。（图 4-13、4-14）

【五节】肉节、筋节、骨节。

【取穴方法】从第五跖骨（从束骨处）往第五跖骨粗隆循摸，至其前下缘，可触及一个小的骨切迹（有些患者不能触及此切迹），在肌肉之上和骨之下的缝隙中，直按时患者感觉较酸痛，为京骨穴的缝隙。

【针感】徐缓针感可传至足趾。

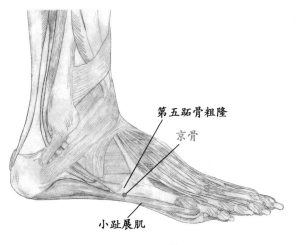

第五跖骨粗隆

京骨

小趾展肌

图 4-13 京骨 1

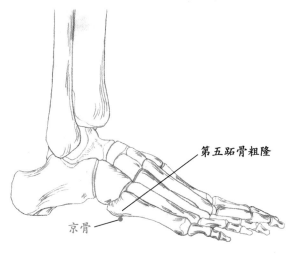

第五跖骨粗隆

京骨

图 4-14 京骨 2

【功效】温阳疏经，益气升阳。

【主治】颈项强，包括背部脊柱两侧肌腱的疼痛。痔疮（瘢痕后出现疼痛）。身后侧痛，心痛，髀枢痛，腰背急痛不可俯仰，癫痫，腰腿痛，膝痛脚挛不得屈伸。目眦胗烂伴有炎症，慢性结膜炎，泪囊狭窄，目眩（多属虚性）。膀胱疾病，如膀胱排尿障碍。

阳池

【别名】亦名别阳。因为阳气来源于肾，通过三焦布化原气至各处，故得名。

【类属】手少阳三焦经原穴。

【位置】位于腕关节的关节缝隙处，小指伸肌腱和指伸肌腱之间的缝隙中。

（图 4-15）

【五节】脉节、筋节、骨节。

【取穴方法】从第四、五掌骨之间的液门往上循摸至腕横纹（大致在尺骨头的远端），可触及小指肌腱和指伸肌腱之间的缝隙，横向则是腕关节的缝隙。来回伸屈腕关节，能帮助触及此缝隙。

【针感】徐缓针感可传至手指。

【功效】行阳益气，益气增液，温阳通络。

【主治】阳虚感冒，阳虚便秘，大便干燥，消渴，口干。少阳经的肩背疼痛，烦闷。

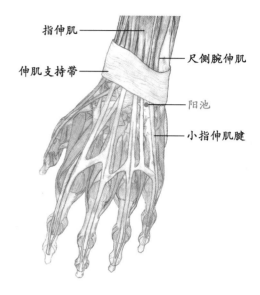

图 4-15　阳池

丘墟

【类属】足少阳胆经原穴。

【位置】外踝关节的前下方凹陷处。（图 4-16）

【五节】筋节、骨节。

【取穴方法】先定外踝尖，在其前下缘能触及较大的凹陷，即此穴。为取准此穴，可使患者的脚来回内翻，缝隙能随之变化。

【刺灸法】直刺，1~1.5 寸。可灸。

【针感】徐缓针感可传至脚趾。

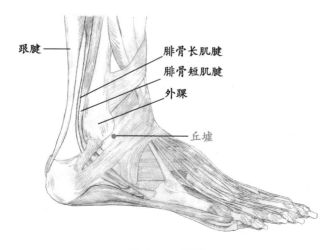

图 4-16　丘墟

【功效】温阳散寒，温阳通络，益气开窍。

【主治】少阳经循行部位的颈项疼痛、腰髋关节痛，如髋关节骨膜炎症（多数由于少阳经受寒，局部骨膜和筋膜出现血液循环障碍而引发疼痛；与坐骨神经痛的区别在于，坐骨神经痛的疼痛症状沿着坐骨神经发生）。胸膜炎，胆囊炎，腋下淋巴结炎，肿胀，胸胁满痛。慢性眼病，结膜炎。

【现代研究】由于肝虚阴竭或疲劳过度导致胆管的收缩力差，经针刺丘墟后，胆管收缩节律加强。证明丘墟有温阳益气的作用。

二、五输穴

（一）五输穴释义

五输穴是指每条经在膝肘以下的 5 个特定腧穴（左右共计 120 个），是针灸治疗常用的有效穴。在《灵枢》"九针十二原""本输""根结""卫气"等篇中系统地介绍了五输穴的内容；《难经》"六十二难"至"七十九难"则进一步解释了应用方法。五输穴的提出，不仅是古人对脏腑、经络深刻认识的理论总结，而且临床证实了这些穴位的特殊治疗作用。其中最为重要的理论根据是"标本"与"根结"理论。

1. "根结"

十二正经上的腧穴（主要指肘膝以下的五输穴），由于所在部位的不同，反映疾病及所主治疾病也不同。根据这种认识，《灵枢·根结》中提出了各经的根、结概念，见表 4-2。"根"是指各经的远端部位，是阴经、阳经相互交接的处所；根属经络的始发点，经气产生的部位。"结"是各经的近端部位，是多条经脉归结汇聚的处所。

表 4-2 《灵枢·根结》之根结表

经络	根部	穴名	结部	穴名
太阳	足小趾	至阴	命门（目）	睛明
阳明	足次趾	厉兑	颡大（钳耳）	头维
少阳	足四趾	窍阴	窗笼（耳中）	听会（宫）
太阴	足大趾内端	隐白	太仓（上腹）	中脘
少阴	足心	涌泉	廉泉（颈喉）	廉泉
厥阴	足大趾外端	大敦	玉英（胸）	玉堂

《灵枢·动输》载："夫四末阴阳之会者，此气之大络也。"人体四肢末端

（包括体表）是阴阳两气（即营、卫）相互接通转输之处（四末阴阳交会主要在五输穴的部位）。有了这种"接通转化"，人体的阳气才能产生和发挥作用。人体内脏吸收、输布的营养是阴气的来源，阴气由内脏向外、向四末流注；阳气则由四末向内（向心性）、向内脏流注。五输穴的出为井、溜为荥、注为输、行为经、入为合，都是从肢体最远端的腧穴所言，具有向心性的顺序，是依据阳气由四末向内、向上、向脏腑的规律排列的。从文献中"根结"的代表穴位的主治功能也能看出，根穴多主内脏疾患，结穴则临近的治疗作用强。这也意味着各经的经气产生都是在较远心的部位。

2."标本"

这里的"标本"是指经络流注上的"标本"。在《灵枢·卫气》中，具体提出了标本的内容。十二经的"本"都在肘膝以下，"标"则分别在头、胸、背部。如足太阳的本部为足跟上5寸，标部为目。"标本""根结"都反应了经络气血在人体的流注方向和部位，从而对远端穴位主治的选择性、特异性，以及头面、躯干穴位主治的临近性（临近的内脏器官、组织）、广泛性给予了理论上的说明。

综上所述，四肢远端的经络分布较疏，主治的选择性、特异性较强。五输穴理论提出了膝肘以下60个腧穴主治的选择性和特异性及其规律，是对腧穴主治功能认识的总结和突破，对针灸临床有很大的指导意义。这一理论囊括了历代针灸家的众多宝贵配穴经验，并给予这些经验以理论上的说明和指导。

（二）五输的名称和五行属性

十二经分别自指（趾）端起，至肘膝顺序排列五个腧穴（个别经线上间隔一二个腧穴），用井（出）、荥（溜）、输（注）、经（行）、合（入）来形容经气流注形式、浅深、部位和五行属性的不同，具体见表4-3。

表4-3　五输穴部位及五行属性

五输	井	荥	输	经	合
意义	出	溜	注	行	入
部位	肢端	本节	掌、跖	臂、胫	肘、膝
五行阳经	金	水	木	火	土
五行阴经	木	火	土	金	水
主病	心下满	身热	体重节痛	喘咳寒热	逆气而泄

（三）五输穴的结构特点

五输穴井、荥、输、经、合的同类穴因所处位置在解剖结构上有着相似性，如井穴都在肢端，荥穴都在本节，输穴都在掌跖关节等；因而在病理反应及治疗作用上也有某些相似性，如井穴大多有宣泄的作用，合穴大多有调补的作用。

就某一条经来说，井、荥、输、经、合在解剖部位上及气血流注上有着密切的连续性，体现了经脉渐深、渐宽、由小到大的趋势；反映了气血在溪、谷、分肉、间隙充盈上的差异性。如，井穴的气血灌渗相当于一滴一滴流动，缓慢进行，对于营养代谢、排除废物是非常彻底的；荥穴出溜如涓涓的溪水，虽仍然是一滴一滴，但它是连续性的"滴"；输穴也属连续流动，但势宽、量多，像火车通过一样；经穴，像大的轮船在河流上行驶；合穴，相当于入海口，气血已经达到深部。这些差异导致五输穴在病理反应及治疗作用上也有某些差异。如井、荥多能疏导经络之气血；经、合多能调节脏腑之气血；输穴则阳经偏于疏导，阴经偏于调节。（参阅《灵枢·邪气脏腑病形》《灵枢·寿夭刚柔》）

（四）五输穴的临床应用

《难经·六十八难》谓："井主心下满，荥主身热，输主体重节痛，经主喘咳寒热，合主逆气而泄。"就是根据五输穴的治疗作用结合五输穴理论而提出的。同时，也只有治疗作用和理论说明相结合，才有实践意义。

如"井主心下满"：当脏腑经气失于条达，出现了诸如心下满闷、痞塞等一类症候，可以选择相关经络的井穴治疗。因为井主"出"，是阴阳经气交接的部位，有疏通经气、宣导阴阳的作用，如气闭昏厥、指端麻木等症取井穴治疗，就是根据这个道理。

又如"经主喘咳寒热"："经穴"有宣散病邪、驱邪扶正的作用。当脏腑的经气受外邪侵袭，出现了喘咳寒热一类症候，就可以选择该经的"经穴"。因为"经主行"，位于臂胫，外邪易于从此侵入经络。即《灵枢·邪气脏腑病形》所说："夫臂与胻，其阴皮薄，其肉淖泽，故俱受于风，独伤其阴。"

五输穴的临床应用，大致可分为单独使用、配伍应用两大类。以下我们就五输穴的单独应用，进行具体讲解；而五输穴的配伍应用，将在"选穴配穴章节"再行详述。

1. 井穴

井穴是阴阳经交会转换的部位、气血流注的终点或起点，主"心下满"。

具体功用，可分为如下两类。

泻实祛滞（泻热解毒）：各个脏腑或经络有瘀滞、火毒、热邪郁结于内时，出现胸中痞满的实证、热证表现，即"心下满"。凡是经脉壅盛、邪实的证候（如烦满），及经脉所过之处的热、肿、痛诸症（有火邪），用井穴放血大多有效，对疼痛有明显的缓解作用。如咽喉肿痛、目痛等；再如急性肩周炎，局部出现胀痛，待察经后，亦可选取相关异常经络的井穴放血。

宣痹开结：凡是经脉中气血失畅、气机闭结的卒中、昏厥；或血少不荣、气虚不煦所致的肢体麻木、失用、乳汁不通、溲涩不畅等，取井穴少量放血、针刺、艾灸都有一定效果。

井穴不仅可治实证、热证、火毒，亦可治疗虚证。在井穴少量放血可引阳通络，使阳气宣发，这与实证、热证的大量放血以泻实、解毒作用是有区别的。（表4-4）灸井穴则有温阳通络的作用。

表 4-4 井穴放血量及作用

井穴放血量	作用
1~8 滴	引阳通络
8~15 滴	祛滞
15~20 滴	泻热解毒

以前多强调阳经井穴的作用泻实、祛邪，而阴经井穴的行血、助气、补虚作用多被忽略。如涌泉治虚喘、喑不能言，隐白治妇人漏血不止、足寒不温等。通过多年临床实践发现：井穴放血量低于8滴，能引阳通络；8~15滴，能祛滞；15滴以上，能泻热。有时也根据血色来确定放血量，如血色淡清，说明血虚，不宜放血；如果血色深，说明有瘀血，则应该放血，直至血色变清淡为止。

井穴（除中冲、涌泉外）大都在指甲角的侧线往下至甲根部，大约在指甲角下0.1分（类似的井穴位置，参考图4-18），但具体位置仍需要循摸。此部位皮下毛细血管很丰富，因此放血效果较好。定穴时，可用甲压法，即医生用自己指甲的甲面压迫患者井穴范围，根据患者的酸痛等反应察井穴的具体位置。（图4-17）

2. 荥穴

荥穴的主治作用可以概括为清虚热、育阴血。所谓"荥主身热"，实际是治疗虚热、阴血不足而引发的"身热"等一类症候。如出现虚热、低烧伴口干渴，可取相关经络之荥穴退热。"荥"形容小的涓溪，因此其气血、组织液较之

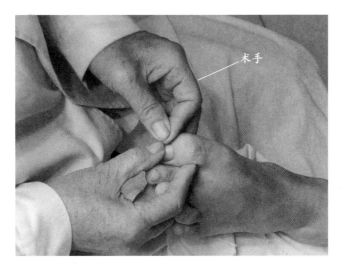

术手

图 4-17 井穴甲压法

井穴稍有增加，但仍属细小。表证（外邪）早期，营卫不和，卫气郁闭，若营分较细小，则营少卫亢，故而出现寒热。此时取荥穴，调节经络气血，使营血充盈——充营解卫，是其解热的机理所在。因此除了治疗外感，荥穴还能治疗阴虚发热。

3. 输穴

输穴有益气化湿之功。所谓"输主体重节痛"是指经气不足、湿邪留滞引起的症候。临床凡是由于气虚、水湿不化引起的肿满、倦怠、咳喘、溏泄、遗溺等症候，都可以选用输穴治疗。此外，阴经的输穴亦其原穴，大多靠近脉动分支处，对本经的经气调节（调控其流速及流量）起到重要作用，因此有温阳益气之功。

4. 经穴

经穴有温经通络、疏散风寒的功效，凡是由于风寒外邪入客经脉所引起的身寒不能自温、经血失畅、妇人月事不通、血痔、诸节作痛，以及风寒外感引起的咳嗽发热等，都可以使用经穴治疗。所谓"经主喘咳寒热"即此类症候。

5. 合穴

合穴有调脏腑、益经气、调节本经气机的作用。凡是由于邪客、不足、有余等致脏腑不和，经气升降失畅而出现胀满、逆气、结滞、泄泻等，使用合穴大多有一定治疗效果。所谓"合主逆气而泄"就是其代表症候。"逆气"，意为气本来应该降，反而往上逆；"泄"的意思是本来应该上升，反而往下泄；总之"逆气而泄"指气机的升降出入异常。

合穴位于膝肘部位，其解剖结构较有深度，参与的五节较多。合穴按气血的流动，从井穴至合穴流动（阳气）乃气血由浅部到深部，从合穴至井穴流动（阴气）是从深部至浅部；因此合穴位于很重要的转化部位，"合"的意思就是阴阳交合。

表 4-5　五输穴功能表

井穴	泻实祛滞，宣痹开结，引阳通络
荥穴	清虚热，育阴血
输穴	益气化湿
经穴	温经通络，疏散风寒
合穴	调脏腑，益经气（调理本经气机的升降出入）

附：十二经脉五输穴穴名及穴位的五行属性表

表 4-6　阴经五输穴表

经脉名称	井（木）	荥（火）	输（土）	经（金）	合（水）
手太阴肺经	少商	鱼际	太渊	经渠	尺泽
手厥阴心包经	中冲	劳宫	大陵	间使	曲泽
手少阴心经	少冲	少府	神门	灵道	少海
足太阴脾经	隐白	大都	太白	商丘	阴陵泉
足少阴肾经	涌泉	然谷	太溪	复溜	阴谷
足厥阴肝经	大敦	行间	太冲	中封	曲泉

表 4-7　阳经五输穴表

经脉名称	井（金）	荥（水）	输（木）	经（火）	合（土）
手阳明大肠经	商阳	二间	三间	阳溪	曲池
手少阳三焦经	关冲	液门	中渚	支沟	天井
手太阳小肠经	少泽	前谷	后溪	阳谷	小海
足阳明胃经	厉兑	内庭	陷谷	解溪	足三里
足少阳胆经	足窍阴	侠溪	足临泣	阳辅	阳陵泉
足太阳膀胱经	至阴	足通谷	束骨	昆仑	委中

（五）十二经五输穴解析

1. 手太阴肺经

少商

【类属】井穴，五行属木。别名鬼信。

【位置】拇指桡侧，指甲内侧线的近端（距指甲角0.1寸处）甲床上。（图4-18）具体的井穴甲压法取穴，参考图4-17。

【五节】皮节。

【取穴方法】从拇指指甲桡侧线向近端画一条直线，在其甲床处用指甲压法找具体反应点，直按有较酸感。

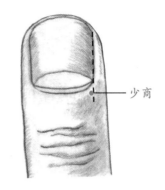

图4-18 少商

【功效】泻热解毒，引阳通络，安神，泻肺实，清肺热，利咽。

【主治】

（1）肺脏或肺经有热邪、外邪、热毒而出现咳喘、呼吸障碍、胸满、咽喉肿痛。

（2）由于肺热或心肺有郁热，而造成精神障碍、精神恍惚，如喊叫、神志控制不住、烦躁。小儿（2~3岁）受到惊吓出现哭闹、恐惧感，与肺主魄有关，可灸此；施灸时可把小儿的手绑起来灸。

（3）肺经瘀滞，痹证。

（4）急性咽炎，扁桃体炎，喉炎，腮腺炎，气管炎，急性声带水肿。

（5）咳逆，呕吐。

【考证】《百症赋》曰：少商曲泽，血虚口渴同施。

鱼际

【类属】荥穴，五行属火。

【位置】在拇指本节后，第一掌骨底远端凹陷处，在赤白肉际。（图4-19）

【五节】筋节、肉节。

【取穴方法】从第一掌骨底（拇指腕掌关节处）沿着赤白肉际向远端循摸，可触及一

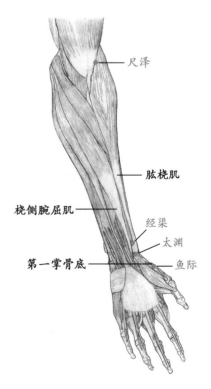

图4-19 鱼际、太渊、经渠、尺泽

尺泽

肱桡肌

桡侧腕屈肌

经渠

太渊

第一掌骨底

鱼际

个骨突，摸到明显的凹陷，直按时较酸，即鱼际。

【功效】清虚热，疏风，宣肺利咽。

【主治】肺阴虚所致身热、潮热、咽喉肿痛、咳嗽带血（阴虚咳血），失音，声音嘶哑。咽炎，鼻炎，扁桃体炎，支气管哮喘，心动过速，拇指肌腱腱鞘炎。闪腰岔气（肩背以上疼，不能出大气，咳嗽即疼；病机属脉气离经），小关节错位，韧带、肌腱错位。

鱼际与列缺主治声音嘶哑的区别	
鱼际	咽喉阴血不足，久咳不愈，因津液不足出现声音嘶哑（属内伤）
列缺	感冒后风邪阻滞咽部，因而出现嘶哑（属外邪）

太渊

手太阴输穴，五行属土。其他详见原穴。

经渠

【类属】经穴，五行属金。

【位置】肱桡肌肌腱尺侧缘缝隙中，桡骨茎突的近端上骨沟。（图4-19、4-20）

【五节】脉节、筋节、骨节。

【取穴方法】从太渊沿着肱桡肌肌腱的尺侧缘往上循摸，在桡骨茎突的近端，可触及一个骨沟，直按较酸，属经渠的部位。

【功效】温经宣肺，疏散风寒。

【主治】外感风寒引起的喘咳寒热，汗不出，咳逆，上气，喘促，胸背拘急，掌中热。男性前列腺炎，尿频。

【考证】《百症赋》曰：热病汗不出，大都更接于经渠。

尺泽

【类属】合穴，五行属水。

【位置】在肘横纹内侧，肱二头肌腱桡侧缘。（图4-19、4-21）

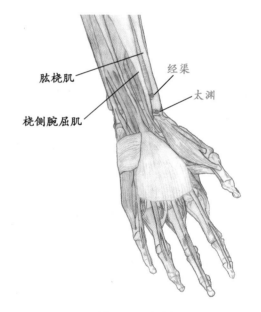

肱桡肌

经渠

太渊

桡侧腕屈肌

图4-20 经渠

【五节】筋节、肉节、骨节。

【取穴方法】先在肘横纹处循摸到肱二头肌腱，在肱二头肌腱桡侧缘，屈肘时可触及一个较大空间，从此处再向桡侧旁开一点，可触及深部另一个肌腱（肱肌外侧缘），尺泽便位于此肌腱的桡侧缘，肱肌与肱桡肌之间，较细的缝隙里。或可直接沿着肱桡肌的内侧缘从孔最处向上循摸至肘横纹凹陷处，即尺泽（亦在肱肌与肱桡肌的缝隙中）。

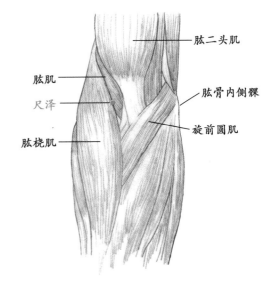

图 4-21　尺泽

【功效】宣肺解表，行气降逆，泻肺，利尿。

【主治】

（1）肺热实证：风热咳嗽，症见痰多色黄、胸满、胸痛、脉浮数，汗出。

（2）呼吸系统疾病：咳嗽，气喘，短气，少气，喘满；肺炎、支气管炎等。

（3）皮肤病：湿疹，风疹。

（4）泌尿疾病：泌尿系感染见尿频、尿急、尿黄；遗尿。

（5）过敏性疾病：鼻炎，哮喘。

（6）运动性疾病：肘前痛，肩前疼痛，臑肘挛急，手臂不举。

2. 手阳明大肠经

商阳

【类属】井穴，五行属金。

【位置】食指指甲桡侧缘，指甲内侧线的近端（距指甲角 0.1 寸处）甲床上。参考图 4-17、4-18 井穴取法。

【五节】皮节。

【取穴方法】从食指指甲桡侧线向近端画一条直线，在甲床处用指甲压法找反应点，直按有酸感。

【功效】泻实，清热解表，泄热消肿。

【主治】大肠、食管的实证和热证。咽喉肿痛，牙龈肿痛，口腔炎。阳明经筋病，如阳明肩部痛。耳鸣，耳聋，胸中气满，喘咳。

【考证】《百症赋》曰：寒疟兮，商阳太溪验。

二间

【类属】荥穴，五行属水。

【位置】第二掌指关节前缘桡侧，赤白肉际处。（图4-22）

【五节】骨节。

【取穴方法】在第二掌指关节前缘桡侧，位于近节指骨底的远端凹陷处。

【功效】解表清热，利咽消肿。

【主治】阳明实证引起的牙痛，面神经麻痹，便秘，痔疮。外感表邪引起的咽炎、喉炎、扁桃体炎、肩周炎。胃病。大便脓血。

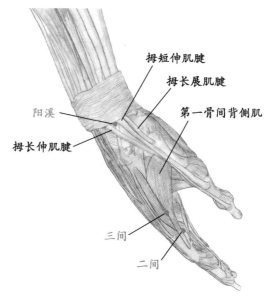

拇短伸肌腱

拇长展肌腱

第一骨间背侧肌

阳溪

拇长伸肌腱

三间

二间

图4-22 二间、三间、阳溪

三间

【类属】输穴，五行属木。

【位置】在第二掌指关节后缘桡侧凹陷中，赤白肉际处。（图4-22）

【五节】筋节、骨节。

【取穴方法】从第二掌骨头的近端循摸到第一个骨与筋之间的缝隙。

【功效】泄热，止痛。

【主治】牙痛，咽喉肿痛，衄血，唇焦，口干，身热。目眦急痛，眼睑痒痛，嗜卧，腹满，肠鸣洞泄。手指红肿，肩臂神经痛。扁桃体炎，三叉神经痛。

阳溪

【类属】经穴，五行属火。

【位置】在腕上桡侧，拇短伸肌腱与拇长伸肌腱之缝隙中。（图4-22）

【五节】筋节、骨节。

【取穴方法】拇指伸直，在拇长伸肌腱与拇短伸肌腱之间可以出现一个凹陷，阳溪穴即位于此凹陷中。

【功效】散风止痛。

【主治】阳明牙痛，目赤，胸满不得息，耳鸣，耳聋。

曲池

【类属】合穴，五行属土。

【位置】位于肘横纹桡侧段，肱桡肌的外侧凹陷中。（图4-23）

【五节】筋节、肉节、骨节。

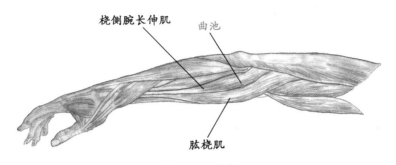

图 4-23 曲池

【取穴方法】首先确定肱桡肌与桡侧腕长伸肌之间的手阳明缝隙，然后从手三里沿着缝隙往上循摸至肘关节，在肘横纹处（位于肱桡肌的外侧缘）触及较大的凹陷即是。

【功效】清热祛风，降逆，调和营血。

【主治】水泻，急性腹泻。手臂红肿，风痹，瘾疹，癫疾，筋缓。运动性疾病，如半身不遂、网球肘、臂肘疼痛、肘细无力。皮肤病：皮肤瘙痒，隐疹，湿疹，疥，丹毒，疔，痂疥，痒如虫啮等。颈部淋巴结核，甲状腺肿胀（从曲池沿着手阳明经的缝隙用 6 寸针于皮下透至臂臑）。

3. 足阳明胃经

厉兑

【类属】井穴，五行属金。

【位置】第二趾指甲外侧缘，指甲外侧线的近端（距指甲角 0.1 寸处）甲床上。参考图 4-17、4-18 井穴取法。

【五节】皮节。

【取穴方法】从第二趾指甲外侧线向近端画一条直线，在其甲床处用指甲压法找具体反应点，直按有较酸感。

【功效】泻阳明热，安神。

【主治】实热瘀滞所致大便不畅、皮肤病（湿疹）、积热咬牙、夜梦急躁（梦中着急甚至喊叫）。阳明经实证，如食积。神志病之狂欲登高而歌，弃衣而走。

【考证】《百症赋》曰：梦魇不宁，厉兑相谐于隐白。

内庭

【类属】荥穴，五行属水。

【位置】在第二跖趾关节，第二、三跖趾关节间的凹陷中。（图4-24）

【五节】骨节、筋节。

【取穴方法】从第二跖趾关节的远端往近端循摸，在跖趾关节近端附近可触及一个凹陷。（比通行的教科书标准稍靠近端一点）

【功效】理气止痛，清热和胃，清暑泄热。

【主治】恶闻人声。腹胀、腹痛，口臭，大便黏，赤白痢。四肢厥逆。胃痛，急性或慢性胃炎、肠炎。足阳明胃经循行处的经筋病，如腹股沟肌腱、韧带疾病，腹股沟淋巴结炎（淋巴结肿大或发炎）。

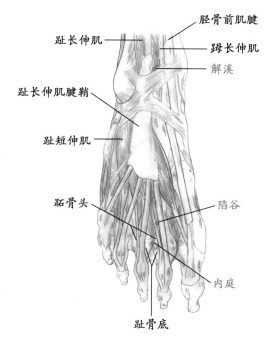

图4-24　内庭、陷谷、解溪

妇女腹股沟疼痛、盆腔脏器韧带松弛，既有松弛下坠症状，也有肌腱、韧带发生痉挛抽搐，依据阳明经和带脉的关系，可考虑取内庭施治。

陷谷

【类属】输穴，五行属木。

【位置】在第二、三跖趾关节后（近端），二、三跖骨结合部凹陷处。（图4-24）

【五节】筋节、骨节。

【取穴方法】从第二、三跖趾关节间的缝隙（内庭），向后循摸至第二、三跖骨头的近端凹陷处。

【功效】益气化湿，和胃理气。

【主治】肠鸣腹痛，腹胀，善噫。面目浮肿。汗不出。

【考证】《百症赋》曰：腹内肠鸣，下脘陷谷能平。

解溪

【类属】经穴，五行属火。

【位置】在足背与小腿交界处，于趾长伸肌腱与踇长伸肌腱之间。（图

4-24）

【五节】筋节、骨节。

【取穴方法】取穴时，可先定内庭。从内庭向上沿着足阳明经的缝隙（趾长伸肌腱与姆长伸肌腱之间的缝隙）循摸至踝关节即是。

【功效】温经通络，疏散风寒。

【主治】阳明经头痛。面浮肿，目眩，目赤，眉间痛。下肢肿痛，踝关节炎。

足三里

【类属】合穴，五行属土。下合穴之一，属胃之下合穴。回阳九针穴之一。

【位置】胫骨粗隆下端，于胫骨前肌的外侧缘，胫骨前肌与趾长伸肌之间。（图 4-25、4-26）

【五节】肉节、骨节。

【取穴方法】沿胫骨从下往上循摸，触及胫骨粗隆下端，从此处滑过胫骨前肌至其外侧缘第一个凹陷处，在胫骨前肌与趾长伸肌的缝隙中。

【功效】健脾和胃，理气，调和气血。

【主治】腹泻，便秘，胃胀，胃中寒，食欲差，心腹胀满，心痛，腰痛不

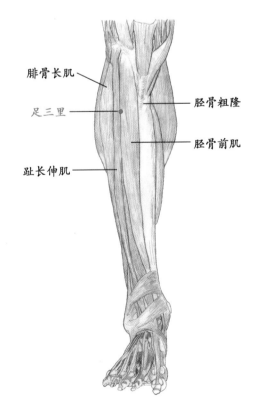

图 4-25 足三里 1

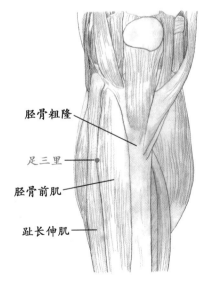

图 4-26 足三里 2

得俯仰，目不明。妇科病症，如乳腺胀痛。口僻，喉痹不能言，身烦狂言，狂歌狂笑。急、慢性胃炎，溃疡病，急、慢性肠炎，急性胰腺炎，小儿消化不良，虚弱，贫血，过敏性疾患等。

【考证】《百症赋》曰：中邪霍乱，寻阴谷三里之程。

《通玄指要赋》曰：三里却五劳之羸瘦。

《马丹阳十二穴歌》曰：能通心腹胀，善治胃中寒，肠鸣并泄泻，腿肿膝胻酸，伤寒羸瘦损，气蛊及诸般，年过三旬后，针灸眼便宽。

《外台秘要》曰：凡人年三十以上，若不灸三里，令人气上眼暗，所以三里下气也。

4. 足太阴脾经

隐白

【类属】井穴，五行属木。十三鬼穴之一（鬼垒）。

【位置】𧿹趾指甲桡侧缘，指甲内侧线的近端（距指甲角0.1寸处）甲床上。参考图4-17、4-18井穴取法。

【五节】皮节。

【取穴方法】从𧿹趾指甲内侧线向近端画一条直线，在其甲床处用指甲压法找反应点，直按有较酸感。

【功效】升脾阳，止血，安神。

【主治】脾阳虚导致的妇女漏血不止（可灸）、月事过时不止、脚凉、恶寒。腹胀，呕吐，食不下，暴泻，衄血，足寒不能温，小儿急、慢惊风，喘满不得卧。神志病。

【考证】《百症赋》曰：梦魇不宁，厉兑相谐于隐白。

大都

【类属】荥穴，五行属火。

【位置】第一跖趾关节远端、下缘赤白肉际处。（图4-27）

【五节】骨节。

【取穴方法】从第一跖趾关节内侧缘向前（远端）循摸至第一凹陷，于赤白肉际处。

【针感】局部酸麻之感。针刺后患者可有汗出。

【功效】补脾气，补脾阳，健脾和中，解表发汗，回阳救逆。

【主治】脾胃虚（中气虚）感冒，有身痛、发热、无汗等症，属营卫不和，需使脾阳宣发为治。胸腹满胀，身重，手足凉，腹胀，胃痛，便秘，小儿客忤。慢性胃炎。趾关节红肿疼痛。

【考证】《百症赋》：热病汗不出，大都更接于经渠。

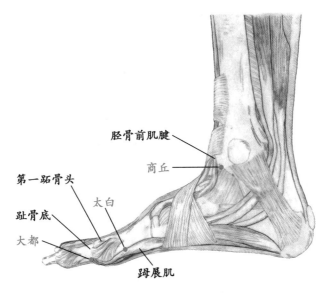

图 4-27 大都、太白、商丘

太白

足太阴输穴，五行属土。其他详见原穴。

商丘

【类属】经穴，五行属金。

【位置】在内踝前下缘凹陷处，胫骨前肌肌腱之内侧。（图 4-27）

【五节】筋节、骨节。

【取穴方法】从内踝高点往其前下缘循摸，凹陷处（足舟骨与内踝之间的凹陷）。

【功效】清脾经湿热，健脾化湿。

【主治】脾经湿热，因热毒或湿毒而出现口腔溃疡（包括习惯性口腔溃疡，于口腔内腮上、舌上）。眼睛肿胀。痫、瘼，梦魇，小儿惊风。腹胀，肠鸣，身倦嗜卧。

阴陵泉

【类属】合穴，五行属水。

【位置】在胫骨内侧髁下缘凹陷处。（图 4-28）

【五节】筋节、肉节、骨节。

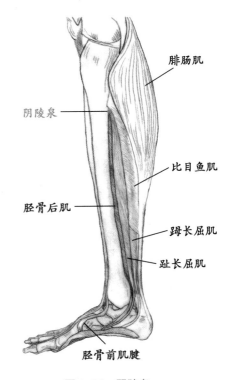

图 4-28 阴陵泉

【取穴方法】沿胫骨后侧缘与趾长屈肌之间的缝隙向上循摸，至一较大的缝隙处，基本在胫骨平台下。

阴陵泉基本与阳陵泉在同一个水平线上，确定阴陵泉时，可以阳陵泉为参照，但仍需摸准其具体缝隙。

【针感】一般可出现徐缓针感传至小腿肚，偶可有针感至太白处。

【功效】调本经气机，调节体内水液，利尿消肿，健脾化湿。

【主治】尿失禁不自知，尿不畅，尿闭，气淋，小便不利，泌尿系感染。腹胀，腹满，水肿。带下多，月经不调，痛经。喘逆不得卧，腰痛不可俯仰。腿膝肿痛，急性膝关节炎。

【考证】《百症赋》曰：阴陵、水分，去水肿之脐盈。

《通玄指要赋》曰：阴陵开通于水道。

《玉龙歌》曰：膝盖红肿鹤膝风，阳陵二穴亦堪攻，阴陵针透尤收效，红肿全消见异功。

《千金要方》曰：疝瘕按之如以汤沃股内至膝，刺阴陵泉，入二分，灸三壮。

5. 手少阴心经

少冲

【类属】井穴，五行属木。

【位置】第五指指甲桡侧线的近端（距指甲角0.1寸处）甲床上。参考图4-17、4-18井穴取法。

【五节】皮节。

【取穴方法】从第五指指甲桡侧，向近端画一条直线，纵线至甲床处，在其甲床处用指甲压法找反应点，直按有较酸感。

【功效】泻心经热、火毒，清心安神。

【主治】谵语，狂躁，癫病，悲惊。心血管疾病，如心脏传导束障碍出现的心痛、心悸、烦躁。胸膜炎。

【考证】《百症赋》曰：发热仗少冲曲池之津。

少府

【类属】荥穴，五行属火。

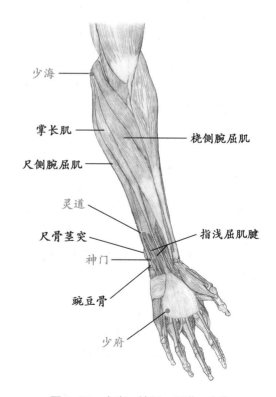

图4-29 少府、神门、灵道、少海

【位置】在第四、五掌骨间，掌骨底的上缘。有的人在掌横纹上。（图4-29）

【五节】筋节、肉节、骨节。

【取穴方法】在第四、五掌骨之间，从掌骨头向近端方向循摸，可触及较大的缝隙，直按较酸。

【功效】补虚，泻实。理气活络，清心泻火，益气。

【主治】心律不齐、心悸、胸痛、风湿性心脏病，属于心经实证者。遗尿，尿频，尿潴留，小便不利。善笑（老年人痴呆），易惊恐，悲恐畏人。

> 睡眠浅、睡眠障碍的孩子，如婴幼儿，夜眠易醒，特别是五六岁、七八岁的小孩儿，睡一会儿就醒。父母说孩子睡得特别轻，伴有急躁。可针刺少府，有时候可以在少冲放血少许，治疗一两次即有成效。
>
> 成年人，特别是年龄大的失眠者，多因肝胆相火上旺或者阴虚所致，针刺少府或少冲放血效果不佳。还有很多失眠患者是心脏本身有问题，此时用少府也不可，一定要取手少阴心经其他穴位。

神门

手少阴输穴，五行属土。其他详见原穴。

灵道

【类属】经穴，五行属金。

【位置】在通里上5分左右，位于掌长肌腱及指浅屈肌尺侧，与尺侧腕屈肌之间的缝隙中。（图4-29）

【五节】脉节、筋节。

【取穴方法】从神门沿着手少阴心经的缝隙（尺侧腕屈肌与指浅屈肌之间）往上循摸。经过尺骨茎突的近端是阴郄，沿着茎突的下坡循摸到第一较大的凹陷是通里，再往上循摸到第二较大的凹陷是灵道，此处可触及一个肌腱头。

【功效】宁心安神。

【主治】心脏传导束异常而出现的心悸、心慌、心律不齐。心内膜炎。神志病，如癔病、悲恐相引。暴暗不能言。夜眠多梦。目赤肿。

少海

【类属】合穴，五行属水。

【位置】肘横纹内侧，肱骨内上髁前内侧，尺侧腕屈肌腱桡侧缘。（图4-29、4-30）

【五节】筋节、骨节。

【取穴方法】屈肘，肘横纹处循摸尺侧腕屈肌腱的桡侧缘之凹陷，有时在肘横纹或在肘横纹下（远端）。

【功效】调理本经气机。益心，宁心安神。

【主治】心脏疾病，如心脏传导束失常或瓣膜关闭不全，而出现的心痛、心律不齐等。手颤，手挛，手臂麻木，尺神经炎。疔疮。气逆，噫哕。瘰疬。癫痫发作。眼充血。呼吸暂停。神志病，如发狂、健忘。

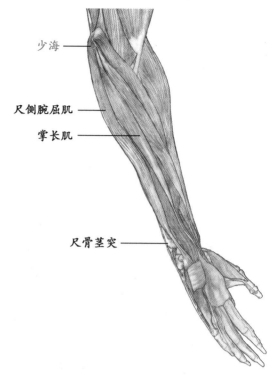

少海

尺侧腕屈肌

掌长肌

尺骨茎突

图 4-30 少海

6. 手太阳小肠经

少泽

【类属】井穴，五行属金。

【位置】第五指指甲尺侧缘，指甲尺侧线的近端（距指甲角 0.1 寸处）甲床上。参考图 4-17、4-18 井穴取法。

【五节】皮节。

【取穴方法】从第五指指甲尺侧线向近端画一条直线，在其甲床处用指甲压法找反应点，直按有较酸感。

【功效】泻实祛滞，宣痹开结。

【主治】咽喉肿痛，目生云翳，胬肉攀睛，角膜白斑，耳聋，耳鸣，鼻衄，头痛。胸膈闷痛，心烦。乳汁分泌不足，乳汁不通，妇人乳痈肿痛。汗不出。颈项强急，不得回头。前臂神经痛，乳腺炎。

前谷

【类属】荥穴，五行属水。

【位置】在第五掌指关节前缘（远端）赤白肉际处。（图 4-31）

【五节】骨节、筋节。

【取穴方法】沿第五指骨的赤白肉际向近心端循摸，在第五掌指关节前缘可触及一个凹陷。

【功效】息风，散热，明目开窍，活络。

【主治】太阳表实证，表闭而汗不出，热病汗不出。鼻塞不通，鼻衄。耳

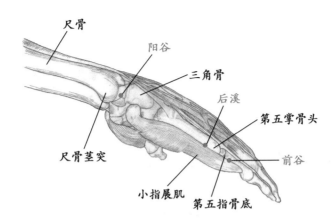

图 4-31 前谷、后溪、阳谷

鸣，耳聋，目痛，目生云翳，喉痹，咽喉肿痛。痄腮，流行性腮腺炎。

后溪

【类属】输穴，五行属木。八脉交会穴，通督脉。

【位置】第五掌骨头的近端处，第五掌骨下和小指展肌之间。（图 4-31）

【五节】筋节、肉节、骨节。

【取穴方法】稍握拳，从第五掌骨头往上（向近端）沿赤白肉际间循摸，可触及一较大的凹陷，直按时有较酸感。该凹陷，偶在手掌横纹中，但后溪穴不一定位于此横纹中。因此用手掌横纹作为标志不准确，仍须进行循摸。

【功效】通督脉，宁心安神，清热利湿。

【主治】项背强痛不得回顾，肩背风湿。痂疥。耳聋。疟疾寒热。目赤生翳。癫病，精神分裂症。

【考证】《百症赋》曰：后溪环跳，腿疼刺而即轻；阴郄后溪，治盗汗之多出。

阳谷

【类属】经穴，五行属火。

【位置】在手腕尺侧，三角骨后缘赤白肉际处。当豌豆骨与尺骨茎突之间。（图 4-31）

【五节】筋节、骨节。

【取穴方法】先定尺骨茎突与豌豆骨之间的缝隙，在两筋之间。

【功效】疏散风邪（寒），泻火，清心，息风，安神。

【主治】颈椎病，颈椎韧带病变，劳损、环境冷热造成的颈椎肌肉紧张度改变。神经性耳聋，耳鸣。热病汗不出。吐舌，舌强不吮乳，牙痛。寒热妄言，狂走；小儿瘛疭；癫疾。

小海

【类属】合穴，五行属土。

【位置】在后肘部鹰嘴突尖端与肱骨内上髁间。（图 4–32，此图为了显露尺骨，而删除了尺侧腕屈肌）

【五节】骨节、筋节。

【取穴方法】屈肘，可循摸尺骨鹰嘴与肱骨内上髁之间的缝隙处。

【功效】散风止痛，通络散结，息风安神。

【主治】太阳经颈椎病痛。感冒。耳聋，耳鸣，目黄。肩、臑、肘、臂外后廉痛。癫痫，瘛疭，精神病如狂。小腹痛。瘰疬。

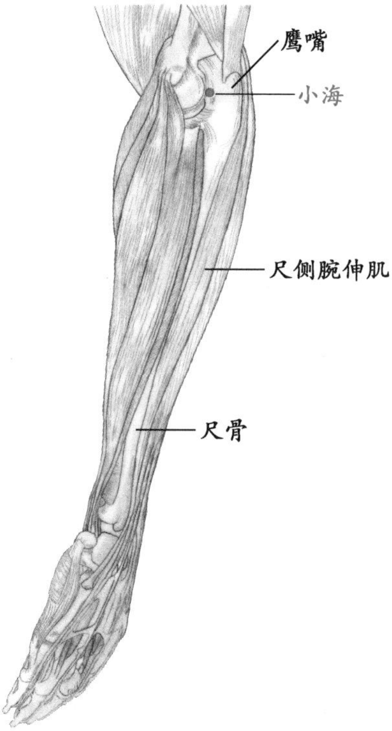

图 4–32　小海

7. 足太阳膀胱经

至阴

【类属】井穴，五行属金。

【位置】第五趾指甲外侧缘，指甲外侧线的近端（距指甲角 0.1 寸处）甲床上。参考图 4–17、4–18 井穴取法。

【五节】皮节。

【取穴方法】从第五趾指甲外侧线向近端画一条直线，在其甲床处用指甲压法找反应点，直按有较酸感。

【功效】正胎位，清头目，宣痹开结。

【主治】胎位不正，可调整胎位（灸）；难产。目痛，目内眦痛，胬肉攀睛。头项痛，头重。胸肋痛无常处，转筋。

通谷

【类属】荥穴，五行属水。

【位置】在第五跖趾关节前下缘凹陷处，赤白肉际处。（图 4–33）

【五节】骨节。

【取穴方法】从第五跖趾关节外侧，循摸至其前下缘凹陷中。

【功效】通太阳经，安神，疏导经气。

【主治】太阳经头痛，项强，项痛，落枕，头重。癫狂病。目眩，善惊，目𥆨𥆨，留饮胸满，食不化，失矢。

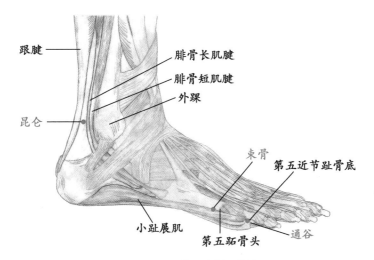

图 4-33 通谷、束骨、昆仑

束骨

【类属】输穴，五行属木。

【位置】在足跗外侧，第五跖骨头后下缘，赤白肉际处。（图 4-33）

【五节】筋节、肉节、骨节。

【取穴方法】从第五跖趾关节外侧，循摸至第五跖骨头后下缘缝隙中，位于骨下肉上。

【功效】散风清热，舒筋脉。

【主治】外感头痛，颈项强痛，受风寒或疲劳状态下受风出现落枕不能回顾。腰脊痛如折，腘如结，踹如裂。目内眦赤烂，耳聋。痔疮，痔漏，癫狂。背生疔疮。

昆仑

【类属】经穴，五行属火。

【位置】在外踝尖与跟腱水平连线之凹陷处。（图 4-33）

【五节】筋节、骨节。

【取穴方法】先定外踝尖（高点），向后画一条横线。再从跟骨（仆参）往上循摸至跟腱与腓骨长肌、腓骨短肌之间的缝隙中。昆仑位于外踝尖与跟腱水平连线之凹陷处。

【功效】清头明目。

【主治】突发性高血压。风寒头痛，目眩痛如脱。腰尻痛，足腨肿不能履地，腰脊痛，腘如结，肩背拘急，阴肿痛。小儿发癫，瘛疭。脚气。心痛放散至背。

委中

【类属】合穴，五行属土。膀胱下合穴之一。

【位置】腘窝正中央，股二头肌腱与半腱肌腱的中间。（图 4-34）

【五节】脉节、筋节、骨节。

【取穴方法】屈膝，于腘窝横纹上触摸股二头肌腱与半腱肌腱，循摸两肌腱之间的缝隙。

【刺灸法】直刺，0.5~1.0 寸。血络放血（浅静脉上点刺出血）。可灸。

【功效】泄热，活血，舒筋活络，凉血，利腰膝（强健腰腿），泄暑热，止吐泻。

【主治】急性腹泻，霍乱，热病汗不出，暑病。一切腰腿重痛，背、腰、骶部疼痛，下肢瘫痪，外伤性腰痛。湿疹，皮肤瘙痒，风湿痿痹，外阴瘙痒，疔，乳痈，遗溺。小儿舞蹈病，小儿麻痹后遗症。

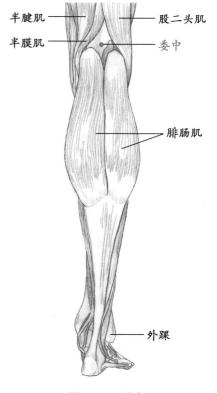

图 4-34 委中

8. 足少阴肾经

涌泉

【类属】井穴，五行属木。回阳九针穴之一。

【位置】在足心前 1/3 的凹陷中，第二、三跖骨之间。

【五节】筋节、肉节、骨节。

【取穴方法】从然谷沿足底内外侧肌群之间的缝隙循摸至足心的凹陷中。或屈足，循摸第二、三跖骨之间的凹陷。

【功效】苏厥开窍，降逆止呕，泄热清心，回阳救逆。

【主治】肾气虚出现的虚喘、喘急、喑不能言、咳血、咳嗽。昏厥，晕厥，目眩，头痛，痫症。足心热，心中结热。肺气肿，肺纤维化，支气管扩张。

然谷

【类属】荥穴，五行属火。

【位置】在足舟骨粗隆前下缘凹陷中。（图 4-35）

【五节】筋节、肉节、骨节。

【取穴方法】从足舟骨粗隆的前下缘循摸第一个凹陷。

【针感】可出现足底热，或针感可传至小趾尖。

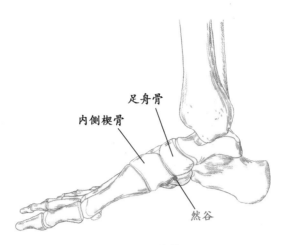

图 4-35　然谷

【功效】补肾助阳，利湿，敛浮阳，益气补肾。

【主治】咽喉肿胀，喉痹，舌纵，足跗肿不得履地，小腿酸痛，寒湿脚气。洞泄。自汗，盗汗。寒疝，淋漓白浊，遗精，阴挺，月事不调。咽喉炎，膀胱炎，尿道炎，睾丸炎，糖尿病。

【考证】《百症赋》曰：脐风须然谷而易醒。

太溪

足少阴输穴，五行属土。回阳九针穴之一。其他详见原穴。

复溜

【类属】经穴，五行属金。

【位置】太溪上2寸（第二肉节），跟腱与踇长屈肌腱之间。（图4-36）

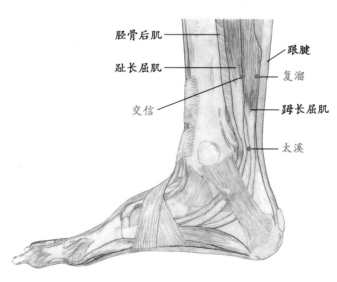

图 4-36　复溜、交信

【五节】筋节、肉节。

【取穴方法】

（1）纵向取穴法：从太溪沿着足少阴经的缝隙向上循摸两个肉节，第二个肉节（凹陷）是复溜。

（2）横向取穴法：可沿第二肉节之水平线，从足太阴经向后循摸一个细小的筋的后侧缘，是交信穴；再向后滑过一筋，是复溜的缝隙。

【功效】滋肾阴，补肾益髓，利尿消肿，利湿。

【主治】阴虚症见口渴、口干、消渴、舌干。阳虚肿胀，如肢肿、腹胀如鼓、四肢肿等。盗汗，自汗。相火浮越出现头痛、牙龈肿胀、口腔溃疡、口疮。肾阴不足出现的声带麻痹。

【考证】《百症赋》曰：复溜祛舌干口燥之悲。

阴谷

【类属】合穴，五行水穴。

【位置】在腘窝内侧，当半腱肌腱和半膜肌腱之间。（图4-37、4-38）

【五节】筋节、骨节。

【取穴方法】屈膝，从腘窝委中穴向内循摸，位置略低于委中，先可触及

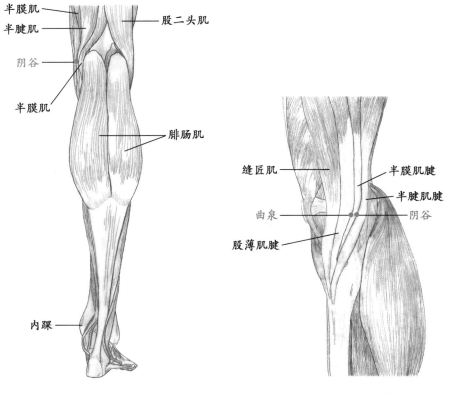

图 4-37　阴谷　　　　　　　　图 4-38　阴谷、曲泉

半膜肌腱，再向内是半腱肌腱，越过半腱肌腱后的第一个缝隙即阴谷。

或可从膝下，沿着足少阴经的缝隙（腓肠肌内侧肌腹前缘与比目鱼肌之间的缝隙）往上循摸至腘窝内侧，半腱肌腱和半膜肌腱之间。

【功效】益肾补肾理气，滋肾清热。

【主治】阳痿，阴中痛，阴囊湿痒，腰痛。舌纵。小便难，小便频急引阴痛，腹胀满如鼓不得息。妇人带下不止，月经不调，崩漏。颈椎病。

9. 手厥阴心包经

中冲

【类属】井穴，五行属木。

【位置】中指指甲近端甲床中点处。（图4-39）

【五节】皮节。

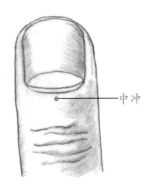

图4-39 中冲

【取穴方法】在中指甲床中点处用指甲压法找反应点，直按有较酸感。

【功效】泻实祛滞，宣痹开结，通心络，开神窍。

【主治】心痛烦满，舌强。

劳宫

【类属】荥穴，五行属火。回阳九针穴之一。十三鬼针之一，别名鬼窟。

【位置】第二、三掌骨之间，靠近掌心横纹。（图4-40）

【五节】皮节、筋节、肉节、骨节。

【取穴方法】在手掌心横纹，可先触及第二、三掌骨头，循摸至其近端，靠近第三掌骨桡侧缘，是劳宫穴。

【功效】清心，泻热，除烦。

【主治】心烦，心悸，心绞痛。口臭，口中腥臭，流口水，口疮，小儿口疮龈烂，口腔炎。鹅掌风，手癣。胃痉挛。癫病，怵惕，悲笑不休。尿血，便血，鼻衄，气逆，烦渴。

大陵

手厥阴输穴，五行属土。其他详见原穴。

间使

【类属】经穴，五行属金。十三鬼穴之一，别名鬼路。

【位置】掌长肌腱和桡侧腕屈肌腱之间，大致在腕上3寸（内关上1个肉节），靠近桡侧腕屈肌的尺侧。（图4-40）

【五节】筋节、肉节。

【取穴方法】首先让患者握拳，找到掌长肌腱及桡侧腕屈肌腱后让患者放松，然后定大陵。从大陵沿着手厥阴经的缝隙循摸至一个较明显的凹陷处（在腕上 1~2 寸处），此处为内关穴。再从内关往上循摸至下一个肉节（凹陷），靠近桡侧腕屈肌的尺侧，在一个"筋头"的远端，即间使。

【功效】宁心安神。

【主治】多惊，怵惕，吐沫，暗不能语，咽中如梗。带下，经闭。

曲泽

【类属】合穴，五行属水。

【位置】在肘横纹处，肱二头肌腱的尺侧缘处。（图 4-40、4-41）

【五节】筋节、肉节、骨节。

【取穴方法】屈肘，在肱二头肌肌腱尺侧缘的缝隙（凹陷）。

【功效】调理本经气机，清心。

【主治】心痛，善惊，身热，烦渴，风疹。口干，呕血。甲状腺功能低下，心肌炎。

10. 手少阳三焦经

关冲

【类属】井穴，五行属金。

【位置】第四指指甲尺侧缘，指甲外侧线的近端（距指甲角 0.1 寸处）甲床上。参考图 4-17、4-18 井穴取法。

【五节】皮节。

【取穴方法】从第四指指甲尺侧线向近端画一条直线，在其甲床处用指甲压法找反应点，直按有较酸感。

【功效】泻实祛滞，宣痹开结。

【主治】头痛，疟腮，舌卷，口干，目生翳膜，视物不明，耳聋。

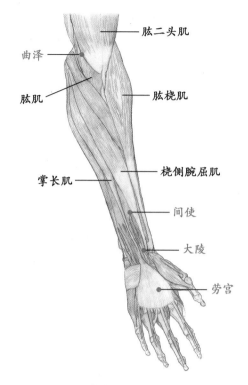

图 4-40　劳宫、大陵、间使、曲泽

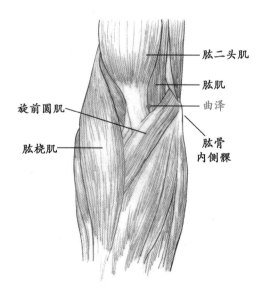

图 4-41　曲泽

液门

【类属】荥穴，五行属水。

【位置】在手背，第四、五掌指关节间的缝隙（凹陷）中。（图4-42）

【五节】骨节、筋节。

【取穴方法】沿第四、五掌指关节间的缝隙循摸，在掌骨头与指骨底之间的缝隙（掌指关节间）。

【刺灸法】直刺或向第四、五掌指骨间平刺，0.3~0.5寸。可灸。

【功效】清热解表，通经止痛，清降相火，安神志。

【主治】外感四五日有寒热头痛，热病汗不出等症。头痛，眩晕，暴聋，耳鸣，目红肿涩痛，牙痛，咽肿。

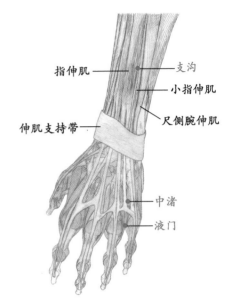

图4-42　液门、中渚、支沟

中渚

【类属】输穴，五行属木。

【位置】在手背第四、五掌骨头近端缝隙（凹陷）中。（图4-42）

【五节】筋节、骨节。

【取穴方法】先循摸到手背第四、五掌骨头，在其近端缝隙（凹陷）中是中渚。

【功效】理气降逆。

【主治】腰痛，颈淋巴疾病。头痛，眩晕，耳鸣，耳聋，聋哑，目生翳膜，咽肿。

支沟

【类属】经穴，五行属火。

【位置】在手背腕横纹上3寸左右，外关上1个肉节，尺桡骨之间。（图4-42、4-70）

【五节】筋节、肉节。

【取穴方法】从腕横纹沿着手少阳经缝隙循摸，过伸肌支持带的近端的第一凹陷中是外关。从外关再往上沿着手少阳经缝隙循摸至下一个肉节（凹陷）是支沟。为确认所取位置不在会宗的缝隙中，也可以从手阳明经向尺侧循摸至第一个缝隙里，此是手少阳经的缝隙。

【功效】化滞散结，通导肠胃，活络散瘀。

【主治】治上焦不纳，中焦不运，下焦不通。热病汗不出，胁肋痛，心闷不已。心绞痛，胸膜炎，乳汁分泌不足，习惯性便秘。妇科病，如痛经等。神志病，少阳经气滞出现的抑郁症。疮疥癣。

天井

【类属】合穴，五行属土。

【位置】在尺骨鹰嘴后上缘，肱三头肌停止部之肌腱间。（图4-43）

【五节】筋节、骨节。

【取穴方法】屈肘，触及尺骨鹰嘴，在其后上缘，可循摸肱三头肌腱之间的缝隙（凹陷）。

【刺灸法】直刺，0.5~1.0寸。可灸。慎针刺，以免损伤尺神经。

【功效】行气散结。

【主治】全身淋巴结疾病，如治疗颈部淋巴疾病、腋下淋巴疾病、淋巴结核等。外眼角红肿，眼睑炎。落枕，偏头痛，癫痫。

11. 足少阳胆经

足窍阴

【类属】井穴，五行属金。

【位置】第四趾指甲外侧缘，指甲外侧线的近端（距指甲角0.1寸处）甲床上。参考图4-17、4-18井穴取法。

【五节】皮节。

【取穴方法】从第四趾指甲外侧线向近端画一条直线，在其甲床处用指甲压法找反应点，直按有较酸感。

【功效】泻实祛滞，宣痹开结。

【主治】头痛，目痛，胁痛，咳逆，手足烦热，喉痹，卒聋，多梦。

侠溪

【类属】荥穴，五行属水。

【位置】在第四、五跖趾关节间。（图4-44）

【五节】骨节、筋节。

【取穴方法】沿着跖骨头与趾骨底之间的缝隙循摸。

【功效】清热息风，消肿止痛，泻少阳火。

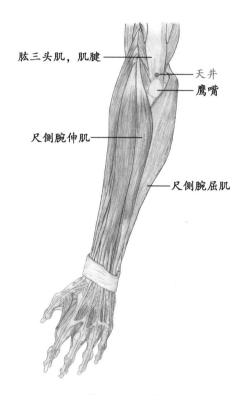

肱三头肌，肌腱
天井
鹰嘴
尺侧腕伸肌
尺侧腕屈肌

图4-43　天井

【主治】虚性妇科病，如少阳经的妇科盆腔疾病，子宫、输卵管、卵巢的病变，乳腺炎。头痛，耳聋，耳鸣，目痛，高血压。胸中痛不可转侧。周身窜痛，痛无常处。胸胁痛，坐骨神经痛，肋骨神经痛，腹股沟疼痛。

足临泣

足少阳经输穴，五行属木。其他详见八脉交会穴。

阳辅

【类属】经穴，五行属火。

【位置】在外踝上4寸，腓骨前缘，于腓骨长短肌和趾长伸肌之间。绝骨（悬钟）穴上1个肉节（凹陷）处。（图4-45）

【五节】肉节。

【取穴方法】从外踝尖，沿着腓骨"脊"顺腓骨向上至肌肉渐丰之处。在骨和肉交会、渐变之处就是绝骨的部位，绝骨在腓骨的前缘。从绝骨再往上循摸一个肉节（凹陷）是阳辅。循摸时必须在腓骨前缘，于腓骨长短肌和趾长伸肌之间。

【功效】清肝胆，通经络。

【主治】诸节酸痛，痛无定处。瘫痪，筋脉拘挛，喉痹，膝下浮肿，目外眦痛。淋巴结核。坐骨神经痛。

阳陵泉

【类属】合穴，五行属土。八会穴之一，筋会。

【位置】在腓骨头前下缘缝隙（凹陷）中，于腓骨长短肌和趾长伸肌之间。（图4-45、4-46）

【五节】筋节、骨节。

【取穴方法】在腓骨头前下缘可触及一个较大的缝隙，于腓骨长短肌和趾长伸肌之间，即阳陵泉。

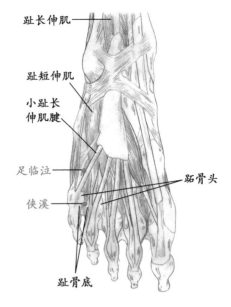

趾长伸肌
趾短伸肌
小趾长伸肌腱
足临泣
侠溪
跖骨头
趾骨底

图4-44 侠溪、足临泣

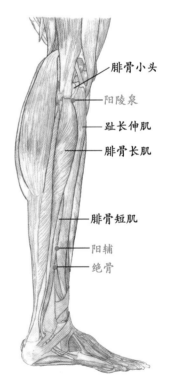

腓骨小头
阳陵泉
趾长伸肌
腓骨长肌
腓骨短肌
阳辅
绝骨

图4-45 阳辅、阳陵泉、绝骨

【功效】疏泄少阳。

【主治】下肢痉挛，下肢痿软无力。吞酸，胃痛酸水多，胃溃疡。胁肋胀满。便秘。

【考证】《百症赋》曰：半身不遂，阳陵远达于曲池。

12. 足厥阴肝经

大敦

【类属】井穴，五行属木。

【位置】蹋趾指甲外侧缘，指甲外侧线的近端（距指甲角 0.1 寸处）甲床上。参考图 4-17、4-18 井穴取法。

【五节】皮节。

【取穴方法】从蹋趾指甲外侧线向近端画一条直线，在其甲床处用指甲压法找反应点，直按有较酸感。

【功效】泻实祛滞，宣痹开结，通经络，开神窍。

【主治】小便遗数，淋病。妇女崩症（灸），功能性子宫出血，月经过多。疝气，阴中痛，阴囊偏大，阴缩，腹痛。

【考证】《百症赋》曰：大敦照海，患寒疝而善蠲。

行间

【类属】荥穴，五行属火。

【位置】在第一、二跖趾关节之间的缝隙（凹陷）中。（图 4-47）

【五节】筋节、骨节。

【取穴方法】在第一、二跖骨头与趾骨底之间的缝隙，需要仔细循摸此处，比教科书的位置（在第一、二趾的趾缝端）靠后。

【功效】清肝热，清热泻火，理气。

【主治】头痛，头晕。癫痫。失眠，心烦急躁，善怒。心绞痛，胸肋痛。

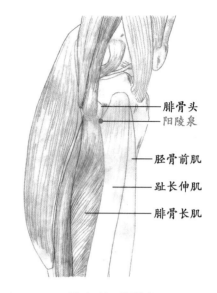

图 4-46　阳陵泉

腓骨头
阳陵泉
胫骨前肌
趾长伸肌
腓骨长肌

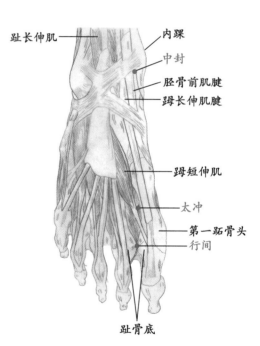

图 4-47　行间、太冲、中封

趾长伸肌
内踝
中封
胫骨前肌腱
蹋长伸肌腱
蹋短伸肌
太冲
第一跖骨头
行间
趾骨底

睾丸炎，阴茎痛。急性风湿性关节炎发作期，出血、红肿热痛，用行间；静止期用太冲。急性腰扭伤，因猛然动作如负重、不正常的扭曲等，突然发作腰痛，痛不可俯仰，不能打喷嚏，不能大笑。眼睛红肿泪出，目赤痛，青光眼。咽干，消渴，咳逆。功能性子宫出血，痛经。疔疮。

太冲

足厥阴输穴，五行属土。其他详见原穴。

中封

【类属】经穴，五行属金。

【位置】在内踝前缘，在胫骨前肌腱的内侧缘缝隙（凹陷）中。（图 4-47）

【五节】筋节、骨节。

【取穴方法】胫骨前肌腱与内踝之间，位于踝关节的缝隙里。

【功效】通理下焦，疏肝通络。

【主治】盆腔疾病，生殖系统疾病，妇科病，前列腺疾病。疝气，筋挛，绕脐痛，腰痛，遗精，淋病，阴缩入腹相引痛。

曲泉

【类属】合穴，五行属水。

【位置】膝关节内侧横纹头，胫骨内侧髁之后，当半膜肌腱前缘与股薄肌腱之间。（图 4-38）

【五节】筋节、骨节。

【取穴方法】从中都沿着足厥阴经的缝隙往上循摸至半膜肌腱前缘与股薄肌腱之间（缝隙），即曲泉。

第一种方法，让患者卧位屈腿，先找阴陵泉，后从太阴经向下循摸至足厥阴经的缝隙。从足厥阴经的缝隙循摸至膝内侧（大约在膝内横纹处），胫骨内侧髁之后即是。

第二种方法，可从阴谷穴，向前循摸，越过半腱肌后的第二个缝隙。

【功效】疏泄厥阴，调理本经气机。

【主治】阴痒，阴肿，阴茎痛，阴挺，疝气。小腹痛、肿，阳痿，遗精，小便难，癃闭。下肢痿痹，胕肿。癫狂。膝髌肿痛等膝关节及周围软组织疾患。女子血瘕。泻利脓血，衄血。

三、络穴

（一）络穴释义

络穴相对来说比原穴的认识要晚。《内经》中并没有系统讲述络穴，到了

《甲乙经》中才有较完整及系统的络穴理论。络穴的作用和临床应用发展得更晚，在唐宋后才对络穴的特殊作用加以论述，而到了元代，才对络穴的应用有了完善的总结。（表4-8）

表4-8　十五络穴表

经脉	络穴	经脉	络穴
手太阴肺经	列缺	手阳明大肠经	偏历
手少阴心经	通里	手太阳小肠经	支正
手厥阴心包经	内关	手少阳三焦经	外关
足太阴脾经	公孙	足阳明胃经	丰隆
足少阴肾经	大钟	足太阳膀胱经	飞扬
足厥阴肝经	蠡沟	足少阳胆经	光明
任脉	鸠尾	督脉	长强
脾之大络	大包		

最早络穴的概念是指表里经相联系的部位，一条经分出与其表里经相连接的络脉，分离部位就是络穴之所在，所以络穴能够治疗表里两经的疾病。如"手太阴之别，名曰列缺"，说明手太阴脉从此处分出络脉——列缺络，而分出的部位即列缺穴所在。

络脉不仅是指表里经相连接的部位，也指本经连接的所有细小的脉络。过去认为络脉只存在于体表部位，其实内脏也有络脉。络脉分部在全身内外，相当于一个网络。

（二）络穴特性

1. 结构特性

大部分络穴位于小臂或小腿。络脉从主经向外伸展，变为相对细小的络，以联络表里经。一部分络穴位于"骨沟"处，如列缺、蠡沟、公孙、偏历、支正等，相当于骨节位置。外关、通里、内关则位于筋节处，飞扬、光明、丰隆、蠡沟位于肉节处。部分络穴因其位置较浅，浅刺或斜刺时即可得气，如偏历穴。

络穴在定位时不仅要考虑其具体部位，还要根据个体及经络状态的不同，通过仔细循摸来定位。

2. 功能特性

络穴中的列缺、公孙、内关、外关亦为八脉交会穴，相关内容将在八脉交会穴中深入论述。现仅对络穴的一般功能进行介绍。

（1）治疗本经的络病：络穴可促使本经经气远达，布化于本经各络脉，使气血在其络脉中都能运行通畅，因此可以治疗本经的络病。

（2）治疗相表里经的络病或经病：由于络穴与表里两经相通，是阴阳两经相通的道路，本经的络与其相表里经的络形成一个交会互换之所。因此络穴可以治疗相表里经脉和络脉之疾，有转输经气的作用。

（三）十五络穴解析

列缺

【类属】手太阴肺经络穴。八脉交会穴之一，通任脉。

【位置】位于小臂的内侧面（阴面），桡骨茎突的近端处。在桡侧腕屈肌的桡侧缘，桡骨的尺侧，桡骨骨沟处。（图4-48~50）

【五节】脉节、筋节、骨节。

【取穴方法】先让患者握拳，桡侧腕屈肌腱和掌长肌腱，手太阴经即位于桡侧腕屈肌腱的桡侧，在桡动脉搏动处，定位太渊穴。从太渊穴沿着桡骨茎突循摸时可触及一个下坡，如行走于下坡的感觉，再向上循摸至桡骨平坦骨面可触及一个小骨沟（有些患者此沟不明显），按之较酸，即列缺。

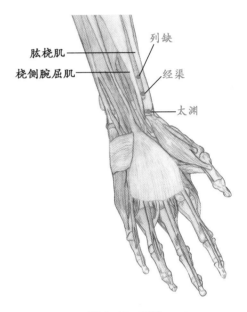

图 4-48　列缺

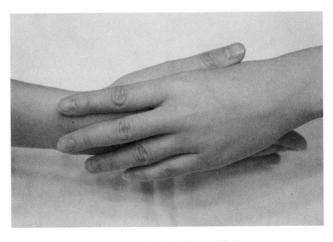

图 4-49　标准交叉取列缺法

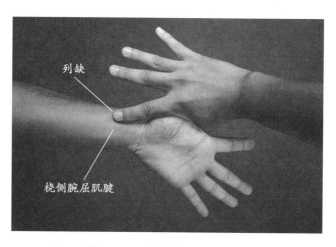

列缺

桡侧腕屈肌腱

图 4-50 王居易交叉取列缺法

左右两手虎口交叉的定位方法

《扁鹊神应针灸玉龙经》云："列缺通任脉，别走阳明。针一分，向下。在腕侧，以手交叉取食指尽处，两筋骨罅中。"《玉龙歌》云："在大指直上，叉手，中指尽处是穴。"从此以后，后人一直按照图 4-49 的方法取列缺。这种取法将列缺定位在了手阳明大肠经上。

但在临床上用这种方法定位列缺，并未起到应有的针刺疗效。著者根据临床应用，领悟到经典所说的"以手交叉取食指尽处"应该是双掌相对再两手交叉（图 4-50）。应用这种方法定位的列缺，正在手太阴肺经的循行路线上，并且临床应用时疗效明显。

【功效】宣肺解表，行气利水，通肺络，通任脉，止咳利咽，利尿泻热。

【主治】

（1）感冒，哮喘，咳嗽，咽干，头痛。戒烟过程中的焦虑症状。

（2）偏正头痛，面神经痉挛，面神经麻痹，三叉神经痛，半身不遂。

（3）妇科病，如月经前腹痛、急躁、胸胁胀满等。

（4）胸满，面肿。尿频、尿不畅通，阴茎痛，小便热，小便难，小便涩痛，遗精，牙痛。

（5）阳明经颈强硬，因为络脉通手阳明大肠经，故能治疗阳明经筋病。

【现代研究】列缺对支气管平滑肌痉挛有缓解作用，能改善肾功能，对调节血管的舒缩有明显作用。

【考证】《席弘赋》曰：气刺两乳求太渊，未应之时泻列缺。

《难病穴法歌》曰：太渊列缺穴相连，能祛气痛刺两乳。

《八法歌》曰：列缺乳痈多散。

《千金要方》曰：男子阴中疼痛，溺血，精出，灸列缺五十壮。

《普济方》曰：列缺主偏风口㖞，半身不遂，灸三壮。

偏历

【类属】手阳明大肠经络穴。

【位置】在阳溪上 3 寸，位于拇长展肌和拇短伸肌腱鞘及桡侧腕长伸肌间。
（图 4-51）

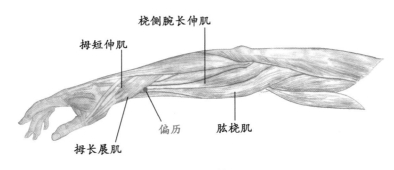

图 4-51　偏历

【五节】脉节、筋节、骨节。

【取穴方法】首先从阳溪（拇短伸肌及拇长伸肌腱之间）开始，沿着桡骨的桡侧阳面往上循摸，偏历即位于拇长展肌及拇短伸肌腱鞘，和桡侧腕长伸肌之间，及桡骨的骨沟缝里。直按时，患者感觉较酸。

【功效】清阳明络脉热邪，宣发手太阴留滞的寒邪或热邪。

【主治】因为阳明在三阳之里主燥，所以阳明经容易出现热邪结滞在里。

（1）阳明郁热证，见牙肿，牙痛，喉痹，咽干，耳聋耳鸣，烦躁，多言，鼻衄，肌肤感觉热。目视䀮䀮，目赤。

（2）太阴络瘀滞见小便不利，水肿。

（3）臂肿胀，前臂神经痛。

（4）面部疾病，如面神经麻痹，三叉神经痛。

【考证】《标幽赋》曰：刺偏历利小便，医大人水蛊。

《甲乙经》曰：瞋目，目䀮䀮，偏历主之。

丰隆

【类属】足阳明胃经络穴。

【位置】犊鼻和外踝尖连线中点，条口后方，踇长伸肌和趾长伸肌缝隙中。

（图 4-52）

【五节】筋节、肉节。

【取穴方法】首先在犊鼻和外踝尖连线中点的胫骨前肌外侧缘，循摸条口的缝隙。从条口往外循摸蹈长伸肌和趾长伸肌之间的缝隙。

【功效】健脾化痰，和胃降逆，利湿化燥。

【主治】腹泻，便秘。身肿，四肢肿胀，下肢麻痹，胫枯，足不收，身重，面浮肿。眩晕，头晕，失眠，头痛。痰邪阻络出现的精神症状，如狂躁、见鬼、登高而歌、弃衣而走、善笑等。身寒湿。烦心。中风。癫闭。

【考证】《百症赋》曰：强间丰隆之际，头痛难禁。

《甲乙经》曰：烦心，狂见鬼，善笑不休。

《针灸资生经》曰：丰隆主胸痛如刺，腹若刀切痛。主四肢肿身重。主狂妄行，登高而歌，弃衣而走。狂见鬼，好笑，面四肢卒肿。

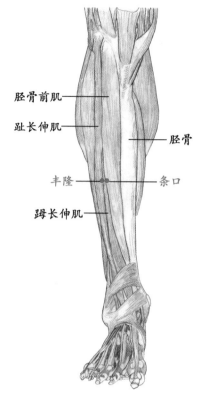

胫骨前肌
趾长伸肌
胫骨
丰隆
条口
蹈长伸肌

图 4-52　丰隆

公孙

【类属】足太阴脾经络穴，八脉交会穴之一，通冲脉。

【位置】位于第一跖骨底和内侧楔骨关节下的赤白肉际处。（图 4-53、4-54）

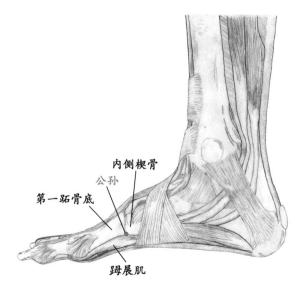

内侧楔骨
公孙
第一跖骨底
蹈展肌

图 4-53　公孙 1

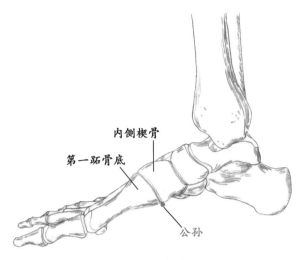

内侧楔骨

第一跖骨底

公孙

图 4-54　公孙 2

【五节】筋节、骨节。

【取穴方法】首先在第一跖骨头的近端循摸到太白，从太白向足太阴经的缝隙循摸至第一跖骨底和内侧楔骨关节（该关节摸起来像倒转的"V"字），公孙位于此关节之下，筋上的缝隙中。

为确认此部位，可同时循摸然谷穴，因为循摸公孙时容易到足少阴肾经，为避免过于向上，可同时找然谷（包括足舟骨）来帮助定位。

循摸时，手下常见的几种感觉：①关节缝有一个倒转的"V"字；②关节缝有一个"L"（跖骨底较粗大，内楔骨较小）；③关节缝有一个"L"（跖骨底较小，内楔骨较大）；④关节缝较平，不明显。

【功效】通脾络，化湿清热。清胃热。调理冲脉，和血调经。

【主治】妇科病，如痛经、不孕、带下、月经不调、子宫内膜炎等。头面浮肿，眼睑肿胀，红眼病，急性结膜炎。胃痛呕吐，胸膜炎，饮食不化，肠鸣，腹中切痛，肠出血。腹虚胀如鼓。寒热，自汗，失眠。

【考证】《标幽赋》曰：脾冷胃疼，泻公孙而立愈。

《甲乙经》曰：烦心狂多饮。

通里

【类属】手少阴心经络穴。

【位置】位于掌长肌腱及指浅屈肌尺侧缘与尺侧腕屈肌之间，距神门1寸。（图4-55）

【五节】脉节、筋节。

【取穴方法】从神门沿着手少阴心经的缝隙（尺侧腕屈肌与指浅屈肌之间）

往上循摸。经过尺骨茎突的近端是阴郄，沿着茎突的下坡循摸到第一个较大的缝隙是通里，直按时较酸。

【功效】通络，行气。

【主治】脑血管病，包括脑血栓或脑缺血出现的呛食、吞咽障碍、语言障碍等。心血管病，心脏传导束异常，如心律失常的心慌、心悸、心中懊恼。语言障碍，吞咽障碍，暴喑不言，倦言嗜卧。失眠。精神分裂症，频呻悲。面赤。遗尿。月经过多。

【考证】《百症赋》曰：倦言嗜卧，往通里大钟而明。

《玉龙歌》曰：连日虚烦面赤妆，心中惊悸亦难当。

《马丹阳十二穴歌》曰：欲言声不出，懊恼及怔忡，实则四肢重。

《外台秘要》曰：通里主热病先不乐数日口热，热则卒心中懊恼，悲恐。

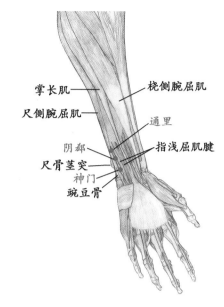

图 4-55　通里、阴郄

支正

【类属】手太阳小肠经络穴。

【位置】在阳谷上 5 寸，于尺骨的阳面，尺骨和尺侧腕伸肌外侧之间的缝隙。另有观点认为在尺侧腕伸肌和尺侧腕屈肌之间。（图 4-56，此图为了显露尺骨，而删除了尺侧腕屈肌）

【五节】筋节、骨节。

【取穴方法】从养老沿着手太阳经的缝隙（尺骨和尺侧腕伸肌之间）循摸，大致在 5 寸处，能触及尺骨上的一个切迹（骨沟），这里就是支正的缝隙。

【刺灸法】直刺，0.3~0.5 寸。可灸。支正位于手的阳面，因此针刺时要在尺骨及尺侧腕伸肌之间。

【功效】通络，舒筋。

【主治】头痛，眩晕，项强。惊恐，癫狂，悲愁。热病，口渴。疣目。消渴，精

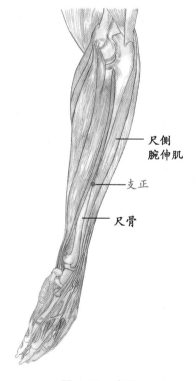

图 4-56　支正

神病。

【考证】《百症赋》曰：目眩兮，支正飞扬。

飞扬

【类属】足太阳膀胱经络穴。

【位置】在腓肠肌的后外、下缘，腓肠肌外侧肌腹前缘与比目鱼肌之间的缝隙。（图4-57）

【五节】筋节、肉节。

【取穴方法】从昆仑往上沿着足太阳经的缝隙循摸，至腓肠肌和比目鱼肌之间。飞扬位于腓肠肌从肌腱变成肌肉的部位，属较大的缝隙。

或从昆仑沿着足太阳经缝隙循摸至第7个肉节（肉和肉、或肉和筋之间的凹陷处），即飞扬穴。

【功效】通络养筋，醒脑，清头退热。

【主治】头痛，癫痫，眩晕，目眩痛。腰腿痛。痔疮肿痛，膀胱炎。鼻塞，鼻衄。癫狂，痫证。筋急不能屈伸，下肢痿软无力。

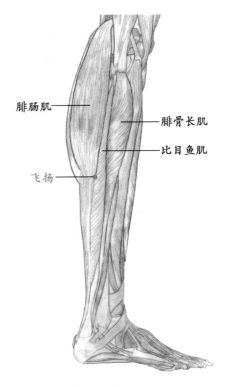

腓肠肌

腓骨长肌

比目鱼肌

飞扬

图4-57 飞扬

【现代研究】针刺飞扬穴可以改善血钙代谢障碍。

【考证】《百症赋》曰：目眩兮，支正飞扬。

《甲乙经》曰：恶人心惕惕然，痔疮痛，飞扬主之。

大钟

【类属】足少阴肾经络穴。

【位置】在内踝后下缘，跟腱前缘，跟骨上缘。（图4-58）

【五节】筋节、骨节。

【取穴方法】从水泉往上循摸至跟骨上缘（于足少阴经的缝隙中），在跟腱前缘。

【功效】通络清热，宁神定志。

【主治】口中热，舌干，口腔炎。小便不利。痛经。惊恐不乐，心性痴呆，善怒。癔病。嗜卧。腰肌强痛，足跟肿痛。便秘。气喘，胸中胀。

【考证】《标幽赋》曰：端的处，用大钟治心内之呆痴。

《千金要方》曰：大钟主舌本出血。主惊恐畏人，神气不足。

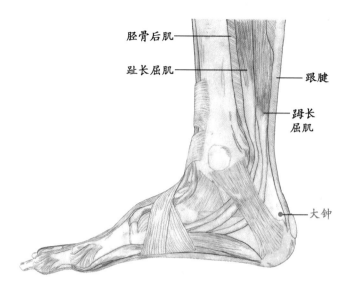

图 4-58 大钟

标注：胫骨后肌、趾长屈肌、跟腱、踇长屈肌、大钟

《百症赋》曰：倦言嗜卧，往通里大钟而明。

内关

【类属】手厥阴心包经络穴。八脉交会穴之一，通阴维脉。

【位置】掌长肌腱和桡侧腕屈肌腱之间，大致在腕上 2 寸，靠近桡侧腕屈肌的尺侧。（图 4-59）

【五节】脉节、筋节。

【取穴方法】患者先握拳，定好桡侧腕屈肌腱和掌长肌腱后放松，从腕关节处沿两条肌腱之间循摸，到桡骨头的近端有一个"下坡"；从此处继续往上循摸，沿着桡侧腕屈肌腱的尺侧缘有一个较明显的凹陷，在腕上 1~2 寸处。

或可参考内关部位横行的静脉来定位。部分人的内关位于此静脉和桡侧腕屈肌尺侧交叉处的近端（上缘）。但有一部分人此静脉不明显，或静脉与肌腱并行，因此必须循摸才能找准位置。

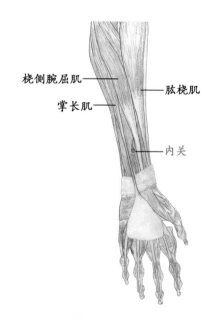

图 4-59 内关

标注：桡侧腕屈肌、掌长肌、肱桡肌、内关

【刺灸法】直刺，0.2~0.5 寸。可灸。

【针感】手法要柔细，出现徐徐的传导，针感传到手指。心脏供血不好、心肌梗死的患者，针刺后针感可传到胸部，病人有豁然开朗的感觉。重刺激能留下后遗针感，只有治疗上肢麻痹或腕关节下垂，可针刺稍微重一点。

【功效】通络理气（止痛），和胃降逆，通络安神。

【主治】心痛，心悸，怔忡，胸胁痛。失眠，健忘，癫痫，郁证，偏正头痛，眩晕，中风，偏瘫。脾胃不和，胃胀、胃痛，呕恶，泄泻、便血。月经不调，妊娠恶阻。胸闷、气短，咳嗽。热病无汗，黄疸。心律不齐，心动过缓，心动过速；心肌炎、心膜炎，心脏神经官能症。

【考证】《百症赋》曰：建里内关，扫尽胸中之苦闷。

《标幽赋》曰：胸满腹痛刺内关。

> 本穴为手厥阴经的络穴，阴维脉起于足之胫内侧（筑宾），上行入腹，上夹咽，上至顶，维系一身之阴。阴者，血也，手厥阴心包亦主血，主脉，故以心包经之络穴通于阴维。对阴经和阴经联系的脏的气血供应和平衡、调整发挥很重要的作用。

外关

【类属】手少阳三焦经络穴。八脉交会穴之一，通阳维脉。

【位置】在尺桡两骨之间，指伸肌与小指伸肌之间，腕关节上2寸左右。（图4-60、4-70）

【五节】筋节、肉节。

【取穴方法】循摸时，患者小臂的体位非常重要，不要旋前或旋后，避免尺桡骨重叠。先从阳池循摸至腕关节，从腕关节往上循摸可触及伸肌支持带，越过后沿着手少阳经的缝隙往上循摸会感触到一个较大的凹陷。此凹陷位于尺桡两骨之间，于指伸肌与小指伸肌之间是外关的缝隙。

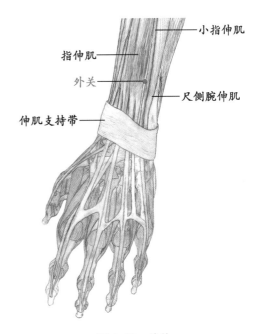

图4-60 外关

【功效】清热解毒，行气开窍，活络止痛。

【主治】牙痛，目赤肿痛，耳聋耳鸣，鼻出血。肘臂屈伸不利，上肢筋骨疼痛；手颤，五指痛，不能握物。热盛出现的眩晕。腹痛，胸胁痛。

【考证】《标幽赋》曰：阳跷阳维并督带，主肩背腰腿在表之病。

光明

【类属】足少阳胆经络穴。

【位置】外踝尖上5寸，在腓骨前缘，于腓骨长短肌和趾长伸肌之间。（图4-61）

【五节】筋节、肉节。

【取穴方法】从绝骨再往上循摸2个肉节（凹陷），光明穴位于第二个肉节（凹陷）中。

【功效】通络明目。

【主治】眼病，如视神经萎缩，近视眼。偏头痛。乳腺病，奶疮。

【考证】《标幽赋》曰：眼痒眼痛，泻光明与地五会。

蠡沟

【类属】足厥阴肝经络穴。

【位置】内踝上5寸，于趾长屈肌和比目鱼肌之间。（图4-62）

【五节】筋节、肉节、骨节。

【取穴方法】可先找足太阴经的缝隙，然后在其后侧循摸足厥阴经的缝隙。然后，从内踝后开始往上摸到第五个肉节。蠡沟的肉节较大，位于趾长屈肌和比目鱼肌之间。

为了确认前一种方法所取的位置是否准确，可从内踝尖往上，沿着胫骨后侧缘循摸，可触及一个胫骨的切迹，从此切迹往后循摸至足厥阴经的缝隙中，而此部位应当是蠡沟穴。

【功效】通络调经，活络理气。

【主治】月经不调，阴痒，梅核气。疝气疼痛，小腹胀暴痛，少腹肿，小便不利，睾丸卒痛，腰背拘急不可俯仰。发作性精神病。功能性子宫出血。下肢淋巴结炎。

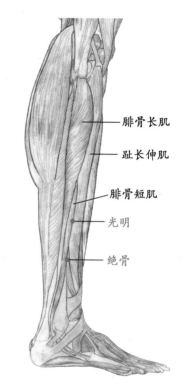

图4-61 光明

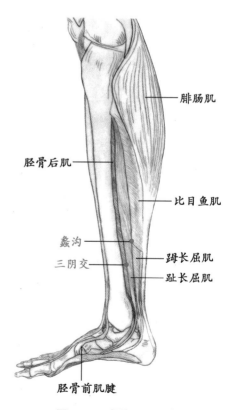

图4-62 蠡沟、三阴交

图4-61标注：腓骨长肌、趾长伸肌、腓骨短肌、光明、绝骨

图4-62标注：腓肠肌、胫骨后肌、比目鱼肌、蠡沟、三阴交、跨长屈肌、趾长屈肌、胫骨前肌腱

鸠尾

【类属】任脉络穴。膏之原。

【位置】在胸骨剑突下缘 5 分。

【五节】筋节、肉节、骨节。

【取穴方法】首先触及患者的胸骨剑突，在剑突下循摸。如果触不到胸骨剑突，要在胸剑结合部以下 5 分左右取穴。

【刺灸法】直刺，0.5~1.0 寸，不留针。针刺时患者双手高举过头取穴。可灸。

【功效】化瘀化痰，理气降逆，定痫安神。

【主治】心痛，小儿局灶性癫痫而有失志，部分精神病。胸闷，呃逆，噫气，呕吐。心包炎，心绞痛，胃炎，肋神经痛。

【考证】《经脉图考》曰：禁刺灸。此穴大难下针，非甚妙高手，不可轻刺。

长强

【类属】督脉络穴。足少阴、足少阳交会穴。

【位置】尾骨尖端与肛门连线的中点。

【五节】筋节、骨节。

【取穴方法】患者跪伏或胸膝位，先循摸尾骨下端，在尾骨下、肛门上循摸凹陷。

【刺灸法】斜刺，1.0~1.5 寸。针尖到尾骨的前缘后，把针竖过来沿着尾骨往里刺。

【功效】通络利湿，清热解毒，重镇安神，止血化痔。

【主治】阴部湿疹，痔疮，脱肛，直肠下血（近血）。延长癫痫的先兆时间。顽固性失眠。便秘。惊恐失惊，狂症。马尾神经损伤，多发性硬化，截瘫造成的排便无力，大便失禁。结肠炎，结肠性溃疡包括肛门括约肌的麻痹。

【考证】《百症赋》曰：刺长强与承山，善主肠风新下血。

大包

【类属】脾的大络。

【位置】在腋中线上，第六、七肋间上缘。

【五节】肉节、骨节。

【取穴方法】循摸到第六、七肋骨，在腋中线上的间隙中。

【刺灸法】向第六肋骨方向斜刺，0.5~0.8 寸，层次在肋骨与皮肤间，禁止深刺。可灸。

【针感】沿着肋间传导。

【功效】通络理气。

【主治】胸胁痛，胸膜炎，肋间神经痛。老年人呼吸肌无力，出气困难。

吸则胸节肿痛，虚则百节筋痛。类风湿全身痛。

【考证】《甲乙经》曰：息即胸胁中痛，实则其身尽寒，虚则百节尽纵。

《类经图翼》曰：总统阴阳诸络，由脾灌溉五脏。

四、郄穴

（一）郄穴释义

"郄"同"郤"，也作"隙"（《正字通》）。古义有四：①孔（隙），如《孟子》曰："钻穴隙相窥。"②裂（隙），如《史记》载："大王今日至听小人之言，与沛公有隙。"③要路，如《史记》载："秦文孝缪居雍隙。"④接连，如《汉书》曰："北隙乌丸、夫余。"

结合郄穴所在部位和主治的共性，其义当以③④为宜，意为该经脉循行中逢至肌肉筋脉薄、结、狭小的孔缝之处。所以郄穴有降逆、疏利、行气、止痛的治疗作用。

（二）郄穴特性

1. 结构特点

部分郄穴位于肌肉丰厚的身体部位，如梁丘；部分郄穴位于肌肉移形为肌腱的地方，如孔最、郄门、温溜、中都和筑宾；部分郄穴所在部位的肌肉不多，如阴郄、水泉。无论所在部位的肌肉丰满与否，其缝隙结构则具有共同点，都是肌肉缝隙较狭窄的部位。（表4-9）

郄穴的针感通常比较清晰而呈"细线状"沿经传导，跟其狭窄深在的缝隙结构有关。

表4-9　十六郄穴表

手太阴肺经	孔最	手阳明大肠经	温溜
足太阴脾经	地机	足阳明胃经	梁丘
手少阴心经	阴郄	手太阳小肠经	养老
足少阴肾经	水泉	足太阳膀胱经	金门
手厥阴心包经	郄门	手少阳三焦经	会宗
足厥阴肝经	中都	足少阳胆经	外丘
阴维脉	筑宾	阳维脉	阳交
阴跷脉	交信	阳跷脉	跗阳

2. 郄穴的功能特点

由于各经的功能不同，各经郄穴的具体作用有所差别。有些具有降逆作用，有些具有疏理、疏通、通畅的作用，还有一些郄穴突出行气之功，有的则表现为较强的止痛作用。但总体来说，郄穴皆有疏通作用，对经络气血的数量及流速有调整作用。（表 4-10）

表 4-10　十二经郄穴功效主治归类

经脉	功效
手三阴经郄穴	止血。可治疗血逆上盛，如衄血、咳血
足三阴经郄穴	疏理。可治疗痛经、尿不畅
手三阳经郄穴	降逆。可治疗气逆、喘、呃逆
足三阳经郄穴	止痛。可治疗胃痛，痉挛性疼痛

（1）手三阴经郄穴：主治血逆上溢所致鼻衄、咳血、吐血。如孔最治疗咳血的效果非常好；郄门治疗牙龈出血、鼻衄；阴郄治疗咳血。

（2）足三阴经郄穴：主治小便不利、淋痛、痛经。如治疗痛经常用地机、中都，因为其有疏理作用。

（3）手三阳经郄穴：主治气逆、喘、呃，有降逆之功。

（4）足三阳经郄穴：主治胸满、胀痛、挛急作痛等。如胃痉挛性疼痛，取足阳明经的梁丘；胆绞痛，取足少阳胆经的外丘；尿道及膀胱结石造成的痉挛性疼痛，取足太阳经的金门。

（5）阴跷、阳跷、阴维、阳维四脉郄穴：四奇经的气化均涉及多条经脉，如阴维脉功能维络诸阴，阳维脉功能维络诸阳，阴跷脉和阳跷脉则沟通调节全身阴阳之气，功能较复杂。故各自郄穴的功能主治也有较大的差异。如阴跷郄穴治疗四肢淫泺，阳跷郄穴治疗四肢不举，阴维郄穴治疗呕吐涎沫，阳维郄穴治疗面肿、胸满。

（三）十六郄穴解析

孔最

【类属】手太阴肺经郄穴。

【位置】在腕关节上 7 寸，手太阴经缝隙中，在肱桡肌肌腹与肌腱移形处。（图 4-63）

【五节】筋节、肉节。

【取穴方法】从太渊沿手太阴经的缝隙往上循摸，孔最位于肱桡肌从肌腱变成肌肉的部位，肌腱及肌肉交界处可触及一个细窄的凹陷，直按时患者感觉酸。

【功效】清热止血，行气止痛，润肺消肿。

【主治】咳血，吐血。痔疮出血，肠风下血。胸痛。热病汗不出，咳逆。指不握拳。气管、支气管出血，肺炎，支气管炎。

【考证】《千金要方》曰：孔最主臂厥热痛，汗不出，皆灸刺之。

《外台秘要》曰：孔最主热病汗不出，此穴可灸五壮。

温溜

【类属】手阳明大肠经郄穴。

【位置】在阳溪上5寸左右，肱桡肌和桡侧腕长伸肌之间。（图4-64）

【五节】筋节、肉节、骨节。

【取穴方法】从阳溪沿着手阳明经的缝隙往上循摸，经过偏历时，可触到肌腱在此变成肌肉，在桡侧腕长伸肌和肱桡肌缝隙中。在温溜可以摸到桡骨上有一特殊的骨沟。

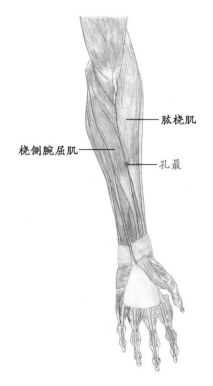

图 4-63 孔最

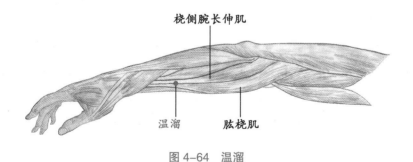

图 4-64 温溜

【功效】清邪热，理肠胃。

【主治】牙痛，头痛，面肿，三叉神经痛，口腔炎。肠鸣腹痛，过敏性结肠炎。

【考证】《百症赋》曰：审他项强伤寒，温溜期门而主之。

《甲乙经》曰：热病肠澼，臑肘臂痛，虚则气膈满，手不举，温溜主之。肠鸣而痛，温溜主之。

梁丘

【类属】足阳明胃经郄穴。

【位置】髌骨外上缘 2 寸，在股直肌和股外侧肌之间缝隙中。

【五节】肉节。

【取穴方法】首先让患者绷紧大腿的肌肉（股直肌和股外侧肌），循摸股直肌和股外侧肌的缝隙间，让患者放松。从髌骨外侧缘往上循摸第二个肉节处。

【功效】止痛消肿。

【主治】胃痛，包括急性胃痉挛。乳房肿痛，包括乳腺增生、乳部肿块、乳腺炎。膝痛，膝肿，下肢不遂，腰膝脚痛，冷痹不仁，难跪，不可屈伸。

【考证】《甲乙经》曰：大惊，乳痛，梁丘主之。

地机

【类属】足太阴脾经郄穴。

【位置】在阴陵泉下 3 寸左右，胫骨后肌与趾长屈肌之间。（图 4-65）

【五节】筋节、肉节。

【取穴方法】从阴陵泉往下循摸第三个肉节，于胫骨后肌与趾长屈肌之间。

或从漏谷穴段沿着足太阴经的缝隙往上循摸至一个较细窄的凹陷（阴陵泉下）。

【功效】止痛消肿。

【主治】痛经，月经不调，女子癥瘕，白带过多。胃痛，虚性胃痉挛（隐隐痛），腹胁气胀。小便不利。腿肿痛，腰痛不可俯仰。

【考证】《百症赋》曰：抑又论妇人经事改常，自有地机血海。

阴郄

【类属】手少阴心经郄穴。

【位置】在神门上 5 分左右。位于掌长肌的尺侧，指浅屈肌和尺侧腕屈肌之间，尺骨茎突的上缘（近端）。（图 4-55）

【五节】脉节、筋节。

【取穴方法】从神门沿着手少阴心经的缝隙（尺侧腕屈肌与指浅屈肌之间）往上循摸，尺骨茎突的近端可触及一个骨沟，阴郄位于此骨沟处。

【功效】清虚热，宁神志。

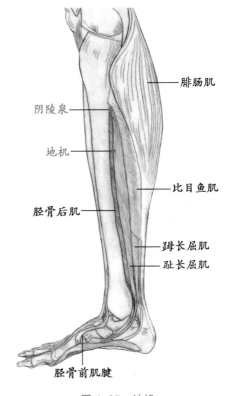

腓肠肌

阴陵泉

地机

比目鱼肌

胫骨后肌

蹈长屈肌

趾长屈肌

胫骨前肌腱

图 4-65 地机

【主治】胸中发热，心痛，胸痛，胸闷，心悸，心烦。语言障碍，包括舌肌麻痹、言语不连贯。盗汗，虚劳，洒淅畏寒。惊恐，胆小。吐血。

【现代研究】

（1）发现阴郄治疗癫痫大发作，可致脑电图改变。

（2）能调整膀胱的张力失常。症状有排尿憋不住尿，尿不出来，尿慢。

【考证】《百症赋》曰：阴郄后溪，治盗汗之多出。

《标幽赋》曰：泻阴郄止盗汗，治小儿骨蒸。

《外台秘要》曰：少阴郄，主十二痫，失喑不能言。

养老

【类属】手太阳小肠经郄穴。

【位置】在尺骨茎突的桡侧缘。手心向胸时，在尺骨头近端的桡侧缘。（图4-66）

【五节】骨节。

【取穴方法】掌心向下，用手指按在尺骨头的最高点上，掌心转向胸部，手指自然感触一个狭窄的骨缝，此骨缝是养老穴。

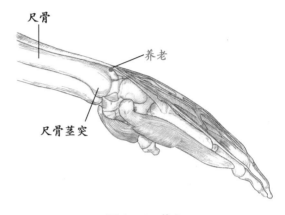

图4-66　养老

【功效】止痛，明目。

【主治】眼病，老年性花眼，目视不明。与太阳经有关的急性腰痛及颈椎病，脊痛，肩臂酸痛，肩欲折，臂如拔，手不能自上下，落枕，腰痛。

【考证】《百症赋》曰：目觉𥉙𥉙，急取养老天柱。

金门

【类属】足太阳膀胱经郄穴。

【位置】外踝前缘，骰骨下缘凹陷处。（图4-67）

【五节】筋节、骨节。

【取穴方法】从京骨（第五跖骨粗隆前下缘）沿着足太阳经的缝隙循摸到骰骨下缘，可触及一较细窄的缝隙（凹陷），即金门。此缝隙位于第五跖骨粗隆后侧，骰骨下缘。

【功效】开窍止痛。

【主治】头痛，腰痛，癫痫，晕厥，转筋，牙痛、眉棱骨痛。小儿多动症（包括成人多动症），小儿发痫。

【考证】《标幽赋》曰：头风头痛，刺申脉与金门。

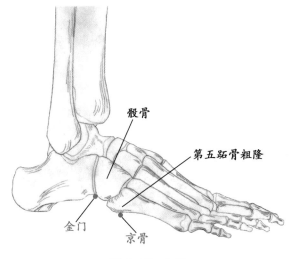

图 4-67　金门

《百症赋》曰：转筋兮，金门丘墟来医。

《肘后歌》曰：疟疾连日发不休，金门深刺七分是。

水泉

【类属】足少阴肾经郄穴。

【位置】跟骨结节前内侧上缘。（图 4-68）

【五节】骨节。

【取穴方法】从照海沿着足少阴经的缝隙至跟骨结节内侧上部，在跟骨结节内侧上方可触及一个沟，属水泉的位置。

【功效】止痛利尿。

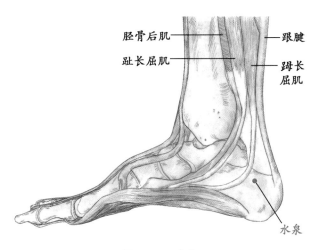

图 4-68　水泉

【主治】泌尿系结石，膀胱痉挛。视野减弱，视野缺损，目眈眈不能远视。女子月事不下（配天枢）。

【考证】《百症赋》曰：月潮违限，天枢水泉细详。

《甲乙经》曰：月水不来而多闭，心下痛，目眈眈不可远视，水泉主之。

郄门

【类属】手厥阴心包经郄穴。

【位置】掌长肌及桡侧腕屈肌之间，腕横纹上5寸左右。（图4-69）

【五节】脉节、筋节、肉节。

【取穴方法】从大陵沿着手厥阴经的缝隙往上循摸，在肌腱和肌肉移形处能感触到一个细窄的缝隙，即郄门。

或从大陵沿着手厥阴经的缝隙循摸，可触及5个肉节，在第五个凹陷中。

【刺灸法】直刺，0.5~1.0寸。得气的深度，脉节在0.2~0.3寸、肉节0.5~0.8寸、筋节0.8~1.0寸。可灸。

【功效】止痛安神，清营止血。

【主治】咳血，呕血，衄血。五心烦热。惊恐畏人，神气不足。痔疾。胸痛，心肌炎，胸膜炎，心绞痛，风湿性心脏病，乳腺炎。

【考证】《甲乙经》曰：心痛，呕血，惊恐畏人，神气不足，郄门主之。

会宗

【类属】手少阳三焦经郄穴。

【位置】在手背腕横纹上3个肉节。外关上1个肉节（凹陷）处，在支沟尺侧旁开一筋。（图4-70）

【五节】筋节、肉节。

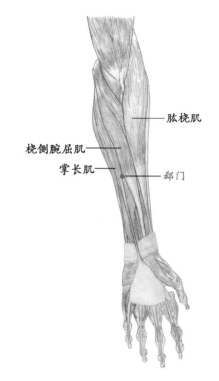

图4-69 郄门

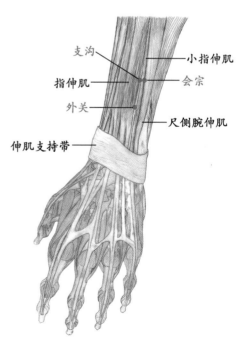

图4-70 会宗、支沟、外关

【取穴方法】从腕横纹沿着手少阳经的缝隙循摸至外关，从外关再往上循摸一个肉节，此凹陷是支沟。从支沟往尺侧循摸，滑过一条筋至一个缝隙中，于小指伸肌与尺侧腕伸肌之间，是会宗。

【功效】清泄三焦，开窍，理气止痛。

【主治】耳病，耳鸣，耳痛，耳聋。眼病。气滞，喘满。运动后肌肉痛。

【考证】《外台秘要》曰：会宗主肌肉痛，耳聋，羊痫。

外丘

【类属】足少阳胆经郄穴。

【位置】在外踝上7寸左右，腓骨前缘，于腓骨长短肌和趾长伸肌之间。（图4-71）

【五节】筋节、肉节。

【取穴方法】从外踝尖，沿着腓骨"脊"顺腓骨向上循摸，在骨和肉交会之处是绝骨。从绝骨再往上循摸4个肉节（凹陷），外丘位于第四个肉节中。循摸时必须在腓骨前缘，于腓骨长短肌和趾长伸肌之间。

【功效】清肝胆热，解毒。

【主治】胸胁痛。少阳经胸胁部皮肤病，如带状疱疹。

【考证】《百症赋》曰：外丘收乎大肠。

《甲乙经》曰：胸胁支满，头痛，项内寒热，外丘主之。

中都

【类属】足厥阴肝经郄穴。

【位置】在内踝尖上7个肉节，在胫骨后侧，趾长屈肌和比目鱼肌之间。（图4-72）

【五节】筋节、肉节。

【取穴方法】先定蠡沟（其位于内踝上第五个肉节处，于趾长屈肌和比目鱼肌之

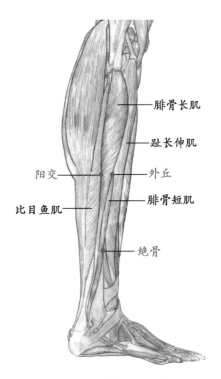

图 4-71 外丘、阳交

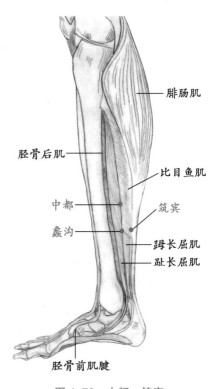

图 4-72 中都、筑宾

间。沿着足厥阴经的缝隙，从蠡沟再往上循摸2个肉节（凹陷）。中都穴是筋变成肉的部位，直按是较大的凹陷。

【功效】清热理气，止痛。

【主治】胁痛，腹胀，包括一些早期肝炎、肠炎。经期综合征，小腹疼痛，恶露不净。

筑宾

【类属】阴维脉郄穴，足少阴肾经腧穴。

【位置】太溪上5寸，在比目鱼肌及腓肠肌内侧肌腹之间的缝隙，比目鱼肌的肌腹和肌腱移形处。（图4-72）

【五节】筋节、肉节。

【取穴方法】从太溪沿着足少阴经的缝隙循摸5个肉节。第五个肉节（凹陷）是筑宾穴。筑宾是一个较深的凹陷，位于腓肠肌的前下缘和比目鱼肌之间的凹陷处。为确认此部位，可循摸到蠡沟，再往后滑过一条"筋"（或肉）的后侧缘，第一凹陷属足少阴肾经的缝隙，亦是筑宾。

【功效】清神志，利下焦。利湿毒，清热毒，去大毒。

【主治】阴血滞涩或郁热所致疾病。妄言怒骂。舌体运动障碍，吐舌。一氧化碳中毒，出现昏迷，有语言障碍，可重灸筑宾。恶疮，包括很多淋巴结核病后，皮肤不收口，以及一些恶性肿瘤造成者。疮疡，包括多发性疮疡，经常发作的蜂窝组织炎，大背疮等。良性肿瘤，痤疮。足腨痛，腿软无力，腓肠肌痉挛。甲状腺病。肾炎，膀胱炎，睾丸炎，盆腔炎、阴道炎。

交信

【类属】阴跷脉郄穴，足少阴肾经腧穴。

【位置】在太溪上2个肉节，复溜的前1个肉节，与复溜同一个水平线。（图4-36）

【五节】筋节、肉节。

【取穴方法】从太溪开始往上循摸2个肉节，第二个肉节（凹陷）是复溜。复溜向胫骨循摸，滑过踇长屈肌，此处的凹陷是交信，缝隙较细窄。

【功效】调经止血，通利下焦。

【主治】女子漏血不止，经闭，月经不调。失眠。疝气，阴挺，阴痒，睾丸肿痛。尿潴留，淋病。内脏神经功能紊乱，植物神经官能症，咽、喉、食道、胃、肠神经症（以痉挛为主的病症）。由神经官能症造成的颈部痉挛。妇科病，如子宫功能性出血、子宫脱垂、子宫收缩不全等。

【考证】《百症赋》曰：女子少气漏血，不无交信合阳。

阳交

【类属】阳维脉郄穴，足少阳胆经腧穴。

【位置】在外踝尖上7寸，腓骨后，腓骨长肌后侧缘。与外丘在同一水平线。（图4-71）

【五节】筋节、肉节。

【取穴方法】从外踝尖沿着腓骨"脊"循摸至绝骨，从绝骨再往上循摸4个肉节（凹陷），为外丘。从外丘往后触摸，滑过一条肌肉，其后侧缘就是阳交的缝隙。阳交位于腓骨后，腓骨长肌后侧缘。

【功效】清神志，利肝胆，维系阳经的营养平衡。

【主治】喉痹，胸胁痛，胸满癫狂，膝肿痛，面部浮肿。胸膜炎。肝胆部位的带状疱疹。

【考证】《百症赋》曰：惊悸怔忡，取阳交解溪勿误。

《千金要方》曰：阳交主喉痹胸满塞寒热。主胸满肿。

跗阳

【类属】阳跷脉郄穴，足太阳膀胱经腧穴。

【位置】在昆仑上3寸，跟腱前与腓骨长短肌之间。与绝骨在同一水平线。（图4-73）

【五节】筋节、肉节。

【取穴方法】从昆仑沿着足太阳经的缝隙往上循摸3个肉节，即跗阳穴，缝隙较细窄。亦可先循摸绝骨穴，在其后侧缘是跗阳的缝隙。

【功效】清头目，利筋骨。

【主治】眩晕，头痛。足部生疮，寒湿脚气。髀枢及股䯒痛，下肢瘫痪，小腿三头肌痉挛。多发性下肢肌腱扭伤，如走路、爬山经常脚踝扭伤，说明足踝部肌腱不协调，可考虑灸跗阳。面神经麻痹，三叉神经痛。

【考证】《甲乙经》曰：跗阳主痿厥，瘈疭，痹不仁，四肢不举。

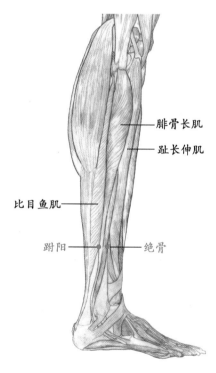

腓骨长肌

趾长伸肌

比目鱼肌

跗阳　绝骨

图4-73　跗阳、绝骨

五、俞穴、募穴

俞穴是脏腑之气输注于背腰部的部位，募穴是脏腑之气汇聚于胸腹部的部位。它们均分布于躯干部，与脏腑有密切关系。古人对俞募穴的认识很早，在诊断和治疗脏腑病症方面积累了很多临床经验。滑伯仁《难经本义》说："阴阳经络，气相交贯，脏腑腹背，气相通应。"认为脏腑之气与俞募穴是相互贯通的。因此，历代医家大都认为募穴主治功能与背俞穴相同，二者既可以单独使用，又可以配合运用，即谓之"俞募配穴"。同时诊察俞募两穴也可作为协助诊断的一种方法，所谓"审募而察俞，察俞而诊募"。

（一）俞募穴释义

"俞"是运行、输送之意，背俞穴为脏腑的经气在体表转运、输注的部位。《灵枢》记载了背俞穴的位置，以及取穴方法。《灵枢·背腧》云："愿闻五脏之腧，出于背者……"马莳《灵枢注证发微》解释说："五脏之腧，皆在于背。"《类经》曰："五脏居于腹中，其脉气俱出于背之足太阳经，是为五脏之腧。"

"募"是汇集、聚结的意思。募穴始见于《素问·奇病论》，文曰："胆虚气上溢而口为之苦，治之以胆募俞。"《难经·六十七难》亦有记载募穴，但无具体穴名。至《脉经》才明确了期门、日月、巨阙、关元、章门、太仓（中脘）、中府、天枢、京门、中极等十个募穴的名称和位置；到《甲乙经》又补充了三焦募石门；后人又补充了心包募膻中。但对于俞募穴在功能特性上的差异及其机理，历史文献中并未阐明，留下了理论空白。

（二）俞募穴分布规律

背俞穴分布于足太阳膀胱经第一侧线，按脏腑位置高低就近分布。

募穴的分布，有在本经（肺募中府，胆募日月，肝募期门）者，有在他经（肾募京门，脾募章门，大肠募天枢）者；其余都分布于任脉（心包募膻中，心募巨阙，胃募中脘，三焦募石门，小肠募关元，膀胱募中极）。

（三）俞穴的结构和功能特点

古人在背部膀胱经第一侧线的许多穴位中，总结出十二个穴位分别对脏腑有比较突出的治疗作用，并用"俞"来表示这类穴位的共性（为了与五输穴区别，常用"背俞"称之）。

1. 俞穴的结构特点

人体脏器都深藏在体腔，内脏外部多包绕较多组织，胸腹腔除了有脊柱、胸骨作为支架保护内脏之外，外部还有多层肌肉、肌腱。在背部体表循摸，较难区分深层及浅层肌肉，因为两者存在交叉，所以俞穴的具体位置较难摸准，不像四肢腧穴容易确定。

背部肌肉、经筋以及络脉的分布都跟脊柱有着密切关系，甚至内脏位置跟脊柱亦有密切关系。内脏，包括心、肺、胃、肾、脾、肝等在内，在体内的位置相对稳定，都有韧带维系固定，古代称为"系"，有联系、系带的意思。各个脏腑都分布有自己的"系"，如"心系""肺系""肝系"等，意味着各脏有附着点与脊柱发生联系，以保持其相对稳定。

人体内脏的固定除了通过脊柱的联系，还通过内脏之间的互相联系得以实现。《内经》讲经别、经络的循行，都涉及这种"系"。这种联系不是随意性的连接，它对保持各个脏腑之间的联系，以及脏腑的稳定性，保持内脏功能等，都有重要意义。若内脏缺这种"系"，内脏便会缺乏稳定性；一旦这种联系出现问题，就会引发疾病。

脏腑与脊柱、胸背部的临近关系，以及之间的"系"结构等，造成了比较特殊的气化通路。所谓背俞穴是其对应脏腑的经气在体表转运、输注的部位，就是这些气化通路的表达。所以背俞穴常常是反应、治疗该脏腑经络六淫入客、阴亏液耗病证的重点穴位。此外，背俞穴及华佗夹脊穴还可治疗很多精神方面的疾患，而有特殊的治疗效果，可能也是跟背部腧穴与脊柱的密切关系有关的。

肢体穴位以"沟渠溪谷"等结构为基础，具有各自不同的特点，但背俞穴与之不同，背俞穴的重点在于，其与各自对应的脏腑非常邻近，有更直接与精确的沟通。而脊柱是背俞穴与脏腑之间的重要关联。

2. 俞穴的功能特点

由于俞穴能使脏腑的阳气达于外，是卫阳出入运行的重要部位，所以俞穴是治阳虚、气虚的重要穴位。背俞穴各个穴位也是外邪入侵的部位，所以背俞穴可宣发卫阳之气，保证相应脏腑气化所需的阳气供应。《伤寒论》中所说"太阳病项背强"，就是由于外感伤寒，阳气闭郁不达于外，导致脏腑功能受到影响。

结合现代解剖学对人体的认识，背俞穴的理论还可理解为，一部分阳气与神经功能有关。脊柱有脊髓，脊髓有脊神经，在脊柱两旁有脊神经走行，脊神经的分布与内脏相对应。因此足太阳膀胱经和督脉上的穴位，尤其俞穴，可以通过对神经的影响来实现阳气的某些功能。背俞穴，是中西医可能存在理论交叉的地方。

具体俞穴功能归纳如下。

（1）上焦虚象：胸膈阳虚，易侵犯到心俞、肺俞。如风寒邪易侵犯肺俞，风热火毒则易侵犯心俞和厥阴俞。心胸肺部阳气不足而致的疾病，如胸阳不振、心脉闭阻的心悸、胸痹等症，可选用肺俞、心俞等，与大椎、陶道、神道配伍。

（2）中焦脾阳虚：湿邪或浊气易侵犯到脾俞和胃俞，寒邪亦可侵犯到脾俞。治疗脾胃阳虚而致的消化系统疾患，可选用脾俞、胃俞等与脊中配伍。

（3）下焦肾阳虚：脾俞、肾俞易受到寒邪的侵犯。肾阳虚衰而致的泌尿生殖系统疾患，可选用肾俞、三焦俞等与命门配伍。

3. 俞穴的取穴法

由于背部肌肉的宽窄、厚薄不同，存在不同层次交叉等，其结构比较复杂，背部腧穴较难准确定位。迄今为止很多背部的腧穴的定位并不准确。背部的腧穴主要有三条线：一是督脉，二是膀胱经的第一侧线，三是膀胱经的第二侧线。在督脉和第一侧线之间，古人还发现有所谓夹脊穴。这些腧穴，定位准则效果好，定位不准则效果差。因此古人尝试过各种方法，以求准确定位背部腧穴。如膏肓的骑竹马疗法，实际上是膏肓的取穴法；再如心俞旁开谚语穴，在手扪时，让患者说"一"，通过震动感可找到此穴位。诸如此类取穴方法还有很多。

我们利用循摸法取背俞穴时，首先需要定位椎体。椎体确定后，一般取穴法是在棘突下旁开 1.5 寸，或用特殊姿势、部位来度量定位，但这些度量方法往往取穴不够准确。足太阳膀胱经的第一条线位于最长肌外侧缘，因此取十二背俞穴时，必须通过循摸确定竖脊肌，然后定位俞穴。

背俞穴的水平线在椎体和椎体之间的缝隙，其与脊柱神经前后根的出口有关；而此处有交感神经节，神经节的位置在横突外，稍靠上。循摸穴位之前，先触及棘突下，再往外旁开，取竖脊肌的外侧缘。不同的椎体棘突长短不同，相应的取穴定位也有差别：①颈七至胸十二棘突较长，腧穴的部位稍靠上一点（棘突下水平线，偏上），在上棘突和下棘突之间的中上 1/3 交界处；②腰椎棘突较平、短，因此该段的背俞穴位于竖脊肌外侧，上棘突和下棘突之间的 1/2 处。

4. 俞穴的刺法与针感

胸腔部的背俞穴直刺 0.3~0.5 寸（浅刺），腰部背俞穴可直刺 0.5~1 寸。针刺在交感神经节前角或后角。有些人在临床用斜刺法，但背俞穴斜刺不一定准确。针刺时务必谨慎，第十二胸椎以上禁深刺，避免刺伤内脏。

直刺针感通常有三个传导方向：①沿着肋骨向前腹部感传；②沿着足太阳膀胱经的缝隙，针感下传或向上传；③向前传至脏器处。

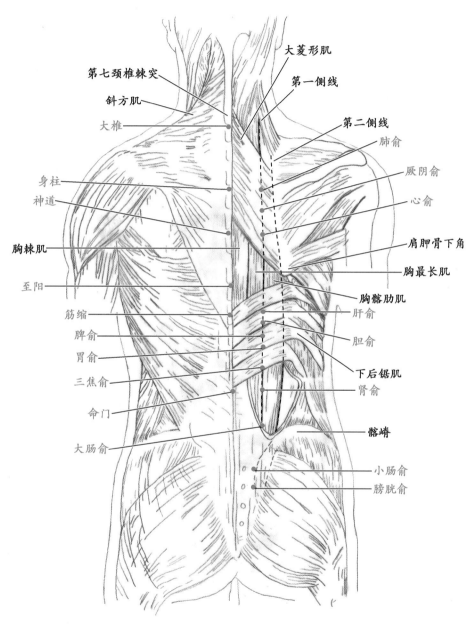

第七颈椎棘突

斜方肌

大椎

身柱

神道

胸棘肌

至阳

筋缩

脾俞

胃俞

三焦俞

命门

大肠俞

大菱形肌

第一侧线

第二侧线

肺俞

厥阴俞

心俞

肩胛骨下角

胸最长肌

胸髂肋肌

肝俞

胆俞

下后锯肌

肾俞

髂嵴

小肠俞

膀胱俞

图 4-74　十二背俞穴

（四）募穴的结构和功能特点

1. 募穴的结构特点

凡是募穴都和其所属脏或腑邻近。这个邻近跟背俞穴的邻近有区别。背俞穴的邻近有上下关系，且都在足太阳膀胱经经络线上。募穴的邻近则跟其相关脏腑的直接位置有关。

募穴都在胸腹部，所在的位置分别靠近相关脏或腑，如中府与肺邻近，天枢与大肠邻近，中脘与胃邻近，左侧章门与脾邻近，巨阙与心邻近，关元与小肠邻近，中极与膀胱邻近，京门与肾邻近，膻中与心包邻近，右日月与胆邻近，右期门与肝邻近。三焦受肾的影响，因此石门位于下焦。

胸腹部有较多层肌肉、筋膜和结缔组织，包括膏和肓。膏是致密结缔组织，肓是疏松结缔组织。因为前面的功能需要空间，如进行代谢或交换等，所以胸腹部的疏松结缔组织较多；而背部则致密结缔组织较多。募穴下的疏松结缔组织比较集中，包括有淋巴、静脉。募穴往往靠近相关脏腑的淋巴管，跟各个脏腑淋巴的汇集和大静脉的出入、回流有密切关系。淋巴和静脉的汇集，提供了淋巴液、组织液聚集停留的条件，而人体大部分器官组织通过淋巴液、组织液得到滋养，也通过此途径将废物排出。

2. 募穴的功能特点

与脏腑临近是募穴的主要结构特点，这个特点决定了它的特殊的功能。所以在临床选用募穴的关键，是要考虑其临近脏腑的特性；至于穴位原属于哪条经络，本经有什么特性，医者要避免这些顾虑影响了自己对募穴的判断和运用。

募穴主要控制脏腑代谢物的交换，将代谢废物及时进行处理，疏泄转输到六腑排出，同时帮助将正常的营养物输布至脏腑。所以募穴的功能既有补又有泻。

具体功能归纳如下。

（1）补虚：为相关脏或腑改善其气血亏虚，为其提供营养。

（2）泄实：募穴周边存在很多静脉、毛细血管、组织液，其中包含大量代谢物，可出现代谢物瘀滞或障碍。募穴可改善代谢障碍，发挥泄实的作用。

（3）排毒：很多代谢物和毒素堆积在募穴周边，募穴可加强人体排除毒素的功能。

（4）保健：因募穴可提高本脏或腑的代谢能力，所以具有保健作用。

3. 募穴的刺法

（1）针刺募穴时可刺激至腹膜，禁针脏膜。在不同部位，腹膜和脏膜的距离不同，需要谨慎。腹膜中有淋巴、组织液，一般刺激到此处，得气后将针上提，不留针于腹膜层。

（2）有一些募穴，如巨阙、鸠尾离脏膜较近，针刺要浅，不穿过腹膜。

（3）胸腔的募穴，如中府、日月、期门都要谨慎，不可深刺。

（4）饭后易腹胀，因此在饭后禁刺腹部募穴。

（5）由于募穴在胸腹部，亦适合用手法治疗，如揉法，对内脏有一定治疗作用。

（6）肋部募穴易刺伤内脏，所以针刺时应斜刺，至肋骨上缘。刺入3~5分即可得气，切不可认为深刺才能得气。

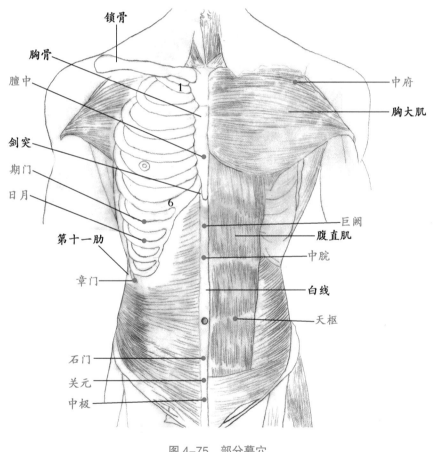

图 4-75　部分募穴

（五）十二背俞穴解析

肺俞

【类属】肺的背俞穴。

【位置】在第三胸椎棘突下旁开 1.5 寸。（图 4-74）

【五节】肉节。

【取穴方法】先定第七颈椎棘突，向下循摸至第三胸椎棘突，再向外循摸至最长肌的外侧缘。在第三胸椎棘突和第四胸椎棘突之间中上三分之一交界的凹陷处。

【功效】宣肺解表，行阳散寒。

【主治】由于风寒或阳虚导致的胸满、咳嗽、皮肤瘙痒，风寒导致的荨麻疹，泄泻，呕吐，痢疾，劳瘵，胸满气短。慢性气管炎，肺炎，百日咳，肾炎。

【考证】《百症赋》曰：岁热时行，陶道复求肺俞理。咳嗽连声，肺俞须迎天突穴。

《类经图翼》曰：此穴主泻五脏之热，与五脏俞治同。盗汗寒热恶寒，灸随年壮刺五分。

厥阴俞

【类属】心包的背俞穴。

【位置】在第四胸椎棘突下旁开 1.5 寸。（图 4-74）

【五节】肉节。

【取穴方法】先定第七颈椎棘突，向下循摸至第四胸椎棘突，再向外循摸至最长肌的外侧缘。在第四胸椎棘突和第五胸椎棘突之间中上三分之一交界的凹陷处。

【功效】行气止痛，降逆止呕。

【主治】心痛，背痛，背部肌肉劳损，胃脘疼痛，呕吐，胸满烦闷，咳逆，肋间神经痛。心绞痛，心肌炎，风湿性心脏病。

心俞

【类属】心的背俞穴。

【位置】在第五胸椎棘突下旁开 1.5 寸。（图 4-74）

【五节】肉节。

【取穴方法】先定第七颈椎棘突，向下循摸至第五胸椎棘突，或从第七胸椎向上循摸至第五胸椎棘突，再向其外循摸至最长肌的外侧缘。在第五胸椎棘突和第六胸椎棘突之间中上三分之一交界的凹陷处。

【功效】通络止痛，宁心安神。

【主治】胸背引痛，心痛，心悸，失眠，惊恐不宁，食管狭窄，癫痫，神志病，咳嗽，小儿心气不足、数岁不语，遗精。神经衰弱，冠心病。

【考证】《百症赋》曰：风痫常发，神道须还心俞宁。

《胜玉歌》曰：遗精白浊心俞治。

《玉龙歌》曰：夜梦鬼交心俞治，白环俞治一般针。

肝俞

【类属】肝的背俞穴。

【位置】在第九胸椎棘突下旁开 1.5 寸。（图 4-74）

【五节】肉节。

【取穴方法】先定第七胸椎棘突，向下循摸至第九胸椎棘突，再向外循摸至最长肌的外侧缘。在第九胸椎棘突和第十胸椎棘突之间中上三分之一交界的凹陷处。

【功效】解郁安神，疏肝理气。

【主治】腹胀，胸胁满闷，气滞郁结导致失眠。顽固性失眠，眩晕，头痛。肝气郁滞导致的眼病，目眩，白翳，昏翳或红肿，胬肉攀睛，夜盲症，视网膜炎，视网膜出血，视神经萎缩，结膜炎，眼睑下垂。吐血。咳引两胁急痛，不得息，转侧不便。惊狂，癫痫，神经衰弱（抑郁症），多怒。急慢性肝炎，胆囊炎。

【考证】《百症赋》曰：攀睛攻少泽肝俞之所。

《玉龙歌》曰：肝家血少目昏花。

脾俞

【类属】脾的背俞穴。

【位置】在第十一胸椎棘突下旁开 1.5 寸。（图 4-74）

【五节】肉节。

【取穴方法】先定第七胸椎棘突，向下循摸至第十一胸椎棘突，再向外循摸至最长肌的外侧缘。在第十一胸椎棘突和第十二胸椎棘突之间中上三分之一交界的凹陷处。

【功效】健脾化湿，补中益气，摄血。

【主治】腹泻，完谷不化，不嗜食，疲倦，积聚，水肿，气胀，善欠，消渴。腹胀引胸背痛，腹痛，饮食倍多身渐赢瘦，泄利，四肢不收，消化不良。出血性疾病，紫癜。

【考证】《百症赋》曰：听宫脾俞，祛残心下之悲凄。脾虚谷以不消，脾俞膀胱俞觅。

《甲乙经》曰：脾胀者苦哕，四肢闷，体重不能衣。

肾俞

【类属】肾的背俞穴。

【位置】在第二腰椎棘突下旁开 1.5 寸。（图 4-74）

【五节】肉节。

【取穴方法】先定第五腰椎棘突，向上循摸至第二腰椎棘突，向外循摸至最长肌的外侧缘。在第二腰椎棘突和第三腰椎棘突之间二分之一凹陷处。

【功效】温阳化湿，补肾益气，壮元，强腰，明耳。

【主治】耳聋，腰痛，出精梦泄，妇女月经不调、痛经，洞泄，胃脘部及肚腹胀满，遗尿，尿不畅，小便淋沥，溺血，消渴。前列腺肥大，前列腺炎，肾结石，肾下垂，慢性结肠炎，腰肌劳损。

【考证】《百症赋》曰：胸膈停留瘀血，肾俞巨髎宜征。

《玉龙歌》曰：艾火多加体自康。肾败腰虚小便频，夜间起止苦劳神，命门若得金针助，肾俞艾灸起遭逆。

《席弘赋》曰：更有三间肾俞妙，善治肩背浮风劳。

《千金要方》曰：消渴小便数，灸肾俞二处三十壮。

《外台秘要》曰：肾俞主腰痛不可俯仰反侧，头痛如破。

《扁鹊心书》曰：肾俞二穴，凡一切大病于此灸二三百壮。盖肾为一身之根蒂，先天之真源，本牢则不死。

胆俞

【类属】胆的背俞穴。

【位置】在第十胸椎棘突下旁开1.5寸。（图4-74）

【五节】肉节。

【取穴方法】先定第七胸椎棘突，向下循摸至第十胸椎棘突，向外循摸至最长肌的外侧缘。在第十胸椎棘突和第十一胸椎棘突之间的中上三分之一交界的凹陷处。

【功效】滋阴清热，降逆和中。

【主治】潮热，腋下肿痛，呕吐，口苦，舌干，咽中疼痛，胸胁痛不能转侧，骨蒸劳热。黄疸，胆囊炎。淋巴系统疾病，如淋巴结核、腋下淋巴结炎。结核性胸膜炎。

胃俞

【类属】胃的背俞穴。

【位置】在第十二胸椎棘突下，旁开1.5寸，最长肌之外侧缘。（图4-74）

【五节】肉节。

【取穴方法】先定第七胸椎棘突，向下循摸至第十二胸椎棘突，再向外循摸至最长肌的外侧缘。在第十二胸椎棘突和第一腰椎棘突之间的中上三分之一交界的凹陷处。

【功效】温阳驱寒，益气补中，健脾胃。

【主治】胃寒吐清水，不思饮食，完谷不化，腹痛，腹胀，肠鸣，小儿羸瘦，脱肛，多年积块，虚劳咳嗽（培土生金）。消渴，胃下垂，慢性胃溃疡，胃扩张，慢性胃炎。

【考证】《百症赋》曰：胃冷食而难化，魂门胃俞堪责。

三焦俞

【类属】三焦的背俞穴。

【位置】在第一腰椎棘突下旁开 1.5 寸。（图 4-74）

【五节】肉节。

【取穴方法】先定第五腰椎棘突，向上循摸至第一腰椎棘突，再向外循摸至最长肌的外侧缘。在第一腰椎棘突和第二腰椎棘突之间二分之一凹陷处。

【功效】调三焦，利水道。

【主治】腹胀，腹泻，肠鸣，水谷不化，腹中痛欲泄注，吐逆，水肿，善饥，羸瘦不能饮食，肩背急，腰脊强，目眩，消渴。早期糖尿病，可调理糖代谢减弱。泌尿系结石。

【考证】《千金翼方》曰：小腹坚大如盘盂，胸腹中胀满，饮食不消，妇女癥聚瘦瘠，灸三焦俞百壮，三报之。

大肠俞

【类属】大肠的背俞穴。

【位置】第四腰椎棘突下旁开 1.5 寸。（图 4-74）

【五节】肉节。

【取穴方法】先定第五腰椎棘突，向上循摸至第四腰椎棘突，再向外循摸至最长肌的外侧缘。在第四腰椎棘突和第五腰椎棘突之间二分之一凹陷处。

【功效】调理肠道。

【主治】肠鸣，腹泻，便秘，多食身瘦，洞泄，食不化，肠痈，痢疾，脱肛，遗尿，小便难，小儿消化不良。腰肌劳损，慢性腰痛，腰膝疼痛，脊强不得俯仰，骶髂关节炎，骶棘肌痉挛，坐骨神经痛。

【考证】《千金要方》曰：主腹中气胀引脊痛，食饮多而身羸瘦。

小肠俞

【类属】小肠的背俞穴。

【位置】平第一骶后孔，督脉旁开 1.5 寸。（图 4-74）

【五节】肉节、骨节。

【取穴方法】先定第一骶椎，再向外循摸髂后上棘内上缘。

【功效】理下焦，祛寒湿。

【主治】膀胱、三焦津液少，口干不可忍，大小肠寒热，小便黄赤不利、淋沥，尿闭，大便脓血，痔疮。腰骶痛，消渴，妇人带下，盆腔炎。

【考证】《千金要方》曰：治消渴口干不可忍者，灸小肠俞百壮。

《类经图翼》曰：主治膀胱三焦津液少，便赤不利，淋沥遗尿，小腹胀满。

膀胱俞

【类属】膀胱的背俞穴。

【位置】平第二骶后孔，督脉旁开 1.5 寸。（图 4-74）

【五节】肉节、骨节。

【取穴方法】先定第二骶后孔，再向外循摸髂后上棘内侧缘，即膀胱俞。

【功效】清热利湿。

【主治】脊急痛，腹痛泄利，腹满，小便赤涩，遗尿，癃闭，阴部湿痒肿痛，小便赤黄，遗溺，阴疮，大便难，脚膝无力。膀胱炎，泌尿系感染。

【考证】《百症赋》曰：脾虚谷以不消，脾俞膀胱俞觅。

（六）十二募穴解析

中府

【类属】肺的募穴，手足太阴经之会。

【位置】在胸壁外上部，距胸骨中线 6 寸处。锁骨肩峰下凹陷直下 1 寸，三角肌和胸大肌缝隙间，平第一肋间隙。（图 4-75）

【五节】肉节、骨节。

【取穴方法】先取锁骨外端（肩峰端）下方凹陷处的云门穴，云门直下，平第一肋间隙处。

【刺灸法】0.5~1 寸，向外斜刺。此外，在中府用揲法、灸法，可有很好的疗效。

【功效】清肺泻热，排痰祛滞，宣肺。

【主治】胸膈胀满，咳喘，肩背痛，咳嗽，上气，少气，喘急，自汗，食不下，不得卧，面肿，肢肿。气管炎，肺炎，心肺痛。

【考证】《百症赋》曰：胸满更加噎塞，中府意舍所行。

膻中

【类属】心包的募穴，八会穴之一（气会）。

【位置】在胸骨中线上，平等四肋间隙处。（图 4-75）

【五节】骨节。

【取穴方法】在胸骨中线上，循摸到第四肋间，在骨沟里。

【功效】理气宽胸，止咳平喘。

【主治】胸满，气短，咳嗽，气喘。食管痉挛，吞咽障碍，心律不齐。妇科病，如乳腺炎、乳腺增生。

【考证】《百症赋》曰：膈疼饮蓄难禁，膻中巨阙便针。

巨阙

【类属】心的募穴。

【位置】在腹白线上，当脐中直上 6 寸处。（图 4-75）

【五节】肉节。

【取穴方法】先循摸胸骨剑突下缘，于胸骨剑突下至脐中连线的上 1/4 和下 3/4 的交点凹陷中（肉节）。

【功效】理气和胃，安神化痰。

【主治】胸痛，胸满，胃痛，食管病，心悸，烦躁，吞酸，呕吐，腹泻，腹胀暴痛，呃逆，急性胃肠炎。

期门

【类属】肝的募穴。足太阴、足厥阴、阴维脉之会。

【位置】在锁骨中线上，当第六肋间隙处。（图 4-75）

【五节】肉节、骨节。

【取穴方法】先循摸锁骨中线上第二肋间隙，并于其直下四肋（第六肋间）处取穴。

【刺灸法】向下向外斜刺，刺到第七肋骨上缘为度；切忌过深而刺破胸膜。可灸。

【功效】通络疏肝，止痛降逆。

【主治】胸胁支满，肋间神经痛，胸膜炎，腹膜炎，胸膈膨胀，咳逆，气逆，两胁疼痛，饮食不下，胃脘部切痛，腹坚硬，肋间神经痛，肝炎。

【考证】《百症赋》曰：审他项强伤寒，温溜期门而主之。

京门

【类属】肾的募穴。足少阳胆经腧穴。

【位置】在十二肋骨游离端。

【五节】肉节、骨节。

【取穴方法】侧卧或俯卧，于侧腰部，先循摸第十一肋骨（章门穴），向其后下端循摸至第十二肋骨游离端。

【刺灸法】直刺，浅刺，刺在肋骨头上得气为度；切忌深刺伤及内层脏器组织。可灸。

【功效】利尿通淋，行气止痛。

【主治】腹胀，肠鸣洞泄，小便不利，肠疝痛，小腹肿痛。泌尿系感染，泌尿系结石，肾绞痛，慢性肾炎出现的水肿、下肢肿胀，肾囊肿。髀枢引痛，腰痛不得俯仰久立，髋关节部引痛。

【考证】《甲乙经》曰：痉脊强反折，京门主之。寒热腹胀膜，快快然不得息，京门主之。溢饮水道不通，溺黄小腹痛，京门主之。

章门

【类属】脾的募穴。八会穴之一，脏会。足厥阴、少阳之会。

【位置】在第十一肋游离端。（图4-75）

【五节】肉节、骨节。

【取穴方法】从腋中线第十肋骨头处，向下循摸至第十一肋游离端。由于个体变化，此肋骨头可能在腋中线的或前、或中、或后。

【刺灸法】直刺，浅刺，刺在肋骨头上得气为度；切忌深刺伤及内层脏器组织。可灸，可揲。

【功效】健脾益气，疏肝通络。

【主治】气虚腹胀，腹肿如鼓，积聚，胸胁支满，胁痛不得卧，腰痛不得转侧，食不化，不嗜食，呕逆，烦热，口干，四肢懈惰，肠鸣，胃脘痛，呕吐，呃逆，脾虚便溏，白浊。胸膜炎，腹膜炎。

【考证】《百症赋》曰：胸胁支满何疗，章门不容细寻。

《甲乙经》曰：奔豚腹胀肿，章门主之。石水，章门及然谷主之。

《千金要方》曰：积聚坚满，灸脾募百壮。掌门主饮食不化，溺多白浊。

日月

【类属】胆的募穴。足太阴、少阳之会。

【位置】乳头下方，锁骨中线的第七肋间隙。（图4-75）

【五节】肉节、骨节。

【取穴方法】先循摸到锁骨中线上第二肋间隙，并于其直下五肋（第七肋间）处取穴。

【刺灸法】向下向外斜刺，刺到第八肋骨上缘为度；切忌过深而刺破胸膜。可灸。

【功效】降逆和胃。

【主治】胸闷，呃逆，胁肋痛，太息善悲，小腹热，欲走，肾气冲心，呕吐，吞酸，呃逆。胆囊炎，胃十二指肠溃疡，肝脏病，肋间神经痛，膈肌痉挛。

【考证】《甲乙经》曰：太息善悲，少腹有热，欲走，日月主之。

中脘

【类属】胃的募穴。八会穴之一，腑会。手太阳、手少阳、足阳明之会。

【位置】在腹白线上，当脐中直上4寸处。（图4-75）

【五节】肉节。

【取穴方法】从胸骨剑突下缘循摸（若缺胸骨剑突，从胸骨下1寸开始数），歧骨与脐中连线的中点处之凹陷（肉节）。

【刺灸法】直刺，0.8~1.5寸；深部不留针；胃痛要确认其性质，如有腹膜炎或剧烈胃痛，禁刺中脘。可灸。

【针感】刺到腹膜时有膨胀感，亦可有徐缓往下或斜放射针感。

【功效】温中和胃，健脾化湿，可泻可补。

【主治】腹痛，腹胀，胃痛，胃胀，腹泻，呃逆，头痛，失眠。急性慢性胃炎（可配足三里），胃痉挛（可配梁丘），肠炎（可配阴陵泉）。与胃有关的癔病，如精神分裂症。

【考证】《百症赋》曰：中脘主乎积痢。

天枢

【类属】大肠的募穴。足少阴、冲脉之会。足阳明经脉气所发。

【位置】在脐旁2寸处，腹直肌肌束缝隙。（图4-75）

【五节】肉节。

【取穴方法】从神阙（脐）向外滑过腹直肌肌束，在缝隙凹陷中。

【功效】通腑，散结理气，调经导滞。

【主治】腹痛泄泻，腹胀，肠鸣，食不下，冷气绕脐痛，呕吐，便秘，便溏，腹胀气喘，妇女癥瘕，血结成块，漏下赤白，月事不调。热结出血的精神病，如狂言。癫痫。急慢性胃炎，结肠炎，细菌性痢疾，子宫内膜炎，调理月经后迟（闭经），腰痛。

【考证】《百症赋》曰：月潮违限，天枢水泉细详。

《标幽赋》曰：虚损天枢而可取。

《千金要方》曰：久冷及妇人癥瘕，灸天枢百壮。吐血，腹痛雷鸣，灸天枢百壮。狂言恍惚，灸天枢百壮。

关元

【类属】小肠的募穴。足三阴、任脉之会。

【位置】在腹白线上，脐下3寸处。（图4-75）

【五节】肉节。

【取穴方法】于脐与耻骨联合上缘中点连线的下2/5和上3/5的交点处取穴。或用按压的方法从曲骨向上按压，至第二个凹陷（肉节）处即是。或可从神阙向下按压至第三个凹陷（肉节）即是。

【刺灸法】直刺，0.8~1.2寸。进针前先让患者排尿。可灸。

【针感】徐缓针感传至前阴部（尿道口），一部分往外侧传（卵巢处）。

【功效】补虚，泻实，清热利湿，益气养阴。

【主治】尿不畅，尿急，尿痛，尿频，小便赤色，遗尿，癃闭，下肢水肿。遗精，阳痿。妇人带下，子宫出血，月经不调，痛经，子宫脱垂，阴门瘙痒。神经衰弱。小儿单纯性消化不良。尿道炎，膀胱炎，前列腺炎。

中极

【类属】膀胱的募穴。足三阴、任脉之会。

【位置】在腹白线上，当曲骨穴直上 1 寸处，脐下 4 寸。（图 4-75）

【五节】肉节。

【取穴方法】于脐与耻骨联合上缘中点连线的下 1/5 和上 4/5 的交点处取穴。或用按压的方法从曲骨向上按压，至第一个凹陷（肉节）处即是。或可从神阙向下按压至第四个凹陷（肉节）即是。

【刺灸法】直刺，0.8~1.2 寸。进针前先让患者排尿。可灸。

【针感】徐缓针感可传至前阴部（尿道口）。

【功效】清热利湿，通尿化气。

【主治】小腹疼痛，尿不畅，遗尿，小便赤色，尿频，尿急，尿痛，尿失禁。痛经，阳痿，早泄，阴囊湿热，湿浊下注，阴门瘙痒，阴门肿痛。泌尿系感染，膀胱括约肌麻痹，前列腺增生，肠炎，盆腔炎，子宫内膜炎，肾炎。

石门

【类属】三焦的募穴。

【位置】在腹白线上，脐下 2 寸处。（图 4-75）

【五节】肉节。

【取穴方法】于脐与耻骨联合上缘中点连线的下 3/5 和上 2/5 的交点处取穴。或用按压的方法从曲骨向上按压，至第二个凹陷（肉节）处即是。或可从神阙向下按压至第三个凹陷（肉节）即是。

【功效】清利三焦，调理冲任。

【主治】消化不良，尿潴留，闭经，子宫功能性出血，膀胱炎，尿道炎，阴缩入腹。

六、八脉交会穴

（一）八脉交会穴释义

八脉交会穴是指奇经八脉与十二正经经气在手足交会的八个腧穴。（表 4-11）八穴均位于手足腕部，是针灸临床中常用腧穴。

表 4-11　八脉交会穴

任脉——列缺	阴跷——照海
督脉——后溪	阳跷——申脉
阴维——内关	冲脉——公孙
阳维——外关	带脉——足临泣

（二）八脉交会穴主治特性

八脉交会穴均位于十二正经上，经气由此与奇经八脉相通，因此不仅能够治疗本经病症及表里经病症，在临床还发现分别对奇经八脉的症候有治疗作用。历代针灸家大多把八脉交会穴分为四组：①内关、公孙；②外关、足临泣；③列缺、照海；④后溪、申脉。从理论上分析，八脉交会穴大多是根据各穴所属十二经脉的功能发展而来的，对奇经八脉疾患的治疗较少考虑。临床上常常根据奇经八脉理论重新配穴，治疗一些疾病，具体见本书的配穴章节。

（三）八脉交会穴解析

八脉交会穴有四个是十二经的络穴（内关、公孙、列缺、外关），一个为输穴（后溪），这些腧穴已在前面进行了详解，重复部分不再做赘述。

内关

手厥阴心包经络穴，通阴维。

本穴为手厥阴经的络穴，阴维脉起于足之胫内侧（筑宾），上行入腹、上夹咽、上至顶，维系一身之阴。阴者，血也。手厥阴心包亦主血，主脉，故以心包经之络穴通于阴维。本穴对阴经和阴经所联系的脏的气血供应，以及平衡、调整，发挥很重要的作用。

其他详见络穴部分。

公孙

足太阴脾经络穴，通冲脉。

冲为血海，脾统血，故公孙通冲脉。

其他详见络穴部分。

列缺

手太阴肺经络穴，通任脉。以太阴为三阴之表，主三阴之开，任脉为诸阴之海，列缺为太阴之门户，故列缺通任脉。

其他详见络穴部分。

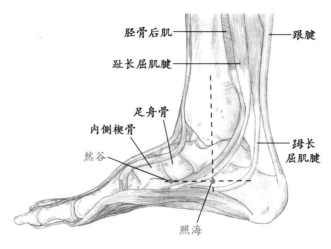

胫骨后肌　跟腱
趾长屈肌腱
足舟骨
内侧楔骨
然谷　蹈长屈肌腱
照海

图 4-76　照海

照海

【类属】足少阴肾经腧穴，通阴跷脉，阴跷脉的起点。

【位置】内踝尖下 1 寸左右，在跟骨与舟状骨之间的凹陷中，趾长屈肌腱鞘和蹈长屈肌腱鞘间。古代取照海时，需屈膝及使足内翻，因此古代取的部位更接近内踝尖下。若足不内翻，其位置应往下移。（图 4-76）

【五节】筋节、肉节、骨节。

【取穴方法】先循摸到足舟骨，再循摸到内踝尖。从足舟骨下缘向跟骨画一条横线，从内踝尖垂直向下画一条纵线，照海大致位于两条线交叉处，但必须仔细循摸到凹陷，一般在两筋之间（趾长屈肌腱鞘和蹈长屈肌腱鞘间），前后有筋，上有骨，下有肉。

【功效】滋阴利咽，止痉，调节内脏蠕动节律。

【主治】咽肿痛，咽干，呃逆，暴喑，梅核气，便秘，小便频数，遗尿，四肢懈怠，痫病夜发，失眠，癔病。喉炎，扁桃体炎，非菌性尿道炎，遗精，子宫下垂。

【现代研究】照海对肾功能、泌尿功能有调整作用。

【考证】《百症赋》曰：大敦照海，患寒疝而善蠲。

《通玄指要赋》曰：四肢之懈惰，凭照海以清除。

《玉龙歌》曰：大便闭结不能通，照海分明在足中。

《标幽赋》：阴跷、阳维而下胎衣。必准者，取照海治喉中之闭塞。

蹻脉对于人体的不随意的节律、交感神经系统、副交感神经系统有调节作用。照海协调各脏之间的运动规律，包括帮助吞咽、胃的蠕动、幽门的关闭、小肠的蠕动保持协调性。

外关

手少阳三焦经络穴，通阳维。

其他详见络穴部分。

　　阳维维系一身之阳；三焦为原气之别使，并属一身之膜（结缔组织），亦维护全身之阳。二者的联络维系作用相似相通。阳维出于足外踝（金门），而三焦经行于上肢，但因外关是手少阳三焦经之络穴，故外关通阳维。全身的结缔组织都在三焦范围，诸阳经的灌渗和平衡都要跟三焦有密切关系，三焦对全身原气和气血供应有广泛的联系作用。外关有调整三阳经的络脉和平衡诸阳经气血的作用。

足临泣

【类属】足少阳胆经之输穴，通带脉。

【位置】足小趾、次趾本节后（第四、五跖骨之间），小趾长伸肌腱外侧。（图 4-77）

【五节】筋节、骨节。

【取穴方法】先从侠溪穴，沿着第四和第五跖骨之间向上循摸至小趾长伸肌腱。足临泣位于此肌腱近端（外侧）缝隙中。

【功效】解郁散结，息风泻火。

【主治】头痛目眩，牙痛，耳聋，月经不调，乳痈，厥逆。胸胁痛，胸膜炎，肋间神经痛，急性乳腺炎，腋淋巴腺肿瘤，结膜炎，泪囊炎。

后溪

手太阳小肠经输穴，通督脉。

督脉主一身之阳。太阳为三阳之表，主开，宣发阳气。后溪为手太阳经输木穴。

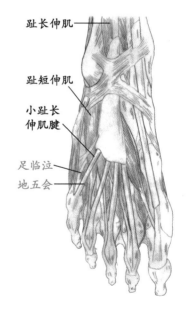

趾长伸肌
趾短伸肌
小趾长伸肌腱
足临泣
地五会

图 4-77　足临泣

其他详见五输穴部分。

申脉

【类属】足太阳膀胱经腧穴，通阳跷。十三鬼穴之一，别名鬼路。

【位置】外踝尖下1寸左右，小趾展肌上和腓骨长肌、短肌腱鞘下凹陷处。（图4-78）

【五节】筋节、骨节。

【取穴方法】从金门至申脉沿着小趾展肌上和腓骨长肌、短肌腱鞘下循摸。先循摸到金门的位置，于第五跖骨粗隆的后侧缘，向后画一条横线。摸到外踝尖，垂直向下画一条纵线。在两条线交叉处可触及较大的凹陷（缝隙），申脉即在此处，此缝隙前后有筋，上有踝骨，下有软骨。

【功效】祛风寒，利关节，强腰脊。

【主治】偏正头痛，眩晕，腰背痛，腰髋部冷痹，脚膝拘挛，坐骨神经痛，踝关节软组织损伤，癫痫，精神分裂症。

【考证】《标幽赋》曰：头风头痛，刺申脉与金门。

《拦江赋》曰：申脉能除寒与热，头风偏正及心惊。

《千金要方》曰：申脉主鼻中衄血不止。十三鬼穴此名鬼路。

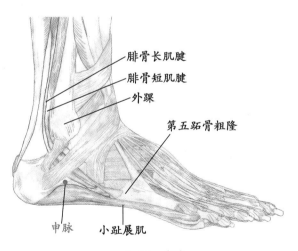

图4-78 申脉

七、下合穴

（一）下合穴释义

下合穴是指手、足三阳经的六腑之气下合于足三阳经的六个腧穴，故称下合穴。主要分布于下肢膝关节附近。

下合穴是治疗六腑病的重要穴位。《灵枢·邪气脏腑病形》曰："合治内府。"如足三里治胃脘痛；下巨虚治泄泻；上巨虚治肠痈；阳陵泉治蛔厥；委阳、委中治三焦气化失常引起的癃闭、遗尿等。

（二）下合穴解析

足三里、委中、阳陵泉均为本经合穴，已经在五输穴部分论述，故在此仅讨论委阳、上巨虚、下巨虚三个腧穴。

委阳

【类属】三焦下合穴。（图 4-79）

【位置】在腘横纹上，股二头肌腱的内侧缘。

【五节】肉节、筋节、骨节。

【取穴方法】先定委中穴，沿腘横纹向外侧寻摸至股二头肌肌腱内侧缝隙处。

【功效】舒筋通络，通利下焦。

【主治】腋下肿痛，胸满膨胀，痿厥不仁，小便淋沥，腰背部疼痛。

上巨虚

【类属】大肠下合穴。

【位置】位于胫骨前肌之外侧缘，足三里下 3 个肉节。（图 4-80）

【五节】肉节。

【取穴方法】向足三里（胫骨粗隆下缘旁开，胫骨前肌外侧缘）下循摸 3 个肉节（3 寸左右），即上巨虚。

【功效】宣畅导滞，通调大肠。

【主治】腹中切痛，便秘，泄泻，风水膝肿，屈伸不利。

【考证】《甲乙经》曰：风水膝肿，巨虚上廉主之。胸胁支满，恶闻人声与木音，巨虚上廉主之。

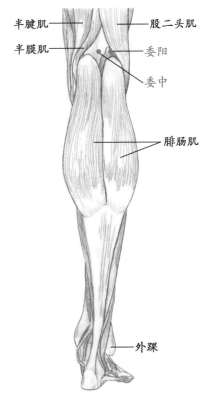

图 4-79　委阳

半腱肌　股二头肌
半膜肌　委阳
委中
腓肠肌
外踝

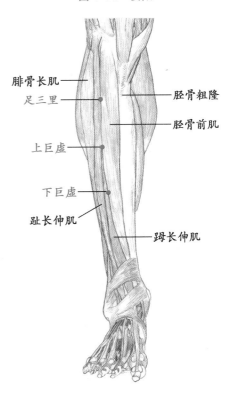

图 4-80　上巨虚、下巨虚

腓骨长肌　胫骨粗隆
足三里　胫骨前肌
上巨虚
下巨虚
趾长伸肌
蹈长伸肌

下巨虚

【类属】小肠下合穴。

【位置】胫骨前肌外侧缘，条口下1个肉节。（图4-80）

【五节】肉节、筋节。

【取穴方法】先定条口（犊鼻下8寸左右，胫骨前肌外侧缘），向其下循摸1个肉节（1寸左右），属下巨虚。

【功效】益气，养血，增液。

【主治】小腹疼痛，飧泻或泄脓血，下肢浮肿，乳痈，面无颜色，暴惊，狂言。

八、八会穴

"会"即聚会之意，八会穴为脏、腑、气、血、筋、脉、骨、髓的精气聚会的八个腧穴，故称八会穴。（表4-12）分布于躯干部和四肢部。这里只讨论悬钟、膈俞、大杼三个腧穴。

表4-12　八会穴表

八会	穴名	经属
脏会	章门	肝经
腑会	中脘	任脉
气会	膻中	任脉
血会	膈俞	膀胱经
筋会	阳陵泉	胆经
脉会	太渊	肺经
骨会	大杼	膀胱经
髓会	绝骨（悬钟）	胆经

绝骨（悬钟）

【类属】髓会，足少阳胆经腧穴。

【位置】外踝上3寸，腓骨前缘。（图4-45、4-73）

【五节】肉节、骨节。

【取穴方法】从外踝尖，沿着腓骨"嵴"循摸时，指下首先感觉以骨为主，慢慢往上推会感觉在走一个骨性路径，一直循摸到肌肉渐丰之处。在骨和肉交会、渐变之处就是绝骨的部位，在腓骨的前缘。

【功效】舒筋活络，理气止痛。

【主治】胃中热，腰痛，落枕，痔疮，足不收，中风手足不遂。急性阑尾炎，小儿舞蹈病，视神经萎缩。

【考证】《玉龙歌》曰：寒湿脚气不可熬，先针三里及阴交，后将绝骨穴兼刺，肿痛顿时立见消。

膈俞

【类属】血会，足太阳膀胱经腧穴。（图4-81）

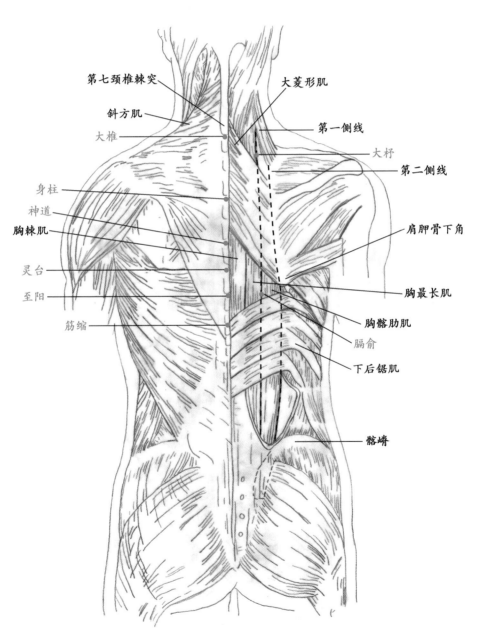

第七颈椎棘突
大菱形肌
斜方肌
大椎
第一侧线
大杼
第二侧线
身柱
神道
胸棘肌
肩胛骨下角
灵台
至阳
胸最长肌
筋缩
胸髂肋肌
膈俞
下后锯肌
髂嵴

图4-81　膈俞、大杼

【位置】在第七胸椎棘突下旁开 1.5 寸。最长肌的外侧缘。

【五节】肉节。

【取穴方法】先定第七胸椎，向下循摸至第七胸椎棘突下，向外循摸至最长肌的外侧缘，在第七胸椎棘突和第八胸椎棘突之间，中上 1/3 交界的凹陷处。

【功效】化瘀，理气，止血。

【主治】治疗因血瘀所致的疾病。心痛，胃脘痛，噎膈，贫血，出血性疾患，吐食，翻胃，膈胃寒痰，饮食不下，食则心痛。胃溃疡。

【考证】《甲乙经》曰：背痛恶寒，脊强俯仰难，食不下，呕吐多涎，膈俞主之。

大杼

【类属】骨会。足太阳、手太阳之会。（图 4-81）

【位置】在第一胸椎棘突下旁开 1.5 寸。最长肌的外侧缘。

【五节】肉节。

【取穴方法】先定第七颈椎棘突，向下循摸至第一胸椎棘突，向外循摸至最长肌的外侧缘。

【主治】骨病，以周身骨节疼痛，尤其是颈肩背及四肢骨痛效佳。

第四节　其他腧穴

一、头颈部

头部发盖区腧穴，通常采用平刺法。进针位置不在穴位点，而取在穴位前 2 分入针。具体头颈部腧穴内容，各论如下。

风府

【类属】足太阳、督脉、阳维脉之会穴（《聚英》）。十三鬼穴之一，鬼枕。

【位置】在后正中线，枕外粗隆直下凹陷处。

【五节】骨节。

【取穴方法】正坐，头微前倾，循摸枕外粗隆直下凹陷处。

【刺灸法】正坐位，使头微前倾，向下颔方向缓慢刺 0.2~0.5 寸。禁灸（《甲乙经》）。

【功效】散风，息风。

【主治】头痛，眩晕，鼻衄，头中百病，欲自杀，汗出，恶寒，项急不得回顾。

【考证】《肘后歌》曰：腿脚有疾风府寻。鹤膝肿痛难移步，尺泽能舒筋骨疼，更有一穴曲池妙，根寻源流可调停，其患若要便安愈，加以风府可用针。

后顶

【类属】督脉腧穴。督脉脉气所发。

【位置】百会后 1.5 寸，枕骨上。（图 4-82）

【五节】骨节。

【取穴方法】以骨性标志取穴，在顶枕缝中央，即后头部人字缝顶点（亦称"后囟门"）。取穴时，先循摸枕骨粗隆，向上直行推按至枕骨上端（与左右顶骨相接处）凹陷处，于囟会穴边线的后 1/4 处。

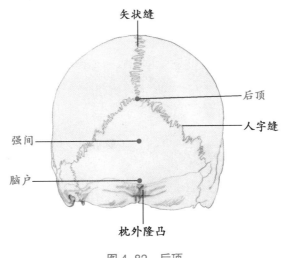

图 4-82　后顶

首先请患者坐下，两腿与肩同宽。从枕骨粗隆往上推至上缘即为脑户，再向上约 1.5 寸处第一凹陷（骨缝）是强间，再向上推约 1.5 寸处凹陷（骨缝）即后顶，位于人字缝起点。为了确认后顶的部位亦可找人字缝的骨缝，沿着人字缝向上循行找后顶的特殊手感处。需要注意的是，有些患者后顶处并不是凹陷，而是骨性突起。所以具体取穴，需要仔细循摸，并参考患者的感受，找到特殊手感处，并且是患者感觉按压最酸处。

【刺灸法】平刺，1~1.2 寸。留针 4~8 小时。从后顶往下进针，沿皮透刺法。根据穴位、治疗要求可选取不同的针刺方向，向下或向一侧膀胱经透刺。透刺的深浅度要掌握好，应在帽状腱膜和骨膜之间，深不能伤骨膜，浅不能在表皮。如果有明显阻力或疼痛，一般是刺入层次错误了。

采用搓针导气法：以一手的拇、食二指固定针柄，另手拇指按压针穴处，推、压、搓动头皮，使穴下头皮往返摩擦针体。一般手法要做60~90次，特殊情况需搓动100~120次。

反复搓针的同时，医生应要求患者渐次做以下动作：直腰—挺胸—头向上顶，若脊柱周围肌肉、韧带、肌腱有错位，让患者深吸一口气，然后咳嗽或呼气。

【功效】宣通督脉，行气通阳，升阳益气，濡筋，通络。后顶穴是督脉15个"脉气所发"之一，是督脉之气"现露"于外的处所，是督脉发生变动、异常的重要反应穴位，也是激发督脉经气的重要施治穴位。

【主治】头、项、背、腰、胸、上肢、下肢阳经经脉、经筋的阳虚寒痹，气滞血瘀诸证，如项强、腰痛、背痛等。督脉或膀胱经阳气不能布化，机体失用而现凉感与痉挛。

百会

【类属】交会穴之一，督脉足太阳之会（《甲乙经》）；手足三阳、督脉之会（《针灸聚英》）。

【位置】在头部中线，前顶和后顶之间的凹陷处。（图4-83）

【五节】骨节。

【取穴方法】在囟会和后顶之间的线上，先定囟会，往后循摸至前顶（骨沟），再往后循摸至第二凹陷（骨沟或骨突），属百会。或在后顶向前循摸可触及一个凹陷（骨沟或骨突），属百会。

【刺灸法】平刺，1.0~1.2寸。沿着督脉的循行线进针。使用搓针方法。

【功效】升阳。

【主治】头晕，内脏下垂，痔疮下垂。

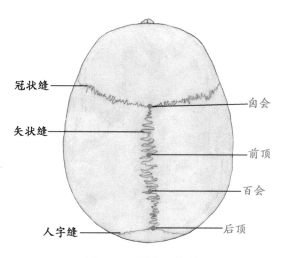

图 4-83　百会、前顶

前顶

【位置】当前发际正中直上 3.5 寸。（图 4-83）

【五节】骨节。

【取穴方法】先定囟会（囟门），从囟会向后循摸至有骨沟或骨突处，为前顶穴。

【刺灸法】平刺，0.8~1.2 寸。从前顶沿着骨沟进针，针刺到头皮下，骨膜上。用搓针方法。

有些患者，可以根据其病情加针斜刺。按压前顶左侧或右侧，根据患者的反应，在其右或左加针斜刺；加针刺法亦采用平刺法，与骨沟呈一定角度，向左或向右刺。

【功效】升阳益气，升清气，降浊气，清气解毒，宁心镇静。提高脑部供血。对胸腹、冲任有升阳作用。

【主治】气虚导致的内脏下垂，如胃下垂、子宫下垂。气虚或清气不升导致的半身不遂，头昏，耳聋，困倦，疲劳，烦躁不宁，尿频。对脏腑有清热解毒的作用，如治疗腹股沟出现的带状疱疹。

【考证】《百症赋》曰：原夫面肿虚浮，须仗水沟前顶。

上星

【类属】十三鬼穴之一，鬼堂。

【位置】在头部中线，入前发际 1 寸左右处。

【五节】骨节。

【取穴方法】先定囟会穴，向前循摸至第一个较明显的骨沟（凹陷），为上星。

【刺灸法】平刺，0.5~0.8 寸。可使搓针法。

【功效】通鼻窍，清头目。

【主治】鼻塞，鼻渊，鼻炎，咳嗽，头面虚肿。鼻炎，如流清涕，可使搓针法，同时让患者捏鼻子吹气，几秒钟后松手，擤鼻涕。

神庭

【类属】足太阳、足阳明、督脉之会（《甲乙经》）。十三鬼穴之一。

【位置】在鼻尖直上，前发际后五分左右。

【五节】骨节。

【取穴方法】从前发际向上（后）循摸 3~5 分至一个细小的凹陷（骨沟）。

【刺灸法】向下平刺，0.3~0.5 寸。用搓针法。

【功效】息风宁神，开窍明目，安神镇静，醒脑。

【主治】眩晕，鼻流清涕，目赤肿痛。神志障碍而出现的语言障碍，躁动不休，癔病，精神分裂症，吞咽障碍。早期脑血管病语言障碍、语言发音障碍，搓针法同时配合语言的训练。

人中

【类属】督脉、手足阳明经之会（《甲乙经》）。十三鬼穴之一，鬼宫。

【位置】在人中沟的上、中 1/3 交点处。

【五节】肉节。

【取穴方法】上唇人中沟正中近上方处。

【刺灸法】向上斜刺，0.2~0.3 寸。

【功效】开窍，镇静，止痛，利尿消肿。

【主治】晕厥，昏迷，癫痫，精神病，腰痛，面部浮肿。

【考证】《玉龙歌》曰：强痛脊背泻人中，挫闪腰酸亦可攻。

睛明

【类属】手足太阳、足阳明之会（《甲乙经》）。

【位置】在目内眦的外上方凹陷中。

【五节】骨节。

【取穴方法】让患者眼球向外转，触及眼角内侧，但不靠近鼻骨，于眼球内侧上角与眼眶之间的缝隙凹陷为睛明穴。

【刺灸法】直刺，0.3~0.8 寸。进针前，眼球向外侧转，缓慢进针。得气后患者的眼球可自然放松。若进针靠近鼻骨易出血。

【针感】眼球发胀，欲流泪感。

【功效】明目，泄热。

【主治】眼病，大眦胬肉侵睛，翳膜，迎风泪出，畏寒头痛，目眩，内眦赤痛。外眼病、眼底病，如视网膜出血、视神经炎、视神经萎缩、青少年性近视、青光眼、早期白内障。

【考证】《灵光赋》曰：睛明治眼胬肉攀。

《玉龙歌》曰：两眼红肿痛难熬，怕日羞明心自焦，只刺睛明鱼尾穴，太阳出血自然消。

眉冲

【类属】足太阳膀胱经腧穴。

【位置】在眉头直上，入发际 0.5 寸处，当神庭与曲差之间。

【五节】骨节。

【取穴方法】于足太阳经循行线上，入发际向上循摸 0.5 寸左右可触及一个骨沟，属眉冲穴。

【刺灸法】向下平刺，0.5~1.0 寸。

【功效】明目，安神。

【主治】心痛，泌尿系结石，五痫，头痛，鼻塞不闻香臭，目眩重。右眉冲治心痛，心绞痛，心悬之感，泌尿系结石（痉挛性疼痛）。

通天

【类属】足太阳膀胱经腧穴。

【位置】在头部，当前发际正中直上 4 寸，旁开 1.5 寸，前顶旁开 1.5 寸。（图 4-84）

【五节】骨节。

【取穴方法】先找囟会（先找冠状缝），往后循摸至前顶，旁开触及一个骨沟，属通天穴。

【刺灸法】平刺，0.5~1.0 寸。左侧通天有止咳、止胃痛、止腰痛之功。

【功效】明目，开窍，止咳，止胃痛，止腰痛。

【主治】头痛，头重头旋，头项转侧难，瘿气，鼻衄，鼻窒，鼻疮，鼻塞不通，鼻多清涕，口眼歪斜，咳嗽，胃痛，胃痉挛。

【考证】《百症赋》曰：通天去鼻内无闻之苦。

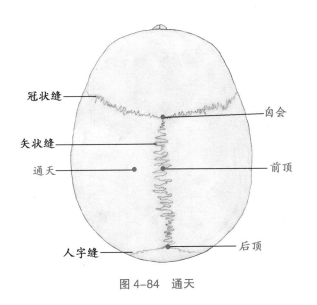

图 4-84 通天

玉枕

【类属】足太阳膀胱经腧穴。

【位置】在脑户旁开 1.3 寸，枕外粗隆上缘之处。（图 4-85）

【五节】骨节。

【取穴方法】先触摸枕骨粗隆，在其上缘属脑户，脑户旁开可触及一个骨

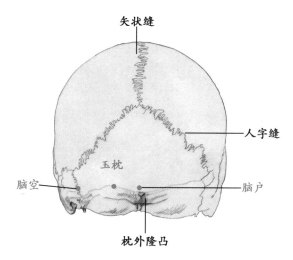

图 4-85　玉枕、脑空

沟，属玉枕穴。

【刺灸法】向下平刺，0.5~1.0 寸。

【功效】祛风，清头目。

【主治】目痛如脱，不能远视，内连系急。眩晕，头风痛不可忍，鼻窒不闻。

【考证】《百症赋》曰：囟会连于玉枕，头风疗以金针。

天柱

【类属】足太阳膀胱经腧穴。

【别名】增智穴。天柱穴能即时改变脑部血液的供应，并促进代谢废物的排出。

【位置】"在侠项后发际大筋外廉陷者中"（《甲乙经》）。在督脉旁开，项部发际处，斜方肌外侧缘。（图 4-86）

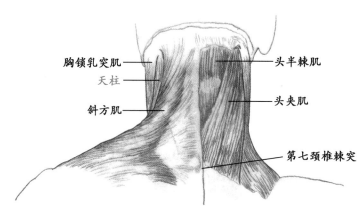

图 4-86　天柱

【五节】筋节。

【取穴方法】在督脉旁有一个大筋（斜方肌），在其外侧缘，在风池水平线以下。

【功效】升阳益气，散风寒，健脑。

【主治】足不任身，肩背痛欲折，目视眈眈，头旋，脑痛，鼻塞不知香臭，脑重如脱，项如拔，不得回顾。可改变椎动脉的供应状态，治疗眩晕、头昏、脑缺血、颈椎病。

【考证】《百症赋》曰：项强多恶风，束骨相连于天柱。

《甲乙经》曰：目眈眈赤痛，天柱主之。

《千金要方》曰：主肩痛欲折。

颔厌

【类属】手少阳、足阳明之会（《甲乙经》）。

【位置】在额颞缝中，当头维与曲鬓穴连线的上 1/4 和下 3/4 的交点处。

【五节】骨节、脉节、肉节、筋节。

【取穴方法】让患者咬牙绷紧颞肌，循摸颞肌的附着点上缘，额颞缝中，属颔厌。

【功效】清热散风。

【主治】偏头痛，口眼歪斜，惊痫，失语，三叉神经痛，面神经麻痹，眼病。

【考证】《百症赋》曰：悬颅颔厌之中，偏头痛止。

悬颅

【类属】手足少阳、阳明之会（《考穴编》）。

【位置】在额颞缝中，当头维与曲鬓穴连线上的中点。

【五节】骨节、脉节、肉节、筋节。

【取穴方法】让患者咬牙绷紧颞肌，循摸颞肌的附着点上缘，额颞缝中，属颔厌。在其下循摸于额颞缝中的凹陷中，属悬颅。

【刺灸法】向下平刺，0.5~0.8 寸。可灸。

【功效】清热散风，止痛。

【主治】头痛，偏头痛。

脑空

【类属】足少阳、阳维之会（《甲乙经》）。

【位置】风池穴直上，与脑户相平处。（图 4-85）

【五节】骨节。

【取穴方法】先循摸枕骨粗隆上缘的脑户，在同一水平线向外旁开第一骨沟为玉枕，再向外旁开的骨沟为脑空。

【刺灸法】向下平刺，0.5~0.8寸。可灸。

【功效】升阳明目，祛风，清热。

【主治】头痛不可忍，眩晕，身热，颅压高，白内障。

风池

【类属】足少阳、阳维脉之会（《甲乙经》）。

【位置】在项后，乳突后下缘，胸锁乳突肌后缘，发际处。（图4-87）

【五节】筋节。

【取穴方法】沿乳突下缘画一条水平线，在胸锁乳突肌的后缘，再向下循摸至一个较大的凹陷。一般位于发际处，第一颈椎横突外侧缘。

【刺灸法】0.3~1.0寸。三个进针方法：向同侧眼球直刺（治疗偏头痛、眼肌疾病）；向对侧眼球斜刺（治疗眼底病）；平刺（治疗颈椎病、小脑疾病）。可灸。

【针感】徐缓针感沿着足少阳经向上传，偶可传至眼底。

【功效】清头明目，祛风解毒。

【主治】目眩，目昏，偏头痛，目赤痛，大风，中风，衄衊，气发耳塞。小儿近视眼。

【考证】《通玄指要赋》曰：头晕目眩，要觅于风池。

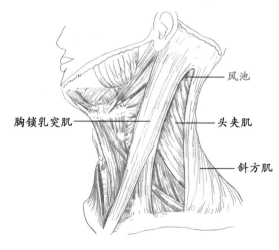

图4-87　风池

天鼎

【类属】手阳明大肠经腧穴。

【位置】在颈侧面，扶突穴直下1寸，当胸锁乳突肌锁骨头的前侧缘处。

（图 4-88）

【五节】肉节。

【取穴方法】以右侧为例，头左转，暴露胸锁乳突肌。从喉结下缘沿着颈部皮肤横纹向后循摸，至胸锁乳突肌锁骨头的前缘，在此点和锁骨上缘之间 1/2 处。

【刺灸法】点刺，不留针，（直刺）0.3~0.5 寸。

【功效】理气降逆，通经络。

【主治】手臂麻木，暴喑，气梗，喉痹，喉鸣，不得息，呛食，食饮不下。喉头炎，舌骨肌麻痹症。

【考证】《百症赋》曰：天鼎间使，失音嗫嚅而体迟。

《甲乙经》曰：暴喑气梗……食饮不下，天鼎主治。

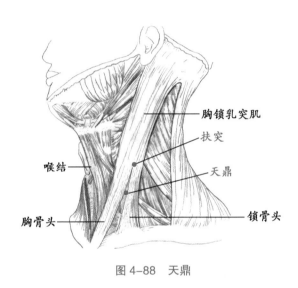

图 4-88　天鼎

二、胸腹部

气海

【类属】肓之原。

【位置】在腹白线上，当脐中直下 1.5 寸凹陷处。（图 4-89）

【五节】肉节。

【取穴方法】先取关元，脐与关元连线的 1/2 处取穴。在此处按压可触及一个分肉之间的缝隙。

【功效】补肾虚，调气机

【主治】羸瘦，四肢力弱，虚劳，四肢厥冷，水肿鼓胀。

【考证】《百症赋》曰：针三阴于气海，专司白浊从遗精。

神阙

【类属】任脉腧穴。

【位置】在脐窝中点处。

【刺灸法】禁针，可灸。

【功效】神阙是胎儿期生命之通道，功效与此有关。可调肠胃、补气血、回阳救逆。

【主治】腹中虚冷，肠鸣如流水声，脱肛，慢性腹泻，过敏性结肠炎，休克（隔盐灸），经络疲劳。

水分

【类属】任脉腧穴。

【位置】在腹白线上，当脐中直上 1.0 寸处。（图 4-89）

【五节】肉节。

【取穴方法】于胸骨剑突下缘至脐中连线的下 1/8 和上 7/8 的交点处取穴。

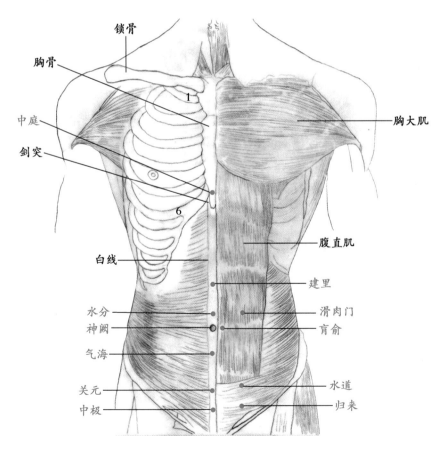

图 4-89　部分胸腹部腧穴

从脐开始用按压法，按至脐上第一个肉节。

【功效】止泻，健脾利湿。使肠里的水分出成尿，使干燥的物质（糟粕）留在肠内。

【主治】水泻，腹肿如鼓、上冲胸不得息，胃虚胀，不嗜食，肠鸣。水性腹肿，下肢浮肿。

【考证】《百症赋》曰：阴陵水分，去水肿之脐盈。

建里

【类属】任脉腧穴。

【位置】在腹白线上，当脐中直上 3 寸处，中脘下 1 寸。（图 4-89）

【五节】肉节。

【取穴方法】于胸骨剑突下缘至脐中连线的下 3/8 和上 5/8 的交点处取穴。从脐上用按压法，按至脐上第三肉节中。

【功效】建中和胃，补益中焦。

【主治】胃脘痛，呕逆。

【考证】《百症赋》曰：建里内关，扫尽胸中之苦闷。

璇玑

【类属】任脉腧穴。

【位置】在胸骨中线上，当天突直下 1 寸处。

【五节】骨节。

【取穴方法】从天突向下循摸至与第一胸肋关节同水平线，胸骨节下缘凹陷处（胸骨上）。

【刺灸法】向下平刺，0.3~0.5 寸。

【功效】宣畅胸阳，降逆止咳，平喘，调气。

【主治】气管病。胸胁支满，咳上气，喉鸣，喘不能言，喉闭咽痛，水浆不下，胃中有积。

水道

【类属】足阳明胃经腧穴。

【位置】在天枢直下 3 寸，关元旁开 2 寸。（图 4-89）

【五节】肉节。

【取穴方法】先循摸到关元，从关元向两侧循摸至腹直肌束之缝隙处。

【功效】清湿热，利下焦。

【主治】痛引阴中，肾炎，膀胱炎。膀胱有寒，三焦结热，大小便不通。妇科病，如闭经、月经不调、卵巢病。

【考证】《甲乙经》曰：三焦约，大小便不通，水道主之。

归来

【类属】足阳明胃经腧穴。

【位置】在天枢直下 4 寸，中极旁开 2 寸。接近膀胱。（图 4-89）

【五节】肉节。

【取穴方法】先循摸到中极，从中极向两侧循摸至腹肌肌束之缝隙处。

【功效】调经，理气。

【主治】奔豚，阴上缩入腹，引阴茎中痛，疝气。妇科病，如闭经、月经不调、附件炎、盆腔炎。

【考证】《甲乙经》曰：奔豚，卵上入痛引茎，归来主之。女子阴中寒，归来主之。

滑肉门

【类属】足阳明胃经腧穴。

【位置】在脐上 1.0 寸，水分旁开 2 寸。（图 4-89）

【五节】肉节。

【取穴方法】先循摸到水分，从水分向两侧滑过腹直肌肌束，在腹直肌鞘与腹横肌筋膜之间的缝隙凹陷中。

【功能】镇惊，化痰，健胃，止呕。

【主治】癫疾，吐血。舌肌运动类疾病，如吐舌、舌强。

【考证】《类经图翼》曰：主治癫狂，呕逆，吐血，重舌，舌强。

肓俞

【类属】足少阴、冲脉之会（《甲乙经》）。

【位置】平脐，神阙旁开 0.5 寸左右。（图 4-89）

【五节】肉节。

【取穴方法】从神阙（同一水平线）向外循摸至第一个肉节（旁开 0.5 寸左右），属肓俞穴。

【功能】调肠理气。

【主治】腹中切痛，便秘，妇科病，响响然不便，寒疝，大便燥。

【考证】《甲乙经》曰：大肠寒中，大便干，腹中切痛，肓俞主之。

三、腰背部

腰阳关

【类属】督脉腧穴。

【位置】后正中线上，第四腰椎棘突下凹陷中，约与髂嵴相平。

【五节】骨节。

【取穴方法】从骶骨向上循摸至第四腰椎棘突下。

【功效】调补肾气，利腰膝，祛寒湿。

【主治】腰痛，腰椎间盘突出，白带，遗精。

命门

【类属】督脉腧穴。

【位置】后正中线上，第二腰椎棘突下凹陷处。（图4-90）

【五节】骨节。

【取穴方法】从第五腰椎棘突向上循摸至第二腰椎棘突下。

【功效】培元补肾，固精壮阳，强健腰脊。

【主治】腰痛，身热如火，五脏皆热，头痛如破。

【考证】《玉龙歌》曰：肾败腰虚小便频，夜间起止苦劳神，命门若得金针助，肾俞艾灸起遭逆。

至阳

【类属】督脉腧穴。

【位置】在第七与第八胸椎棘突之间的凹陷处。与横膈相对，心、肺、胃的病可在至阳出现反应。（图4-90）

【五节】骨节。

【取穴方法】从第七颈椎向下循摸至第七胸椎棘突下。亦可从后正中线与两肩胛骨下角连线的交点处循摸，当第七胸椎棘突下方。

【功效】理气宽胸，降逆。

【主治】治疗胃、心、横膈疾患。胸膈疾病，如胸痛、胸闷、胸胁支满、咳嗽。胃病，如慢性胃炎、胃溃疡、胃寒不能食、羸瘦。与心肌有关的心病，如心悸。抑郁症，痤疮。腰脊痛，背中气上下行，肠鸣，寒热懈痹。

【考证】《千金要方》曰：卒疰忤攻心胸，灸第七椎随年壮。

《类经图翼》曰：灸三壮治喘气立已。

灵台

【类属】督脉腧穴。

【位置】第六与第七胸椎棘突之间的凹陷处。（图4-90）

【五节】骨节。

【取穴方法】从第七胸椎（至阳），向上循摸至第六胸椎棘突下。或可从第七颈椎向下循摸至第六胸椎棘突下。

【功效】解毒化瘀，宽胸理气。

【主治】面部疔疮，气喘不能卧，胸痛，心痛，胸痹。

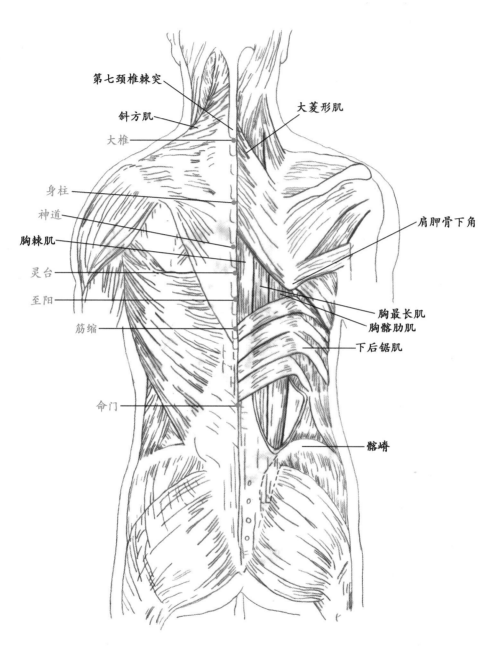

第七颈椎棘突

斜方肌

大椎

身柱

神道

胸棘肌

灵台

至阳

筋缩

命门

大菱形肌

肩胛骨下角

胸最长肌
胸髂肋肌

下后锯肌

髂嵴

图 4-90　部分督脉腧穴

神道

【类属】督脉腧穴。

【位置】第五与第六胸椎棘突之间的凹陷处。（图 4-90）

【五节】骨节。

【取穴方法】从第七胸椎（至阳），向上循摸至第五胸椎棘突下。或可从第七颈椎向下循摸至第五胸椎棘突下。

【功效】宽胸理气，安神。

【主治】小儿惊痫，头痛，恍惚，悲愁，健忘，惊悸，张口不合，风痫，胸闷，心悸。面部痤疮。

【考证】《百症赋》曰：风痫常发，神道还须心俞宁。

身柱

【类属】督脉腧穴。

【位置】第三与第四胸椎棘突之间的凹陷处。（图 4-90）

【五节】骨节。

【取穴方法】从第七颈椎向下循摸至第三胸椎棘突下。

【功效】理气，降逆，止咳喘。可增强小儿的免疫力。

【主治】肺病，如呼吸系统疾病，慢性咳嗽，哮喘。腰脊强痛。小儿慢性病，如小儿发育障碍、发育缓慢、智力障碍、小儿惊痫、易感冒。

陶道

【类属】督脉腧穴。

【位置】第一与第二胸椎棘突之间的凹陷处。

【取穴方法】从第七颈椎向下循摸至第一胸椎棘突下。

【五节】骨节。

【刺灸法】直刺，0.5~1.0 寸。可灸。

【针感】徐缓针感可向两侧或下传。得气时，患者的手心略变潮湿。

【功效】解表散寒，退热，安神。

【主治】头重，头痛，恶寒发热，洒淅，脊强，汗不出，目瞑，瘛疭。

【考证】《百症赋》曰：岁热时行，陶道复求肺俞理。

大椎

【类属】三阳、督脉之会（《甲乙经》）。

【位置】在第一胸椎棘突之上与第七颈椎棘突之间的凹陷处。（图 4-90）

【五节】骨节。

【取穴方法】先定第七颈椎，左右转动项部，可活动的为第七颈椎，于其下间定穴。取穴需注意，由于第六颈椎棘突偶比第七椎棘突大，用颈后隆起最高点为标准不准确。

【刺灸法】直刺，0.5~1.2寸。可灸。根据穴下的虚实状态实施补泻手法。可放血。

【针感】不同针刺深度针感不同。0.3~0.6寸，酸胀感，向周边或肩部传。0.6~1.0寸，酸胀感向下传，可到第三胸椎，患者有热感，手心潮。1.0~1.2寸，针感可到第七胸椎，患者身上发热，手出汗。

【功效】调理营卫，解表散寒，升阳益气，宣阳解表，温阳。

【主治】无汗，自汗，头痛，发热恶寒，咳嗽上气，荨麻疹，湿疹，温疟，痃疟，背膊拘急，头项不得回顾。

膏肓俞

【类属】足太阳膀胱经腧穴。

【位置】在第四胸椎棘突下，督脉旁开3寸处。（图4-91）

【五节】肉节。

【取穴方法】双手抱肩，使肩胛骨充分外展，从第七颈椎棘突向下循摸至第四胸椎棘突下，同一个水平线向外循摸。向外第1个缝隙是最长肌的外侧缘，再向外循摸至第二个缝隙，至胸髂肋肌的外侧缘，于肩胛骨内侧缘，属膏肓穴。

《针灸聚英》曰：膏肓俞，四椎下，近五椎上，两旁相去脊中各3寸，正坐曲脊，伸两手，以臂着膝前，令端直，手大指与膝头齐，以物支肘，毋令摇动取之。

【功效】通宣理肺，益气补虚。

【主治】骨蒸盗汗，吐血，咳血，咳逆上气，哮喘，四肢倦怠，头晕目眩，健忘，遗精，痈疽发背，羸瘦虚损，梦中失精，发狂奔走，虚损。免疫功能低下出现的各种慢性、顽固性疾病，如肺结核等。

【考证】《行针指要歌》曰：或针劳，须向膏肓及百劳。

《百症赋》曰：痨瘵传尸，趋魄户膏肓之路。

《类经图翼》曰：主治百病无所不疗。虚羸瘦损，五劳七伤诸病，梦遗失精，上气咳逆，痰火发狂，健忘，可灸二七至七七壮。

次髎

【类属】足太阳膀胱经腧穴。

【位置】在第二骶后孔中。

【五节】骨节。

【取穴方法】先定十七椎。从十七椎（第五腰椎棘突下）向下循摸至十九椎（第二骶骨），在其旁开循摸第二骶后孔。

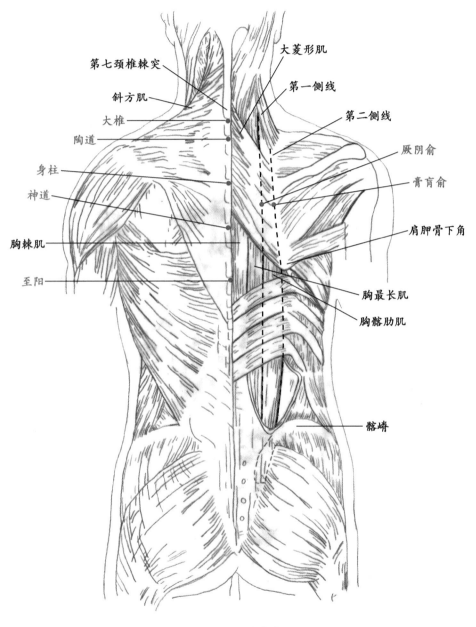

第七颈椎棘突
斜方肌
大椎
陶道
身柱
神道
胸棘肌
至阳

大菱形肌
第一侧线
第二侧线
厥阴俞
膏肓俞
肩胛骨下角
胸最长肌
胸髂肋肌
髂嵴

图 4-91　膏肓俞

【功效】化湿，化盆腔湿浊，散寒利湿。

【主治】腰脊痛，不能转侧，腰以下至足不仁，阴器痛，小便赤淋，心下坚胀，肠鸣泄泻，半身不遂，赤白带下，痛经，阳痿。盆腔病变。慢性盆腔炎。

胞肓

【类属】足太阳膀胱经腧穴。

【位置】平第二骶后孔，督脉旁开3寸，即膀胱俞旁开1.5寸。

【五节】骨节。

【取穴方法】从骶正中脊向外循摸髂后上棘内侧缘，定膀胱俞穴，再向外循摸至髂后上棘外侧缘，是胞肓穴。

【功效】利湿，理胞宫，强腰脊。

【主治】腰脊急痛，小腹坚急，癃闭，便秘。虚寒性妇科病。

秩边

【类属】足太阳膀胱经腧穴。

【位置】在胞肓直下，骶管裂孔旁开3寸处。

【五节】肉节。

【取穴方法】俯卧，先定骶管裂孔，向外循摸至骶骨外缘凹陷中。

【功效】疏通经络，强健腰膝。

【主治】痔疮，尿频，遗尿，小便赤。生殖器疾患，前列腺疾病。坐骨神经痛，下肢瘫痪，腰痛不能俯仰。

【考证】《甲乙经》曰：腰痛骶寒，俯仰急难，阴痛下重，不得小便，秩边主之。

《千金要方》曰：秩边主癃闭下重，大小便难。

四、四肢部

天府

【类属】手太阴肺经腧穴。

【位置】在腋前皱襞上端下3寸，肱二头肌桡侧缘。

【五节】肉节。

【取穴方法】从尺泽向上循摸，沿着手太阴经的缝隙，在腋前皱襞上端下3寸左右凹陷中。

【功效】理肺气，止鼻衄。

【主治】鼻衄，口鼻出血。

【考证】《百症赋》曰：天府合谷，鼻中衄血宜追。

手三里

【类属】手阳明大肠经腧穴。

【位置】曲池下2寸。（图4-92）

【五节】肉节。

【取穴方法】在肱桡肌外侧缘，从曲池向下（远端方向）循摸2个肉节。第二肉节较大的凹陷，属手三里。

【功效】通调阳明，和胃降逆。

【主治】食道病变，如泛酸。肠胃功能失调，腹泻，便溏，便秘，胃痛，腹痛。手臂麻木。

【考证】《类经图翼》曰：主治中风㖞僻，手足不遂，五劳虚乏羸瘦，霍乱遗失，失音，齿痛，颊肿，瘰疬，手痹不仁。

《百症赋》曰：且如两臂顽麻，少海就傍于三里。

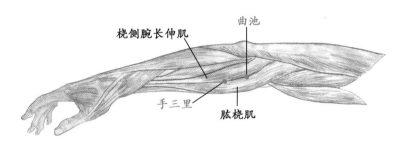

桡侧腕长伸肌　　曲池

手三里　　肱桡肌

图4-92　手三里

三阴交

【类属】足太阴、足厥阴、足少阴之会。

【位置】胫骨后肌后缘，内踝上3寸。（图4-62）

【五节】肉节。

【取穴方法】从内踝内侧缘向上循摸3个肉节（凹陷），第三个肉节属三阴交。位于足太阴经之缝隙中，胫骨后肌后侧缘。

【功效】养血化瘀，利水化湿。

【主治】腹痛，水肿，五淋，不孕，月经不调，痛经，经闭，赤白带下，崩漏，产后恶露不下或不止，手足厥冷。更年期综合征，阴道炎，盆腔炎。

血海

【类属】足太阴脾经腧穴。

【位置】在膝髌内上缘上2寸。

【五节】肉节。

【取穴方法】患者绷紧大腿，在髌骨内侧缘向上2肉节，于股内侧肌可触及一个缝隙（分肉间的凹陷），属血海。

【功效】清血热，散风祛湿，调经止血。

【主治】皮肤瘙痒，湿疹，隐疹，荨麻疹。

环跳

【类属】足少阳、足太阳之会（《素问》）。回阳九针穴之一。

【位置】侧卧屈股，在股骨大转子最高点与骶管裂孔的连线上，当外1/3与中1/3的交点处。（图4-93~95）

【五节】肉节。

【取穴方法】取法一：侧卧屈股，在股骨大转子最高点与骶管裂孔的连线上，当外1/3与中1/3的交点处。

取法二：俯卧位，骶管裂孔与大转子连线1/2处，臀部肌肉深层的肌肉缝隙处。循摸股骨大转子最高点、骶管裂孔及坐骨，该穴位于股骨大转子最高点与骶管裂孔的连线上，坐骨上缘。

【刺灸法】直刺，2~3寸。可灸。

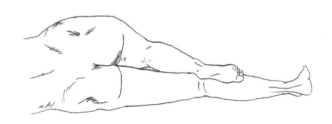

图4-93　环跳侧卧位1

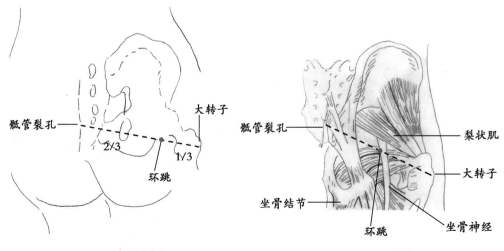

图4-94　环跳侧卧位2　　　　　图4-95　环跳俯卧位

【针感】

（1）沿着足少阳经向下传至足。

（2）沿着足太阳经向下传至足。

（3）沿着足厥阴经向下传至足。

（4）向小腹部，阴囊处传（属足厥阴经之范围）。

（5）向肛门传。

【功效】温阳通络，祛风湿，祛寒湿，利腰腿。

【主治】半身不遂，痿病，腰胯痛，风疹遍身，荨麻疹，冷风湿痹不仁，痛经，月经不调，白带。阴道炎，阳痿，前列腺疾病，痔疮，风湿关节炎，痛风，坐骨神经痛。

【考证】《百症赋》曰：后溪环跳，腿疼刺而即轻。

《标幽赋》曰：中风环跳而宜刺。

《席弘赋》曰：冷风冷痹疾难愈，环跳腰俞针与烤。

五、奇穴

顶结节

【位置】顶骨外侧最高点。

【五节】骨节。

【取穴方法】第一取法：沿着头侧面的上颞线向后循摸至头后部的一个结节（较大的骨突），基本与后顶在同一个水平线上。

第二取法：通常在使用第一取法定位后，再用第二取法确认一次位置。位于头后部，于督脉后顶穴旁开，沿着人字缝循摸可触及一个较大的骨突，属顶结节；在顶结节用按压法循摸反应最敏感处，属进针处。

【刺灸法】向下平刺，0.8~1.0寸。与后顶穴搓针法及配合动作相同。

【针感】酸胀感。

【功效】升阳益气，利筋通络。

【主治】与太阳经筋异常有关的项强及项、背、腰、胯、腿痛或活动不利。

额结节

【位置】额骨两端突出处。

【五节】骨节。

【取穴方法】位于头前侧部，从囟会穴沿着冠状缝向外循摸，在额骨上可触及一个较大的骨突，在其前缘属额结节。在额结节上用按压法循摸反应最敏感处，属进针处。

【刺灸法】向前平刺，0.5~0.8寸。

【针感】酸胀感。

【功效】升阳益气，利筋通络

【主治】肩前酸痛、麻木。

第五章　症　候　结　构

"证"是中医理论特有的概念，但由于中医传承历史久远，医学流派复杂，"证"的概念并不统一，往往也不够明确。不过，对于"证"的核心含义，在中医界是有基本共识的，那就是特定结构的症候组合所体现的疾病机理，涵盖病位、病性、病变转归等多方面的内容。"症候"是"证"的认识基础，"证"是认识、判断、治疗疾病的根据。因此，要而言之，中医"辨证"在于辨识患者的症候组合的结构特点；不同的症候组合，体现了不同的病机。

"症候结构"与"证"，二者在内涵上具有同一性。

第一节　症候与症候结构

一、症候与症候结构的含义

（一）症候

症候即症状，包括患者的自觉症状及医生四诊所获得的全部内容。"症"，是疾病的外在表象。由于机体自身调节能力的影响，机体生活环境的干扰，各"症"中包含着偶然的、必然的、变异的、主要的、非主要的差别。

（二）症候结构

当在临床面对一位患者的时候，仅仅根据单一的症候，医生通常无法判断疾病的病理病机。只有全面掌握患者的各种症候表现，对一系列的症候表现进行去粗取精、去伪存真的分析加工，才能认识其内在的本质。

患者在临床表现出的复杂症候，看似杂乱，实则有内在联系。医生的辨证过程，类似于在头脑中给患者的疾病画图纸——各种症候就是认识其疾病的基本材料，而所谓症候结构，就是怎样合理地将各种症候结合看待，串联成一张能够说明问题的疾病结构图。

由此可见，症候结构是有一定联系的症候群组。中医通过几千年的理论和临床研究，认识到具有特定结构的症候群组，是有一定模式的，而且这些模式一般是常见的和稳定的，或可称之为定式。如《伤寒论》曰："太阳病，发热，汗出，恶风，脉缓者，名为中风。"就是判断太阳中风证的一个定式。熟悉并大量掌握中医经典和临床经验所得的定式，有助于医生更快和更准确地辨识患者的症候结构。中医教育的传统方法，要求医学生熟读并背诵经典，其中一个很重要的作用便在于此。

二、症候结构的特性

患者临床表现出的每一个症候，都只是疾病的表象，散在的症候不足以指导医生判断疾病和治疗疾病。散在的各种症候能够形成不同的联结组合，被医生认识和判断，是因为症与症之间具有以下几种特性，这几种特性决定了每个患者的症候虽然复杂多样，但症候都能够被医生结合起来看待，形成说明疾病本质的"结构图"。其主要特性包括关联性、结合性等。

（一）症候结构的关联性

《灵枢·本脏》曰："视其外应，以知其内脏，则知所病矣。"后世著名医家朱震亨在其《丹溪心法》中总结说："诊于外者，斯以知其内。该有诸内者形诸外。"那么所谓"诸内者形诸外"具体而言包括哪些内容呢？一般的解读只是模糊地解释为，患者的外在症候能够体现其内在病机，但是具体怎样把外在症候与内在病机对应关联，则往往论述不足。

所谓症候结构的关联性，即指患者的外在症候与其内在病位、病性、病程、疾病突变等方面，有具体的对应关联。而在中医经典如《内经》《难经》《伤寒论》《诸病源候论》等著作中，对这些具体的对应关联有丰富的和系统的归纳总结。

1. 症候结构关联病位

症候结构与病位的关联，包括外在症候与内在脏腑、经络、表里、气血、上下等疾病部位（或层次）的对应关系。

如《伤寒论》曰："少阳之为病，口苦，咽干，目眩也。"即揭示出"口苦，咽干，目眩"的症候结构，与之具体对应的病位为"少阳"。

再如《伤寒论》曰："阳明证，其人喜忘者，必有蓄血。所以然者，本有久瘀血，故令喜忘，屎虽硬，大便反易，其色必黑，宜抵当汤下之。"指出患者为阳明证，而其症候表现为喜忘，屎硬易下而色黑，与此症候结构相关联者，乃病在阳明血分。

熟悉了症候结构与机体内在的关联性，有些经典论述虽然没有明确指明对应关系，但应用这种关联性的思路，也能帮助理解经典条文的深意。如《伤寒论》曰："阳明病，汗出多而渴者，不可与猪苓汤。以汗多，胃中燥，猪苓汤复利其小便故也。"其含义乃提示，根据症候判断，其病不在下焦，而重在中上二焦。仲景紧紧抓住汗多、口渴、小便不利之症候结构，而能明确病邪的部位和性质。

2. 症候结构关联病性

症候结构与病性的关联，包括外在症候对应内在疾病的阴、阳、寒、热、虚、实、燥、湿、风等不同性质。

如《伤寒论》曰："伤寒表不解，心下有水气，干呕发热而咳，或渴，或利，或噎，或小便不利，少腹满，或喘者，小青龙汤主之。"此症候结构则提示患者病位在心下，病性为内伤水饮之邪。

再如《伤寒论》曰："阳明病，若能食，名中风；不能食，名中寒。"则是以能食与否，判断其病邪性质属风还是属寒。与此类似的，太阳病也有一个判断，根据有汗无汗来判断是太阳中风还是太阳伤寒；汗出所关联的病性是中风，无汗关联的则是伤寒。这些都是症候结构与病性的相关联。

3. 症候结构关联病程

每个疾病都是动态的，在临床上没有一成不变的症候。一个常规的疾病发展过程，或者由浅入深、由表入里、由轻到重，以及由经脉而脏腑、由卫气而营血等；反之也可以通过患者的自身调节和医药治疗，使疾病由深转浅、由内而外、由阻塞而疏通、由郁积而宣散等。所以症候结构不是死板不动地与经络脏腑相关联，随着病程的发展，新出一个症候，或者消失一个症候，都可能意味着症候结构的变化，其反映出的则是内在病机的变化发展。所以医生于临床分析和辨识症候结构，应当注意它的动态，能够有病程意识，而不要刻舟求剑。这是中医临床中守方守法和变方变法的重要根据。

如《伤寒论》曰："阳明病脉迟，虽汗出，不恶寒者，其身必重，短气，腹满而喘，有潮热者，此外欲解，可攻里也。"此条讲解的乃是阳明证随着病情发展，患者出现脉迟、虽汗出不恶寒、有潮热等症候，阳明病而见此数症结合出现，便是经表之邪欲解的指征了。这就是症候结构与病程关联，医生要动态地观察和理解患者的症候，辨识出患者的症候结构所反映的病程发展。

再如白虎汤证，表现为口渴、多饮、尿少，乃是气化不足。然后随着病程发展，在原有症候基础上又出现了浮肿，表明在气化不足的病机基础上，又出现湿邪内停，是疾病进一步发展了。

再如《伤寒论》曰："伤寒发热无汗，呕不能食，而反汗出濈濈然者，是转属阳明也。"指出"汗出濈濈然"这一症状意味着症候结构发生了变化，反映病邪已经由太阳传入阳明，疾病发生了传变。

4. 症候结构的突变

前者论述了症候结构对应于病程的动态性，但是临床上的疾病并不都是常规顺通的病程演变，往往还存在疾病突变。一般症候的出现、消失、转变均有一个逐渐变化的过程，一旦突然转化则表示机体内部发生了极其异常的变化，如实热证发热、便秘、尿黄、面赤、口渴，在病程发展中突然出现手足凉，预示着阳极则阴。症候结构的突变说明机体内部正邪相争过程中，两种势力的抗衡形势发生了非同常规的改变。

临床对待症候结构的突变应该重点考虑三个问题：①首先考虑症候的真假问题。例如《伤寒论》曰："（太阳病）病人身大热，反欲得衣者，热在皮肤，寒在骨髓也；身大寒，反不欲近衣者，寒在皮肤，热在骨髓也。"此条即在分析寒热的真假问题，医者不可误于表面的假象。病人体表虽似大热但却欲加衣被，是外假热而真内寒；病人身表虽似大寒，却欲去其衣被者，是外假寒而内真热也。②考虑病情恶化问题，如回光返照，以及小儿发热时突然抽搐或者发热突然降温，都说明病情有恶化倾向。③考虑治疗不当所致的变症。如《伤寒论》曰："伤寒十三日不解，胸胁满而呕，日晡所发潮热，已而微利。此本柴胡证，下之而不得利，今反利者，知医以丸药下之，非其治也。"

（二）症候结构的结合性

临床表明，任何一种疾病，不会只有一个症（小的外伤如擦破表皮等除外），绝大多数的患者，其症候都是两个或两个以上结合出现的。症和症相结合出现，其形式主要有如下几种。

1. 同因并列

症与症所反映的是同一病机在机体不同方面的反应。如《伤寒论》曰："伤寒不大便六七日，头痛有热者，与承气汤。"其中"不大便六七日—发热"乃是里结病机在大便和身体寒热两方面的反映，此两种症候在患者身上结合出现，便属于同因并列的关系。

再如《伤寒论》曰："伤寒五六日，中风，往来寒热，胸胁苦满……与小柴胡汤主之。"其中"往来寒热—胸胁苦满"乃是少阳枢机不利的病机，在表反映为往来寒热，在里反映为胸胁苦满，此二者也属于同因并列。

2. 先后因果

乙症是由甲症的存在而派生出来的。早出现的甲症状引起人体对此症的调节，而导致出现乙症状，二者之间存在因果关系。如《伤寒论》桂枝汤证："太阳病，头痛发热，汗出恶风者，桂枝汤主之。"其中"发热—汗出"即存在因果关系。发热所反映的是正邪交争于表，汗出乃是机体自调节功能为了驱邪外出（或理解为，为了给身体降温）而发生的反应，汗出是因发热而来，存在因果关系。

再如《金匮要略》记载"太阳病，发汗太多，因致痉"以及"夫风病下之则痉，复发汗必拘急"。明确指出痉挛（拘急）和发汗之间的因果关系。

3. 反映机体状态

患者在临床表现出来的，除去能够明确病位、病性的症候之外，还有一些比较模糊的症候，比如精神萎靡、容易疲劳、起居失常、女性月经不调等，还有舌象、脉象、面色等，从一个综合的层面反映出患者的机体状态。这些症候所反映的机体状态，构成了患者病机的基调或曰大背景，这些都是辨证的重要参考；甚至当病情复杂难辨的时候，这些症候会成为最终确诊的关键佐证。

临床常见的，如精神萎靡往往提示其阳气虚衰，舌苔厚腻往往提示内有积滞，舌质红点往往提示有热，脉象细弱往往提示气血亏虚等。

4. 并存的无关症候

虽然患者的症候多结合为群组出现，但不能反过来说患者的所有症候之间都有必然的关系。有些患者可能同时患有两种甚至两种以上不同疾病，那么此患者的症候表现，就各有不同的对应关系。甲症候对应甲疾病，乙症候对应乙疾病，甲乙两种症候未必能够统一于同一个病机内。比如患者新近罹患感冒，同时患有慢性皮炎，那么与皮炎相关的症候和感冒症候就需要区别对待；有些症候可能存在联系，但有些可能并不相关。虽然中医学有整体论的理论特点，但也不能盲目夸大整体论，牵强地把所有症候统一对待。这个需要医生在临床上加以注意。

此外，每个患者的体质不同，其基础状态不同，对应的舌脉也都有各自的特点。有些舌象、脉象、身体状态等表现，主要取决于患者的体质特点，这些也需要辨别清楚，以免误导诊断。比如有的患者体质壮硕，脉象一贯洪大；有的患者一贯心率偏低，脉象以迟为主；有的患者精力超常，其精神一贯较常人旺盛；有的患者因体质特殊或身有宿疾，无论何时何地，在特定经脉之上总是存在一些特定的反应。当脉症相左而无法明确其机理的时候，要懂得辨别取舍，或者做试探性的治疗。中医临床所谓"舍脉从症"和"舍症从脉"，即包括这方面的情况。

需要特别说明的是，如《伤寒论》等早期经典所谓"脉证"，应指经脉而言。因为当时诊病所用脉诊法，涵盖全身经脉的循察，而不局限于寸口脉。

第二节 症候分析的思维要点

一、思维程序

对于复杂的疾病，为了较快地完成由"症候"到"症候结构"的过渡，为辨证提供客观依据，临床上常按下列步骤进行分析。

（一）捕捉主症

主症即是主诉，是患者要求首先解决的痛苦。患者的主症有时不是很显现，要通过分析、挖掘、搜寻才能找到。

1. 主症的特性

要对主症进行分析，以帮助判断病位、病性等。如主症是胃脘痛，首先要寻找痛在上脘、中脘、下脘、脐旁、脐下等部位差异，疼痛部位的差异直接影响经脉所属的判断。如痛在心下可以判断是肝、胃、心三个脏的问题，痛在脐上是脾和小肠的问题，痛牵连脐下则可能是肝、肾、膀胱、胞宫的问题。

其次要寻求疼痛的程度是轻、重、阵发、缓发等。

再次要寻求疼痛的性质是绞痛、刺痛、钝痛，喜暖、喜凉，饭前痛、饭后痛等。

此外还要寻求疼痛是日渐加剧，还是日渐缓解，以及从前治疗的效果等。

2. 与主症结合的症状

主症可能引发机体对应的一系列反应，并与主症一同出现。医生要善于发现和把握这些症状，将其与主症结合看待，以辨识相应的病机。如胃脘痛者，出现"不能食，食则加剧"则可以判断病位在胃，病性为实；如出现"能食，食则缓解"则说明为脾病，病性为虚。

此外还有如"胃脘痛，痛连脊背"属于胃脘部有瘀血；"胃脘痛，痛则呕吐，吐后痛减"属于食滞胃脘；"胃脘痛伴反酸"则属木郁乘土，肝气犯胃。

（二）展开群症

主症确定之后，基本上能确定主症的病机指向哪几个脏腑或哪几条经脉，这时要围绕主症将与主症有直接联系的兼症收集起来。如胃脘痛一症，兼症为反酸、胁痛，属肝胃不和；兼症为呃逆，则属胃气上逆；兼症为胸闷、腹胀，则属脾虚不运。或如发热，伴有有汗、口渴、尿黄一组兼症，属热盛；不渴，属阳虚；伴小便清长，属肾阳虚。

展开各症时，要注意各症出现的时间顺序和联系，以及各症的程度和变化。如胃痛，吞酸的有无、轻重，呃逆的频、疏，有无腹胀、胁胀，大便的秘结或稀溏，以及舌苔、脉象等。这个阶段还可复查一下主症是否属实。另外还要注意，兼症不包含宿疾重发，如胃痛患者，原有肺脾气虚，此时又发咳嗽，咳嗽就不属于胃脘痛的兼症。所以宿疾重发的情况以及治疗过程也应全面搜集。

总之，要尽可能把症候搜集全，把全部症候一一罗列清楚，才能保证认识的全面性。

（三）确定症候结构

任何症候都分属某几条经脉及脏腑，经过前面两步工作，就可以将发生的症候按先后顺序及内在联系归纳分类了。分析各症的内在联系和各种影响条件，把主症和与之密切联系的群症归属于相应的经脉、脏腑，进而把群症看作一个整体，建立起"症候结构"的概念。主要的思维过程如下。

1. 症候归纳，建立结构

将属于同一病机来源的症候进行归纳，形成具有内在联系的症候结构。

如咳嗽一症，《素问·咳论》曰："五脏六腑皆令人咳，非独肺也。"如何判断一个咳嗽的病机属性呢？主要看其症候结构。如咳嗽伴恶风寒、流涕，属于手太阴肺经病；如咳嗽伴腹胀、腹泻、乏力，则属足太阴脾经病；如咳嗽伴喘，动则喘甚，就属于足少阴肾经病。

2. 分别病机，差异剥离

将属于不同病机来源的症候进行分析剥离。

比较复杂的疾病往往间杂有两种或两种以上的病机过程，在整合群症时要将二者剥离出来。如患者以头晕为主诉，兼见乏力、胃痛、口苦、尿频、脉数，在这组群症之中可以分析剥离出以下三个症候组合与相应病机来源。

①头晕、乏力、胃痛——脾虚。

②头晕、胃痛、口苦、脉数——肝胆热。

③头晕、乏力、尿频——肾虚。

三者如何分主次，需要进一步分析。

第一，要看哪个症候更为突出，这时需要对主症的性质、程度、属性进行再次的甄别确定。

第二，对主要兼症进行追问，如尿频是否伴腰酸、遗精、盗汗；胃痛、口苦是否伴有两胁胀痛等。

建立起症候结构之后，结合脉症和经络诊察所获得的变动经脉，即可确定疾病属于何经及脏腑所属，确定了病变经脉，就可以进入选经治疗的环节了。

但在临床中需要注意，病机较为复杂的疾病，往往会见到两个以上的症候群，如外感病合并脾胃虚弱，偏头痛合并失眠多梦等。这种复杂的情况，需要先将病机不相关联的症候进行剥离，分离出两组或两组以上症候结构，并结合经络诊察进行分析，从而能够较准确地认清疾病的病机，提高诊断的准确性及治疗的效果。

二、常见思维误区

（一）"辨证"误认为"辨症"

许多医生在临床误把病症当"症候结构"来分析，以"有是症用是方"的思维指导治疗。实际上对于任意一个具体症候，是无法判断其病理病机的。比如腹泻，病因就有受寒、湿热、紧张、中暑等很多种，临床须对腹泻发生的时间、性质、程度及与其他症状之间的关系进行细致辨析。因此，在没有辨清某症的症候结构时，绝对不能针对单纯的症状进行处方。

在针灸临床中流行很多所谓治疗头痛、咳嗽或腰痛、落枕的特效方、特效穴，这种"辨症"施治的做法忽视了中医症候理论的运用，模糊了症候之间的联系和发展规律。

（二）"辨证"的泛化现象

中医辨证论治是将各种症候的内在联系进行辨析，抽象出代表病机特点的主症的结构。但在中医临床中却往往出现将辨证泛化的现象，利用中医的整体观念及普遍联系，以"辨证"而海阔天空，空洞谈论病机，令人莫衷一是，把辨证看成不可捉摸的"理论"，把辨证当作诡辩的游戏，甚至有人把它看成是中医大夫的"护身符"！这种弊端是传统中医所反对的。

如果我们认真结合临床实践，考查辨证理论，就应该坚信中医既有其严谨的理论逻辑和实践依据，也有其历史的局限性，在探讨辨证理论中必须加以澄清和补充。这也是我们继承和发展中国传统医学理论应该遵循的原则。

第三节　常见病症的症候结构

中医在几千年的发展过程中，于认识各个症候属性、变化规律的同时，认识到某些典型症候群的性质和变化规律，通过对这些变化规律的观察、总结而逐渐建立起包括人体生理学、病理学、诊断学、治疗学在内的博大理论体系。所以我们可以从丰富的中医有关文献资料中把握有关症候结构的规律。

本节将对临床常见的 33 个主症及 19 个脏腑症候结构进行讨论。现在对症候结构的研究还存在很多不足，对每一个具体症候的概念在其内涵、外延、分类以及经络的联系方面还很不完善，需要广大的中医理论和临床工作者共同进行补充和发展。

一、常见主症的症候结构

（一）头痛

主症证型		症候结构			主要异常经脉
序号	证型	部位	性质	程度	
1	外感风寒	全头	头胀痛而紧	强烈	太阳
2	肝胆火热	头顶或两侧	胀痛或搏动痛	强烈	少阳
3	气虚	脑内	沉重木痛	隐痛	太阴
4	血虚	脑内	抽痛	隐痛	厥阴
5	湿浊	前额或全头	头痛如裹	隐痛	太阴
6	肾虚	脑内、后头	空痛	隐痛	少阴

［说明］

①所举"症候"均在针灸门诊常见，不常见者从略（应以《伤寒明理论》为基础）。

②所列"证"，为基本证型，即各脏和腑的证。其他复合证型、症候细目均未列入。

③所举临床特点均为该证的特点，兼症不举。

以下各表均同。

（二）眩晕

主症证型		症候结构		主要异常经脉
序号	证型	性质	程度	
1	肝胆风热	眩晕时发、耳鸣	急剧	少阳
2	湿痰中阻	旋转、眩晕、头重	较缓	太阴
3	阴虚阳亢	眩晕无根	时重时轻	少阴
4	太阳失畅	体位性眩晕	时重时轻	太阳

（三）失音

主症证型		症候结构		主要异常经脉
序号	证型	性质	病程	
1	风寒束肺	突然失音、无声	发病急，较短	太阴
2	肺燥津亏	声音沙哑，久咳后多见	发病较缓	太阴
3	肾阴失滋	音微声嘶	发病缓	少阴

（四）咳嗽

主症证型		症候结构	主要异常经脉
序号	证型	性质	
1	风寒袭肺	咳嗽、痰稀	太阴、太阳
2	风热犯肺	咳嗽、痰稠	太阴、太阳
3	燥热伤肺	干咳无痰或带少量血丝	太阴
4	湿痰蕴肺	咳嗽痰多，痰出咳停	太阴
5	肝火犯肺	咳而气逆	厥阴、少阳
6	肺阴亏耗	干咳少痰或有痰核	太阴、少阴
7	肺气亏虚	咳而遗尿	太阴

（五）哮喘

主症证型		症候结构		主要异常经脉
序号	证型	性质	程度	
1	风寒	喘促、咳嗽	声高气粗	太阴
2	湿痰	喘促、咳嗽、痰涌	气粗	太阴
3	肺虚	喘促	气短	太阴
4	肾虚	喘促	气不得续	少阴

（六）心悸

主症证型		症候结构	主要异常经脉
序号	证型	性质	
1	心胆气虚	心悸不安	太阴、少阴
2	阴虚火旺	心悸而燥	少阴
3	阳虚水气凌心	心下悸而满	少阴
4	惊恐伤神	烦乱、恐惧	少阴

（七）不眠

主症证型		症候结构	主要异常经脉
序号	证型	性质	
1	心脾不足	眠少、多梦、易醒	太阴、少阴
2	心肾不交	失眠、心烦	少阴
3	心气虚	睡眠易惊醒	太阴、少阴
4	胃失和降	虚烦不眠	阳明

（八）抽搐

主症证型		症候结构	主要异常经脉
序号	证型	性质	
1	破伤风	三证无特殊点，应结合本型的症候结构来确定属何种证型	
2	热极生风		
3	虚风内动		
4	血不荣筋	多为局部肢体肌肉抽搐	
5	心血虚	多为手足抽搐	

（九）厥逆

主症证型		症候结构	主要异常经脉
序号	证型	性质	
1	寒厥	各证无特点，应结合本型的症候结构中其他症候来判断属何种证型	
2	热厥		
3	血虚受寒		
4	阳气内郁		
5	阴虚水停		
6	痰厥		
7	蛔厥	常自吐蛔	

（十）咳血

主症证型		症候结构	主要异常经脉
序号	证型	性质	
1	燥热伤肺	咳嗽、喉痒、痰中带血	太阴
2	肝火犯肺	咳痰带纯血，色鲜红	厥阴、太阴
3	阴虚肺热	咳血，量少色鲜	少阴、太阴

（十一）吐血

主症证型		症候结构		主要异常经脉
序号	证型	性质	程度	
1	胃中积热	血色鲜红，或夹食物	急剧	阳明
2	肝火犯胃	色红或黯	暴吐如涌	厥阴、阳明
3	脾失统摄	血色黯淡	反复发作	太阴、阳明

（十二）鼻衄

主症证型		症候结构	主要异常经脉
序号	证型	性质	
1	肺热	鼻中干燥，血色鲜红	太阴
2	胃热	鼻燥口臭，血色鲜红	阳明
3	肝热	血鲜如涌	厥阴、少阳

（十三）齿衄

主症证型		症候结构		主要异常经脉
序号	证型	性质	病程	
1	胃热炽盛	齿龈红肿，血色鲜红，口臭便秘	较短	阳明
2	阴虚火旺	牙齿浮动或疼痛，血色淡红	较长	少阴
3	气血瘀阻	牙龈紫黯，血色黯红	较长	厥阴

（十四）尿血

主症证型		症候结构		主要异常经脉
序号	证型	性质	备注	
1	心火移热	尿血鲜红，尿道灼热		太阳、少阴
2	湿热下注	尿血鲜红，尿道灼热	需结合证型的症候结构判断	太阳、少阴
3	气血双亏	尿中带血，尿道无灼热感		太阴
4	肾虚	尿中带血，尿道无灼热感		少阴

（十五）便血

主症证型		症候结构	主要异常经脉
序号	证型	性质	
1	脾虚失统	下血紫暗，先便后血（远血）	太阴
2	胃肠湿热	下血鲜红，先血后便（近血）	阳明

（十六）呕吐

主症证型		症候结构		主要异常经脉
序号	证型	性质	程度	
1	寒湿犯胃	呕吐泛恶	突然呕吐	阳明
2	食滞胃脘	呕吐酸腐，吐后得舒	较急	阳明
3	痰浊内阻	呕吐痰涎	频繁吐涎	太阴、阳明
4	肝气犯胃	呕吐气逆，咽膈不利	较急	厥阴、阳明
5	脾胃虚寒	呕吐清水，饱食即吐	较缓	太阴、阳明
6	胃阴不足	干呕	反复发作	阳明

（十七）呃逆

主症证型		症候结构		主要异常经脉
序号	证型	性质	备注	
1	寒逆	呃声有力，遇冷易发		阳明
2	热逆	呃逆连声，洪亮有力	4、5二证型应由具体的症候结构判断	阳明
3	食滞	呃逆有力，口中酸臭		阳明
4	阴虚	呃声微弱无力，空腹易发		太阴、少阴
5	阳虚	呃声微弱无力，空腹易发		太阴、阳明

（十八）便秘

主症证型		症候结构	主要异常经脉
序号	证型	性质	
1	热秘	大便干燥，硬结如球	阳明
2	气秘	腹胀软便，欲便不得，排出不畅	厥阴、太阴
3	冷秘	便时腹中攻痛，大便艰涩，腰脊酸冷	少阴
4	虚秘（气）	便不干硬，无力排便，便后疲乏	太阴
5	虚秘（血）	大便干燥，努挣难下	太阴

（十九）泄泻

主症证型		症候结构		主要异常经脉
序号	证型	性质	病程	
1	寒湿	便稀腥秽	发病急	阳明
2	湿热	暴注下迫，肛门灼热	发病急	阳明
3	食滞肠胃	黏便异臭，泻后痛减	发病急	阳明
4	肝郁脾虚	腹痛即泻	发病急	太阴、厥阴
5	脾肾虚寒（五更泻）	黎明腹痛即泻，泻后则安	发病缓病程长	太阴、少阴

（二十）胁痛

主症证型		症候结构	主要异常经脉
序号	证型	性质	
1	风寒	胸胁满痛	太阳
2	肝胆湿热	胁痛剧烈，阵发拒按	少阳
3	湿阻	胁痛胀坠，隐痛缠绵	太阴、厥阴
4	肝火	痛作剧烈，刺痛，气怒易作	厥阴
5	气滞	胁痛串走，时作时止	厥阴
6	血瘀	胁痛如刺，固定不移	厥阴
7	阴虚（肝血虚）	痛喜揉按，隐痛缠绵	厥阴

（二十一）胸痛

主症证型		症候结构		主要异常经脉
序号	证型	性质	程度	
1	风寒	胸痛彻背，胸膈胀满	急	太阴
2	痰湿	胸脘痞满，咳痰	较缓	太阴
3	心虚	胸满或左胸疼痛，心悸气短	较缓	少阴
4	瘀血	胸痛如刺，痛处不移	较甚	厥阴

（二十二）胃痛

主症证型		症候结构		主要异常经脉
序号	证型	性质	程度	
1	寒邪客胃	胃痛暴作，恶寒喜暖，得暖而痛减，遇寒则剧	急剧	阳明
2	饮食伤胃	胃脘疼痛，胀满拒按	急剧	阳明
3	肝气犯胃	胃脘胀痛，痛连两胁	急剧	厥阴、阳明
4	脾胃虚寒	胃痛隐隐，喜暖喜按	较缓	太阴、阳明
5	胃阴不足	胃痛隐隐，灼热不适	较缓	阳明、少阴
6	瘀血	胃脘刺痛，痛有定处，食后痛甚	较甚	厥阴、阳明

（二十三）背痛

主症证型		症候结构	主要异常经脉
序号	证型	性质	
1	感受寒湿	背痛牵及肩背，或伴胸满	太阳
2	气滞	病痛日久，反复发作，久卧痛重，活动稍缓	太阴、太阳

（二十四）腰痛

主症证型		症候结构		主要异常经脉
序号	证型	性质	备注	
1	感受风寒	痛处不定，畏寒	肾虚证型又需根据症候结构判断确定阴虚、阳虚	太阳
2	感受风湿	痛处固定，重胀，紧涩，转侧不利		太阳
3	感受湿热	腰髋掣痛，伴有热感		太阳、太阴
4	气滞血瘀	腰痛如刺，痛有定处		太阳
5	肾虚	腰痛酸软，遇劳则重		少阴、太阳

（二十五）癃闭（小便不利）

主症证型		症候结构	主要异常经脉
序号	证型	性质	
1	肺热气壅	小便点滴难下	太阴、太阳
2	心火炽盛	小便赤涩不利	少阴、太阳
3	膀胱湿热	小便混浊而少，灼热不畅	太阳
4	脾气虚弱	小便清白不利	太阴、太阳
5	肝气郁结	小便不通或通而不畅	厥阴、太阳
6	尿路瘀阻	小便滴沥，阻塞不通	太阳、少阴

（二十六）淋浊

主症证型		症候结构		主要异常经脉
序号	证型	性质	性质	
1	气淋	小便频数，短涩刺痛	胀痛	太阳、厥阴
2	血淋	小便灼热，尿血紫红	刺痛	太阳
3	热淋	小便灼热刺痛	灼痛	太阳、太阴
4	膏淋	小便浑浊如米泔	热涩灼痛	太阳、太阴
5	石淋	尿来中断，挟有砂石	绞痛难忍	太阳
6	劳淋	小便不畅，遇劳易发	时作时止	太阳、太阴
7	尿浊	小便浑浊，尿如泔浆，尿时无灼痛	初期属实 久则脾肾亏	太阳、太阴 太阴、少阴

（二十七）遗尿（儿童）

主症证型		症候结构		主要异常经脉
序号	证型	性质	病程	
1	肝经湿热	尿痛，尿频	较短	太阴、太阳
2	脾肺气虚	尿意频数，量多、滴沥不尽	长	太阴、太阳
3	肾气不足	尿频自遗，余沥不禁	长	少阴、太阳
4	心肾失交	睡中自遗，夜寐不安	反复	少阴

（二十八）遗精、阳痿

主症证型		症候结构		主要异常经脉
序号	证型	性质	病程	
1	阴虚火动	遗精多在梦中，触而自泄	较长	少阴
2	湿热下注	遗精频作，茎中涩痛，或随尿出（阳痿此型较少）	较短	太阴、少阴
3	脾肾两亏	劳则滑精，精液清冷，举而不坚	较长	太阴、少阴

（二十九）汗症（自汗、盗汗）

主症证型		症候结构	主要异常经脉
序号	证型	性质	
1	脾虚不摄	静卧，全身肌肤自汗渍渍	太阴
2	肺虚不固	动时汗自出	太阴
3	胃热蒸津	饭后而汗；此外还需要参考其他症候	阳明
4	阴虚火旺	夜寐盗汗或自汗	少阴

（三十）发热

主症证型		症候结构		主要异常经脉
序号	证型	性质	备注	
1	外感风热	分风、湿、燥、寒、湿、火	单靠主症不能甄别，需从传统证型的其他表现参考区别	
2	内伤发热	分阴虚、阳虚、气虚、血虚、食伤		

（三十一）白苔

主症证型		症候结构	主要异常经脉
序号	证型	性质	
1	风寒	苔白滑	太阳、太阴
2	湿痰中阻	白滑黏腻	太阴
3	时疫	白如积粉	太阳
4	胃中宿滞	白苔如碱	阳明
5	内中实热	厚白不滑，无津而燥	阳明
6	内中虚寒	苔白嫩滑，刮之明净	少阴

（三十二）黄苔

主症证型		症候结构	主要异常经脉
序号	证型	性质	
1	风热	苔薄黄	太阳、太阴
2	湿热蕴结	苔黄而质腻	太阴、阳明
3	痰饮化热	苔黄黏腻	太阴
4	燥结腑实	苔黄而干燥	阳明
5	阳虚寒湿	苔淡黄而润滑多津	少阴

（三十三）灰黑苔

主症证型		症候结构	主要异常经脉
序号	证型	性质	
1	阳虚寒湿	白腻苔发展而来，舌面湿润，舌中、根部灰黑苔	少阴、太阴
2	湿热内蕴	黄腻苔发展而成	太阴、阳明
3	热极津枯	苔焦黑干燥，舌质干裂起刺	阳明
4	胃中宿积	苔黄赤兼黑	阳明
5	气滞血瘀	苔黑而燥	厥阴、少阳

二、症候结构的经典证型

1. 肝

（1）肝郁证型：眩晕，烦躁，两胁胀痛或流窜作痛，腹痛，泛酸，脉弦或涩。

（2）肝热证型：烦躁，口苦，胁痛，眩晕，耳鸣，舌边红，脉弦数。

（3）肝血（阴）虚证型：头昏，睡眠不实，目涩，乏力，心悸，舌红少津，脉弦细或细数。

2. 心

（1）心阴虚证型：心悸虚烦（夜晚易发作），失眠或早醒，舌质淡红，脉细。

（2）心阳虚证型：心悸自汗（白天易发作），面色苍白，四末不温，心痛，舌淡，脉细弱或散乱（结代）。

3. 脾

（1）脾阳虚证型：腹胀，乏力，便溏，面色萎黄，畏寒喜温，舌淡体胖，脉濡弱。

（2）寒湿侵脾证型：饮食不振，恶心，头身沉重，倦怠多卧，头重如裹，苔白滑，脉迟缓。

4. 肺

（1）肺热证型：发热，咳嗽，痰黄，胸痛，咽干（口燥），舌红，脉数。

（2）肺寒证型：咳嗽，痰白，恶寒，发热，无汗，苔薄白，脉浮紧。

（3）肺阴虚证型：潮热盗汗，咳嗽气短，口燥咽干，舌红，脉细数。

（4）肺气虚证型：咳嗽无力，气短，自汗，舌淡，脉虚弱。

5. 肾

（1）肾阴虚证型：腰酸，手足心热，遗精，盗汗，便秘，舌红，脉沉细。

（2）肾阳虚证型：腰痛，畏寒肢冷，阳痿，遗精，女子带多，舌淡，脉沉细而迟。

6. 胆

（1）虚证可归为肝病论治。

（2）胆热证型：口苦，胁痛，呕逆，苔黄少津，脉弦。

7. 小肠

小肠湿热证型：口舌生疮，小便赤涩作痛，心烦，咽痛，苔白腻，脉细数。

8. 胃

胃热证型：口臭，口干，牙龈肿痛、溃烂，舌红，脉滑数。

9. 大肠

（1）大肠热证型：大便秘结或腐臭，肛门灼痛，小便黄少，唇焦口燥，苔黄厚，脉数有力。

（2）大肠湿热证型：发热，腹痛，里急后重，便脓血，身重，苔黄腻，脉滑数。

10. 膀胱

膀胱湿热证型：尿黄，尿痛，或尿中挟有脓血、砂粒，腹痛，苔黄舌红，脉数。

以上所举10项19个证型，仅仅提示了基本证型中脏腑证型的一小部分。但是如果我们真正掌握、理解了，对于针灸临床辨证就方便多了。因为其他无论什么系统的证型分类，都可以归纳到这10项中。如外感六淫中的风寒证型可以间接归入肺脾证型中，伤寒的六经证型则可以分别归入肺、脾、肝等证型。在中医的庞大理论体系中，外因的风是与肝相通的，湿与脾相通，寒与肾相通，表与膀胱相联系，卫气与肺相关，里与三阴相关，营血与心、肝、心包相关。只要我们把握住临床的症候和症候结构，谨慎、准确地运用中医理论做指导进行归纳、分析，认识症候，判断证型是不难的。

那么，根据临床出现的症候和这些症候的组合，对应各种证型的症候结构，辨证过程就完成了吗？就不需要我们进行艰苦的创造性思维了吗？甚至用现代仪器加以贮存，就可以代替医生的思维劳动吗？实践证明，并不如此简单。

首先，我们所遇到的症候，并不是永远的可靠、准确，许多症候的出现具有一过性、反常性，也就是假象，因此对这些症候必须逐一地加以审查、判断，来决定其取舍和临床价值。其次，临床症候是无限的，它的组合也是无限的。基本证型是被概括、分类的证型，临床遇到的具体病人常常不是如此，甚至根本不符合这些基本证型。因此"对号"辨证是一种天真的幻想。要想真正继承发扬中国传统医学，只能借助这些经典理论，扎扎实实地进行细致艰苦的临床思维劳动，才可以对病症的认识越来越深入。

经络是"看得见摸得着"的，经络状态是可以被医生诊察的；内脏的功能状态也可以通过被病人自觉感知的和各种可以收集的症状、体征所表现出来。经络诊察结合症候结构分析，可以为医生准确地判断脏腑的病变状态提供客观准确的依据和确切的方法。这就是临床医生需要掌握经络与症候结构这一章节理论知识的意义所在。

第六章 经 络 诊 察

　　经络诊察属于中国古代传统医学的物理诊断方法。在《黄帝内经》中就有关于经络诊察的记载，如《灵枢·刺节真邪》提到："用针者，必先察其经络之实虚，切而循之，按而弹之，视其应动者，乃后取之而下之。"意思是，针灸医生进行针刺之前，必须先诊察经络的虚实。医者用手触摸经络（切），循推经络循行的缝隙，按压和弹拨分肉之间，通过指下的感觉，察看经络有无异常变化，判断是否有异常的经络。通过经络诊察获取信息后，再加以分析处理，方可进行辨经、选经、选穴的治疗环节。《灵枢·根结》写到："必审其五脏变化之病，五脉之应，经络之实虚，皮肤之柔粗，而后取之也。"这也是在强调进行治疗之前必须先审视、切候脉动，循推和按压经络，了解经络之虚实和异常变化。《内经》中还在具体疾病的治疗条文中提出，治疗前要重视经络诊察，如治疗痹证，"故刺痹者，必先切循其下之六经"（《灵枢·周痹》）。本章将详细讨论关于经络诊察的基本方法和临床应用。

第一节　经络诊察的基本方法

　　经络诊察的具体操作方法在《内经》中就已提出，《灵枢·经水》曰："审、切、循、扪、按，视其寒温盛衰而调之，是谓因适而为之真也。"因此可以将经络诊察的方法归纳为五种，即审、切、循、扪、按。实际上这五种方法在中医的四诊即望、闻、问、切中均有涉及，而经络诊察与之最大的区别在于，经络诊察主要是从经络的角度来进行的。

　　五种诊察方法可以简要总结为：①审，即审视体表皮肤的色泽、脉络的异常；②切，即切触体表脉动部位的异常变化；③循，即医者用拇指指尖沿经脉向心方向循推经络所存在的缝隙，通常是从指（趾）端至手（足）本节、腕

（踝）、小臂（小腿），抵肘（膝），了解肌肉缝隙中经络的异常变化；④按，即医者用拇指或食指、中指按压腹部任脉、背俞穴、募穴、头部腧穴等，了解深部肌肉、筋骨缝隙中的经络异常及患者的感觉；⑤扪，即医者以手掌鱼际处扪抚患者的额头、胸腹及后背、腰部等，了解该部位的润泽、枯燥、寒热等。根据诊察所见，有异常的经络称为异常经络。下面将详论五种诊察的操作方法。

一、审（视）

"审"即中医内科的望诊，也作"视诊"或"审视"。但在这里主要强调观察与经络有关的部位，其中最主要的是观察、比较体表的络脉及其颜色有无异常。临床经常审视的内容有以下几项。

（一）审视络脉

1. 审视浮络

络脉，是指从经脉横行别出位置较浅的分支，《灵枢·脉度》曰："经脉为里，支而横者为络。"在全身络脉中，浮行于浅表部位的称为浮络，即体表的浅表静脉。审视络脉就是依靠医者的眼睛来观察患者浅表静脉的变化，察看浅表静脉的形状、凸陷和色泽的改变，以判断病变的性质。如《灵枢·经脉》曰："凡诊络脉，脉色青，则寒且痛；赤则有热。"

通常在临床上要审视体表多个部位的络脉，如鱼际、耳郭、肘膝关节周围、小儿的指纹等。《灵枢·经脉》记载有："胃中寒，手鱼之络多青矣；胃中有热，鱼际络赤；其暴黑者，留久痹也；其有赤、有黑、有青者，寒热气也；其青短者，少气也。"

在一些特殊的病理状态下，如扭伤或某些内脏伤害后，会在相关的经络上出现异常的浅表静脉。这种异常浅表静脉与周围正常静脉有非常明显的区别，也与静脉曲张的静脉表现不同。异常静脉一般为非常细小的浮络，色泽暗紫，充盈，走行奇特（通常不规则），常分为短小的两段，位于病变部位或者与疾病相关的络脉上，大多在关节周围（如肘窝、腘窝）和额角脉络处。

临床上常见轻度椎间盘突出、局部软组织扭伤或外伤患者，在早期可在委中或在损伤部位周围出现异常突起的浅表静脉。这都提示在相关部位的经络缝隙里可能出现了瘀滞。如腰背突然疼痛，可在足太阳膀胱经上出现异常（如腘窝部位有突出的充盈血络）；扭伤可以在扭伤部位发现小的异常浅表静脉。这时如果予以放血，可以改善症状。这种异常静脉中的瘀血可能是由于肌腱、韧带的异常位移造成的，此时将瘀滞祛除，病亦自除。

看到异常浅表静脉，根据病情可采取放血疗法，但放血量宜适度，瘀去则可。如《灵枢·脉度》中关于在异常浮络、血络采用放血疗法的记载曰："经脉为里，支而横者为络，络之别者为孙。盛而血者疾诛之，盛者泻之，虚者饮药以补之。"

不过采用放血疗法是有条件的，不要认为一切络脉都需要放血，一定要找到异常络脉才可以。

病例1

刘某，女，63岁。

初诊：2012年12月6日。

主诉：右下肢后侧酸痛3个月。

经络诊察：太阳经异常，右委中处有浮络。

治疗：针刺后顶，加右委中浮络放血（血络放血）。

疗效：放几滴血以后右腿酸痛即刻消失。

分析：开始考虑患者右下肢酸痛与督脉有关，与腰椎病变有关。针刺后顶是为了疏通督脉，调整错位的肌腱、经筋，但治疗后无效。后令患者俯卧在治疗床上，发现患侧腘窝处有一明显异常浮络（血络），色紫，形状细小而充血。遂于此处放血5滴。而后再按压局部的酸痛部位，患者自述酸痛已消失。下地行走亦无酸痛感。属临床痊愈。

病例2

Arie，男，55岁，荷兰人。

初诊：2012年11月1日。

主诉：左侧腓肠肌拉伤、色素沉着后遗症3年。

现症：左下肢肌肉胀痛酸沉胀，左下肢内侧皮肤暗橘色，左趾部知觉减退。舌苔净，舌质红少津，脉弦。余可。

经络诊察：足太阴经异常。

治疗：左侧公孙处血络放血（呈黑紫色），针刺阴陵泉。

疗效：症状减轻。

二诊（2012年11月3日）：针刺左侧公孙、阴陵泉、足三里，左侧公孙处血络放血。针后下肢有热感。

疗效：放血和针刺后下肢肌肉胀酸痛明显好转。属临床痊愈。

病例3

Rodrigo，男，39岁，智利人。

初诊：2013年3月5日。

主诉：右下肢外侧从胯部沿大腿下行有烧灼感和疼痛，伴局部皮肤发木1周。属股外侧皮神经炎，自述原因不明。有腰椎间盘脱出病变。

经络诊察：足少阳经异常，病在皮、络脉。

治疗：右侧风市血络放血，股骨大转子下血络放血，针刺右丘墟。

二至三诊：右大腿外侧烧灼感发作次数减少，麻木范围亦变小。脉沉滑。予针刺右侧风市、阴市、光明。

疗效：治疗3次后症状均消失。属临床痊愈。

分析：初诊时，在治疗前认为需要在局部针刺。而患者俯卧时，审视发现其大腿外侧有烧灼感和疼痛处（右风市处和股骨大转子下），有两个明显的细小血络，色深紫，皆属足少阳经的循行部位。因此决定在血络放血。风市穴放血，色泽黑；放血13滴，血色逐渐转成鲜红（放血的数量以血色变鲜红为度）。此过程中，患者诸症随之减轻。

2. 审视舌下络脉

舌下络脉是指舌下纵行的两根主静脉。正常情况下舌下静脉应是淡紫色，呈半充盈状态，基本不见分支，更不见周围毛细血管；但在疾病状态下，舌下静脉的色泽和充盈度会发生改变。通舌下的经络有心经、心包经、脾经和肾经，因此舌下静脉可以反应心、心包、肾和脾的功能状态。如果此处出现异常，就表示心、心包、脾或肾的功能状态异常。

舌下静脉异常通常有如下两种情况。

第一，当舌下静脉呈现深紫色，且过度充盈，可提示心包经有郁热，或心经有火毒，或胃有燠热。在患者则可见到烦躁（躁动）、恶心、呕吐、胸痛、胸憋等症状。此时可用三棱针在金津、玉液放血，各种症状能当时缓解。

第二，当舌下静脉色浅淡或呈现暗蓝，充盈度较差，出现干瘪，则提示脾肾亏虚。这种情况下不能放血，一般采用艾灸神阙、气海或足三里等温补益气的治疗方法。

舌下是一个较为特殊的部分，中医对其认识较早。现代医学也认为舌下静脉有特殊作用，常在此处含服硝酸甘油，救治心绞痛的患者。用经络理论可以解释舌下含服硝酸甘油为什么能够快速起效缓解心绞痛。这是因为心经的循行通路连于舌下，药物可以通过这个通路快速起效。

（二）审视皮肤

审视皮肤，即审视经络循行部位的皮肤是否有瘀斑、瘀点、丘疹、皮疹、脱屑、色泽异常等表现。如脐部色泽苍白、塌陷，可能是贫血。有些疾病在发病时，病人体表相关病位会出现皮疹，包括丘疹、皮下出血点或隐疹等。如哮喘，常在背部肺俞或风门处有异常色泽、皮疹等变化；有些胃病在膈俞、胃俞、脾俞有色泽、皮疹等异常变化；妇科病或痔疮，在腰骶部八髎处有色泽、皮疹等变化。

有些皮肤上的痈疽疮疖，也可以根据其发生部位，确定病变属于哪个脏腑、哪条经络。正如明代申斗垣在《外科启玄》中所说："如有疮疡，可以即知经络所属脏腑也。"

民间流传有痧症、翻症之说，多属急症，民间医生多从体表皮肤变化来诊断治疗，常获奇效。现代的刮痧与此相仿，但治疗范围、效果远不如从前。这些都值得我们深入研究，设法传承下来。

> 有些痔疮患者在腰骶部可以出现瘀点，用三棱针刺破瘀点，再拔罐，可以有很好的疗效。
>
> 再如癫痫，如果在尾骶部发现丘疹，在局部采用放血疗法，有较好的疗效；若未发现丘疹，效果就不明显。说明按照经络异常反应进行治疗，疗效较好；如果经络未出现异常，则疗效较差。

二、切（候）

切，即切脉；候，即等待。切候诊法，通常简称"切诊"。是指切压全身体表经络脉动之处，等待一段时间，以了解经络的虚实状态，判断经络正常与否。

在先秦时期，医者要对患者体表许多脉动处进行切候，然而由于后世封建礼教的影响，不再允许医者对患者的全身进行诊察，只能切寸口脉。特别是在晋代王叔和完成《脉经》之后，后世医家就更加强调《内经》中的寸口，而独候寸口脉。切候寸口脉固然重要，也很方便，但后世逐渐演变成只切寸口脉，对全身其他脉动之处不再进行诊察，是有失偏颇的，而这种方法却延续至今。

在经络诊察中强调的是切十二经体表脉动之处。脉动处通常是与心脏有直接联系的血管，由于脉动处存在于身体各个部位，与心脏距离各不相同，其所在部位的结构不同，所以各自所反映的病况也不同。以下各论是临床常用的十个脉动处，此外全身还有很多其他脉动的地方，迄今尚未被医家充分认识，有待进一步研究。

（一）额角脉动

额角脉动，即颞浅动脉额支，在额颞缝部。切候额角动脉"以候头气"，可以了解头部气血的供应情况，或气血旺盛、亢进，或者气血不足。额角脉动处相当于头维、颔厌、悬颅、悬厘的部位，相近少阳经的循行路线，同时这里也有阳明经和太阳经经过。额角脉动表现为亢进、有力、洪大、弦硬，则为实证，说明少阳气升有余、少阳火气上亢或肝阳上亢，临床常见于高血压、颅压高等；相反，若额角脉动较沉细弱，则为虚证，表示气虚，常见于颅压低、脑供血不足、低血压、低血糖等。昏厥、眩晕、偏头痛、面神经麻痹、三叉神经痛等患者，可以通过切候额角脉动以判断虚实。如有虚象可考虑灸气海、足三里，若有少阳实象可考虑用外关、足临泣泻少阳之火。

> 遇到高血压的患者，如其额角脉动表现硬，要注意防止脑出血。
>
> 如果患者头痛欲裂，额角脉动搏动非常强，则要考虑脑出血的可能。
>
> 如果患者额角脉动沉细、弱，伴有头晕头痛，则应考虑脑缺血，例如低血压患者。这种虚象的头痛不能考虑使用止痛药，要采用补气疗法。
>
> 临床上有时需要对两边额角脉动进行对比，如有些偏头疼患者患侧跳动跟健侧明显不同。

（二）耳前脉动

耳前脉动，即颞浅动脉，位于下关前少许，在颧骨缝中后部。耳前脉动"以候面气"，即可以了解面部的气血供应状况。耳前脉动为手少阳三焦经脉气所行之处，对面神经麻痹、面部痉挛、三叉神经痛有诊断价值，而部分的眼病与面颊病变也可以察此动脉。如耳前脉动有力洪大，表示面部气血旺盛，甚至可能壅阻，提示少阳经气旺盛或有余；如耳前脉动沉细弱，说明气血供应不足，少阳经气虚衰；如果脉动患侧大于健侧，属于实证，反之则为虚证。

（三）颊部脉动

颊部脉动，即面动脉，位于下颌角前方大迎穴处。颊部脉动"以候齿气"，即可以了解口腔和牙齿的气血供应状况。

（四）人迎脉

人迎脉，即颈动脉，位于喉结旁，以候胃气。人迎脉为足阳明胃经脉气所行之处，胃气是后天之本，通过切人迎脉可以了解胃气的状况，也可以了解脑部的血液供应状况。

在临床上切人迎脉动还可以判断人的生命是否还能延续，为判断生死的一个重要窗口。此处脉的搏动幅度虽浅，但轻按仍有力，说明有根，胃气不绝，则患者尚可维系些许时日；若人迎脉动塌陷，搏动虚弱，轻按即无，说明无根，胃气已绝，则患者处于危险状态，极有可能出现昏迷，乃至死亡。这就是中医所说的"有胃气则生，无胃气则亡"。在此提醒，人迎脉动处按压要轻，不要压得太深，过度按压会影响心脏的搏动节律。

有些老年人或久病之人，若人迎脉动正常或没有明显的变化，表示暂时无危候；若只看到人迎脉动在皮肤上跳动，看不到肌肉收缩，即人迎脉虚、无力、浮浅、幅度很小，则表示心脏虽然还有搏动，但动脉的血液已不流动，预示患者大去之期不远，通常一周左右。

1971年，著者在北京市密云县遇到一病危老人。家属询问老人还能活多少时日。当时触摸患者的人迎脉，感到尚有脉根，告知大去之期在十天以后。果然，患者在十多天后才病逝。

另有一癌症患者，虽能说话，但触摸其颈动脉发现搏动较浅，无根，只是空的脉管，提示胃气将绝。果然不到三天，患者就去世了。

（五）寸口脉

寸口脉，即桡动脉，位于桡骨头内侧。寸口脉为手太阴肺经脉气所行之处，因手太阴主一身之气，故寸口脉能反映全身的基本状况。切候寸口脉是中医诊病的基本要求，故本书不再讨论。

（六）腹部脉动

腹部脉动，即腹主动脉的搏动，位于腹的深部。部分体形消瘦者，可触及腹部脉动，其搏动较为柔和、平缓，此为正常。但一般人如果不是特别消瘦，腹部脉动是无法触及的。只有当腹部脉动的搏动受阻或者受到周围器官异常挤压，才能浮现出来而被触及。

如果在脐左侧切候到腹部脉动，即左侧肓俞至天枢处出现搏动异常，搏动强烈，甚至有抵抗感，坚硬，一般反映肝胆异常；此外，女性的子宫、卵巢病变，也可在腹部左侧切候到异常搏动。如果在脐右侧切候到腹部脉动，即右侧肓俞至天枢处出现搏动异常，同时感到下面有坚硬感、硬结状，往往提示肺或大肠有问题。如果在脐上切候到腹部脉动，即水分至下脘处，一般是脾胃的问题；脐上巨阙的动脉搏动则反应心的问题。如果在脐下切到腹部脉动，多为肾和膀胱的问题。

（七）冲门脉

冲门脉，即髂外动脉，位于腹股沟外侧。冲门脉是足太阴脾经脉气所行之处，切此可以了解脾经的气血状况。因其所处位置，亦可以了解小腹、盆腔气血供应的状况。

（八）太溪脉

太溪脉，即胫后动脉，位于足内踝后方。太溪脉是足少阴肾经脉气所行之处，切此可以了解肾气是否旺盛。如太溪脉沉细或沉细弱，说明肾气虚弱。肾气虚的高血压患者或肾虚牙痛者往往表现太溪脉虚象。久病重病后，切太溪脉可以了解脏气的强弱。如重病者、老人久病而太溪脉软弱无力，肉陷无弹力，说明体质太弱，病情难愈。

（九）冲阳脉

冲阳脉，又称趺阳脉，即足背胫前动脉，位于足背处。冲阳脉是足阳明胃经脉气所行之处，切此可以了解胃气的盛衰。若冲阳脉不衰，说明胃气犹存，病虽重而生机未绝；若冲阳脉绝而不至，则胃气衰竭，乃为险候。

（十）太冲脉动

太冲脉动，即第一跖背动脉，在肝经太冲穴处，位于足背侧第一跖骨间隙的后方凹陷处，以候肝之疾。

三、扪（抚）

扪，也作"抚"，即医者用手掌（多为鱼际处）触贴患者的皮肤，以了解该部位及其深部的寒热、润燥状态。

（一）施用部位

扪法多在较为平坦或肌肉较为丰富的部位施用，包括额部、前胸部、胃脘部、腹部、背部。如胃脘部的巨阙、中脘、神阙，下腹部的气海、关元、中极，背部的肺俞、膏肓俞、脾俞、肾俞、八髎等部位。

（二）操作要求

施用扪法诊察时，医者的手掌要按住所察部位并保持一定时间，以体会手下的感觉，是越来越冷，还是越来越热。或医者的手掌贴近患者的肌肤，以了解患者肌肤的润泽或干枯。

（三）诊断价值

扪法是通过医者手的感觉感知患者身体局部的温度、润泽度及皮肤弹性的变化来了解相关部位、脏腑、器官的寒热实虚，以判断疾病的性质及预后。

老年人及身体较虚弱者，气海部多有发凉感，说明此处气血运行较差。这时患者即使有热的表现，在用药时也要特别小心，要以顾护胃气为主，兼要温补肾阳，切忌用过于寒凉的药，即使有实证也不可过度泻下或过用寒凉药。老年人患实热证，误用泻法或寒凉药反而会加重病情，延长病程。此类病人可适当选用灸法。

扪背俞穴，以了解相应脏腑的虚实、寒热。如胃仓部位寒凉，多为胃寒；女性次髎部位的寒凉感结合小腹扪法，可以判断胞宫虚寒。

扪法可以察肌肤的润燥以候润枯，知患者有汗或无汗，以及津液的损伤程度。

医者扪抚患者气海穴，如手下有凉感，说明有关生殖的功能或局部前列腺、子宫的功能状态不好。如果70岁以上的老人，触摸气海仍有温煦之感，则提示此人身体较健康。

病例

万某，1岁。

主诉：咳嗽、鼻塞7天。

现症：7天以前感冒，恶寒发热的症状已消失，现在仅有咳嗽、鼻塞等症。

经络诊察：督脉异常，扪大椎处，手感偏凉。

配穴：灸大椎。

疗效：灸后痊愈。

分析：由于患者年纪太小，不能通过问诊得到相关信息，因此不好判断为何种类型的外感。通过扪抚大椎处，发现此处较凉，则判断为风寒所致。大椎可以治疗外感病，有散寒解表、调和营卫的功能。

四、按（压）

按也作"压"或"按压"，是据部位用拇指或食、中、无名指按压、弹拨患者经络缝隙深层的肌肉、血管、肌腱、韧带、骨膜等部位（主要是肘、膝、腘、股、项等部位），了解其柔软、硬结、松弛、僵、短、缓、紧的状态，以判断各经的变化。

（一）施用部位

从广义上讲，腧穴都可以采用按法来了解穴下的情况。但我们这里讲的按法主要施用在经络循行肌肉较丰满的部位，如胃脘、少腹、小腹等经络的循行线上。通过按压的弹性感知指下有无异常。如胃部疾患时，要仔细按压胃脘部，察上脘、中脘、建里或下脘等部位，指下感觉有阻力，比较硬，或者特别松软，跟周围组织的感觉不同，皆提示存在异常。

有些部位在循推时可以兼用按压法，如察督脉的时候循推和按压都用。

（二）操作要求

按法主要是感受按压部位的异常感觉或异物，异物的大小、质地、形状等。因此，按压操作要求缓缓用力，慢慢向下压，要有一定深度，静心体会指下的感觉。

（三）诊断意义

腹部是按法运用的重要部位。

1. 按压脐旁左侧

按压脐旁左侧，以候肝、胆，包括足厥阴经和足少阳经。如果在腹直肌的外侧缝隙里按到结节、结络、结块等，皆反映这两条经脉异常。（图6-1）

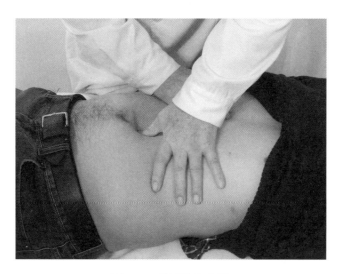

图 6-1　按压脐旁左侧

2. 按压脐旁右侧

按压脐旁右侧，以候肺、大肠，包括手太阴经和手阳明经。这个部位的结节或结块可以反映气管、呼吸道、大肠的病变。

3. 按压脐下二寸

按压脐下二寸（包括阴交、气海、石门），以候肾与膀胱。这个部位的异常，常见松软塌陷，而肿块比较少。反映肾和膀胱的功能障碍，气化能力减弱，一般为肾气虚，肾阳不足。（图 6-2）

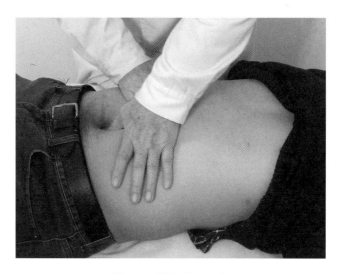

图 6-2　按压脐下二寸

4. 按压脐上

按压手法，见图 6-3、6-4。按压时，从神阙到鸠尾分两个部分。

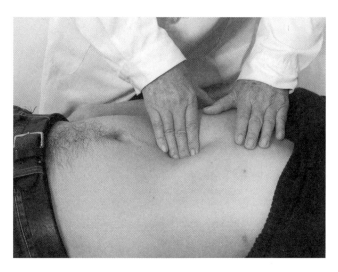

图 6-3　四指按压脐上

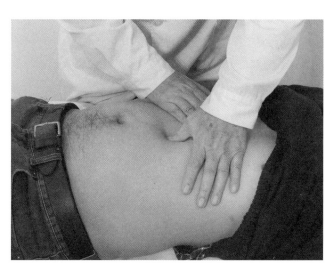

图 6-4　单指按压脐上

（1）上脘到鸠尾：按之则痛或按之则舒，反映的是心和心包的病变。如有压痛，同时伴有憋气、胀满、痞满，就要辨别是心还是胃的问题。如果同时按压督脉的神道、灵台，或膀胱经的心俞、厥阴俞，有剧烈疼痛，可以考虑为心的病变。

（2）从上脘到神阙：按压发现腹部肌肉紧张度增高，患者伴有痞满、发胀、疼痛，通常考虑是脾胃病。其中在上脘和中脘之间这一段出现异常，也需要排除一下心的问题，同样是在督脉进行诊察。如果筋缩、脊中异常，大部分属于胃的病变；当然，还可以配合按压胃俞、脾俞作为参考。

> 著者一个同事，是儿科很有名的医生，患有慢性胃炎多年，对胃病发作已经毫不在意，认为吃一点止痛药即可。有一天夜间，突然感觉心下痞满，家属建议立刻去医院，但他自认为是胃痛，只吃了点治胃痛的药就罢了。由于他麻痹大意，没想到第二天清晨被发现已心梗死亡了。这个惨痛的教训告诉我们，遇到胃上部的疼痛，一定要留意排除心脏的问题，要诊察相关的督脉与足膀胱经的背俞穴有无异常。

5. 按压脐中

按压脐中（包括肚脐上、下、左、右各一寸），以候心与小肠。脐部按压出现异常一般反映心和小肠的相关经络问题，一般不直接对应脏器。

> 某阳痿患者，一直未育，甚为忧虑。按压其任脉发现中极处增厚，深部有一个硬块。治疗时，取远端穴位太溪，同时取中极穴。针刺几个疗程后，阳痿治愈，后来得了一子。
>
> 曾有一学生，练习按压法时按压自己小腹，无意中发现中极有一非常大的塌陷，指下感觉很空。学生称有多年的遗尿症。回国后开始灸中极。几天后复察此穴位，那个塌陷已消失。夜尿症状随之有好转。
>
> 著者一亲戚来诊，诉其胃痛。主因每天吃大量苦瓜。通过按压胃脘部发现从中脘至下脘异常僵硬，如按木板。经针刺中脘、建里后，胃痛消失。针刺几次以后再按压胃脘部，已变松软。

五、循推

循推法是指医者用拇指指尖从患者指（趾）端沿着十二经循行路线的分肉向肘膝关节进行向心循推，以辨别皮下组织是否有异常，如松软、僵硬、结节、滞涩、光滑、结络、结块、粘连、分离等各种变化，患者也可能出现过敏性疼痛、胀满、迟钝等反应，据此判断经络是否异常。

（一）施用部位

循推法通常只在肘膝关节以下的十二经循行路线上进行操作，也可以在督脉、督脉两旁的络脉（相当于夹脊的部位）及背部足太阳膀胱经进行操作。

选择膝肘以下的经络循推，是因为在肘膝以下各经有单独的循行路径，极少交叉，没有重叠，各经的特异性强，而且这段的经络都在分肉之间，皮、脉、肉、筋、骨层次结构清晰；而胸腹和头面的经络，常有数条交叉、重叠，分肉又不好区分。

（二）操作要求

循推首先要注意，一定要沿着经络循行的肌肉缝隙从远端向心诊察，有时循行路线会与教科书不同。

其次，循推不同于针对单独穴位的诊断操作，不可跳跃间断，而要在经络线上保持同样的压力缓缓移动，应均匀平稳的滑动。

（三）诊断意义

由于十二经分别和人体的六脏六腑有直接联系，所以在十二经上出现的异常能反映出六脏六腑的变化。同时，十二经本身的变化也会体现在经络上。

循推法是经络诊察中最重要的诊断方法。

第二节　经络诊察之循推法

本节介绍循推法的基本操作，具体每一条经络的循推法应用则置于第三节详细介绍。

一、循推手法的操作要求

循推时要两手相互配合。术手为循推手，辅手为固定患者循推部位的手。

1. 术手的操作要求

术手是用来循推、触摸和在经络缝隙中滑动的手。操作时多用拇指指腹的前部或者拇指的桡侧缘。察经时要结合部位和患者具体情况进行，尽量避免不必要的过度刺激，不一定要察最深层。此外，在循推时医者的心理也非常重要，要排除杂念和外界干扰，要有触及经络异常变化的心理准备。

（1）循推时，术手要自然放松，避免拇指过度伸展。将全部注意力集中于拇指。循推的过程不仅仅是拇指在推，而是整个手、小臂、大臂都随之移动。

（2）循推时拇指要与皮肤始终呈 45°，务必使拇指在分肉之间滑动，而不是跳动。

（3）循推的力量要均匀，根据循推的层次运用指力，力量不能断续，也不能忽深忽浅。

（4）循推的速度要缓慢，不可过快。若循推速度过快，容易错过各种异常变化。经络诊察是一个认真的、仔细的物理诊断方法，不是一个粗糙的动作和手法。

（5）循推时要注意察经络上、中、下三个层次：①上层，即浅表层，基本位于皮下，在皮和脉节之间；虽然很浅，但却能触摸到经络异常变化，如脆络、结络和皮肤滞涩的变化。②中层，位于肉和筋节之间。③下层，位置最深，基本在筋与骨节之间；部分患者，尤其是女性小腿内侧部位，在这层会感到酸痛。

2. 辅手的操作要求

辅手与循推手互相配合，是经络循推中的一个重要组成部分。

（1）握住患肢，保持肢体稳定。

（2）固定皮肤，避免皮肤在循推的过程中移动。尤其是皮肤松弛的患者，按压、固定其皮肤非常重要。

二、循推中常见的经络异常变化

经络异常变化指的是经络诊察中，医者指下的异常感觉和触及有形的变化，如有结块、小的颗粒、小的细络等。虽然有的患者会有酸、疼、刺痛等主观感觉，但这种感觉并不能说明经络一定异常，因为有些患者比较敏感，压痛较多。

在讨论具体循推方法和每条经络异常变化之前，首先介绍几种最常见的经络异常变化。（表 6-1）

（一）结块

结块是肿块，是肌肉缝隙中较大范围的结块样肿大，边缘光滑，弹性较小，伴有肿胀或胀痛。多因经络缝隙里周边组织代谢物的堆积或者组织液的滞留，经发酵或酶变堆积而成。手三阴经，特别是在手太阴肺经、手厥阴心包经较为常见。

结块可出现在经脉的不同层次、部位。结块出现在肌腱膜说明可能有炎性病症。如在尺泽处有较大的结块，患者往往诉其咽喉部肿痛，可考虑咽炎、扁桃体炎。如结块出现在孔最、尺泽下，则要考虑气管病变，如慢性气管炎。如在肌肉较丰厚处出现结块，则提示相关的脏腑或者经络上有异常。

结块大小可以表明其相关器官上异常范围的大小，软硬程度说明患病时间的短长。如在心包经，郄门出现硬结块说明心肌有病变。结块越大说明涉及的心肌范围越大，越硬说明病变的时间越长。

（二）结节

结节形态比结块小，小者如大米，大者如绿豆。弹性相对较差，硬度较高。有的可移动，有的不可移动。一般来说，结节多为病久、病重的现象。

如果结块或结节成为连续状，称为条索，提示经络的变异涉及面比较广，病程也比较长。它的浅深、长短不一样。

如果结块、结节在深部较坚硬，边缘较尖锐，表现为病久不可逆转，预后不良。

表 6-1　经络结块和结节

结节或结块的性质	意义
大 小	病较重 病较轻
深 浅	病较长（慢性） 病较新（急性）
边缘光滑 边缘尖锐	正常 恶性，病久，不能逆转
硬 软	病久（慢性），或旧病遗留；痊愈以后不易消失 急性（新）；痊愈以后易消失

著者的一位老师，年逾八旬，因感冒发热诱发肺炎，表现为咳嗽，喘息气促，自感乏力。住院治疗后，因肺下部炎性渗出久久不吸收，故出院找我治疗。察经发现孔最下有一个结块，位置较浅。经针刺两周，一周三次的治疗，患者咳嗽明显缓解，且孔最下的结块亦消失。后复查胸片显示，下肺炎性渗出消失。此例说明经络诊察可以反映当前的病变。

著者在旧金山讲课时，曾给一名听课的老师察经。发现在她左侧手太阴经孔最深部有一个结块，如蚕豆大，边缘欠光滑，较硬，弹性小，压痛不明显。因为不清楚她的病史，只根据经络诊察结果说："你的肺有问题。"她说几年前患肺癌，左肺部分切除。她的病虽然已经痊愈了，但在相关经络上留下了非常明显的异常变化。说明经络的变化不仅能反映患者当前的状态，亦能反应过去所患疾病。

著者在全国培训班课堂上给一名25岁年轻医生察经，发现在郗门段深部有一个结块。提醒他："你的心包经有点问题，是不是有心肌缺血或有过心梗？"他说："我都没有！心脏很好。"著者告诉他应注意心脏，心肌有可能会出现病变。大概两三个月后，年轻医生来信，说培训班结束一个月后突发心梗。当时感到心前区憋闷疼痛，因为曾被告知应注意心脏问题，遂及时至医院就诊，未耽误治疗。这说明经络诊察能预判将来可能会出现的问题。

综上所述，经络异常往往提示三种情况：①病症出现时，在其相关的经络上会出现变化；②旧疾虽愈，仍可在相关经络上留下痕迹；③经络异常，虽无即刻不适症状，但对患者将来可能出现的病症有预判作用。

（三）结络

结络表现为在经络中或纵或斜或横向较细小的条状物。在络穴分布的段落较为常见。结络的出现可能与该部位局部组织液变质有关。

需要注意的是，如果有外伤或局部扭伤，亦可出现结络，但结络处非常疼痛。如果是内因性病变产生的病理性结络，则结络处疼痛多不剧烈。

在经络线上有经筋、筋膜或韧带，如受到外伤，需要相当时间才能恢复。如果治疗不当或贻误最佳治疗时机，极有可能使局部发生永久性增厚或增生，这种情况下，不是经络的问题，而是经筋的问题。在受伤早期出现结络，可以采用对应取穴法，效果很好。如果病程在3个月以上，则效果较差。

（四）脆络

脆络较结络更细、短，指下有脆碎的感觉，有时呈放射状。多在经络较浅的缝隙中发现，如大陵、神门、陷谷、冲阳、然谷、照海、水泉等浅表的地方，多见于急性病证，在症状消失后也可消失。脆络出现的原因不详。

临床上某些心律不齐的患者症状发作时在神门可以摸到脆络，经治疗，心律不齐消失时脆络也随之消失。

（五）局部肌肉紧张度增高

局部肌肉紧张度增高是指某一部位肌肉僵硬、胀痛，大多在肌肉丰厚处出现，如小臂、大臂、下肢肌肉丰厚处，跟肌肉的走行有关。严格地说，它不是经络异常，而属于经筋病范围。往往提示该部位的皮部、肌肉、肌腱中气血瘀积或过度充盈，大多为寒、热、湿邪留滞而成。

在临床中常遇到一些中风的患者，出现一侧肌肉紧张度增高。这是由于脑血管病变后，气血运行不畅，致使在相关部位局部代谢出现问题。治疗时要考虑相关的经筋，如为内侧经筋，要针刺外侧；外侧经筋，则针刺内侧。同时针刺相表里经。对于这种病情，有些医生选择用火针治疗，著者不甚赞同。有医生在远端井穴放血，此法著者较为支持。如果是因外伤导致的肌肉损伤，要尽量避免局部治疗，可用外敷药。

（六）松软下陷

经络的腧穴区段，呈现松软下陷的指感，大多为局部脱水、循环迟缓所致。此时可采用局部针刺，也可用灸法。

（七）滞涩

经络皮部出现滞涩的感觉，诊察时术者手下像摸砂纸，往往提示经络气血流动不畅，或病久气虚。其可出现在经络线上的某一段，也可在具体的部位、穴位。

（八）水泡样异常

经络缝隙中出现像水泡似的异常变化，一般出现在皮肤较薄的部位，在深层难以触及。往往在腕关节、指（趾）骨部位发现，如太白、束骨、京骨、然谷、神门、列缺等处。与结节相似，但比结节软，中间有空的感觉。

在经络诊察过程中发现特殊的形质改变，大多数在以上八种情况之内。但要注意，在经络诊察时所发现的一切异常必须与皮下脂肪瘤、神经纤维瘤及皮下的瘢痕组织区分。经络异常一般是双侧对称，且分布在经络路线上（缝隙里），而皮下脂肪瘤、神经纤维瘤、粉刺瘤和瘢痕等是单侧的、不规则的。

第三节　十四经经络诊察

十四经经络诊察是审、扪、循、切、按五种方法综合运用的过程，由于循推法在经络诊察中的特殊地位和重大临床价值，我们将在此节中详细介绍每一条经络循推的操作方法。十四经缝隙定位，请参照第二章对经络结构的论述和第四章对腧穴结构的论述；其中第二章有关十二经路线解剖的配图，有非常重要的参考价值，建议和本节内容对照研究。

一、手太阴肺经

（一）解剖定位

首先，让患者攥拳，定好腕部桡侧腕屈肌腱和肱桡肌肌腱的位置，手太阴经前臂路线即位于桡侧腕屈肌腱与肱桡肌之间的缝隙处，腕部路线则正在桡动脉搏动处。（图6-5、表6-2）

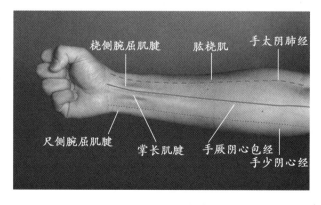

图6-5　手三阴经前臂路线

表 6-2　手太阴经前臂路线

部位	重要结构
手腕	肱桡肌尺侧缘缝隙；桡动脉
手臂	肱桡肌的尺侧（内侧）
肘关节	肱二头肌腱的桡侧（外侧）

（二）循推操作方法

【体位】医者与患者相向而坐，患者亦可取平卧位，医者坐于床边。

【辅手】患者手心朝上，医者用辅手握住患者的腕关节，拇指按住皮肤。（图 6-6）

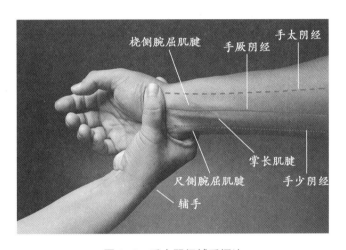

图 6-6　手太阴经辅手握法

【循推操作】医者沿肱桡肌的尺侧缘（内侧）一直循推到肘部。在上部（肘以上）可用按压的手法。

手太阴经一般从太渊穴开始循推。经过列缺后，经络循行的缝隙变粗（为桡骨下缘的肱桡肌与桡侧腕屈肌之间的缝隙），边缘有肉。继续向上循推，此时可用食指探寻肱桡肌，确定肱桡肌后，沿着肱桡肌内侧（尺侧）缘缝隙向上循推至尺泽。手太阴经的循推，一般仅推至尺泽，但在特殊情况下亦可一直往上循推。同时可在肺的募穴和背俞穴采用按压的方法检查。（图 6-7）

（1）从太渊至列缺：此段位于腕关节处，肌肉较为浅薄，常可触及细小的变化，如松软、水泡、小结节、脆络、结络等。需要注意的是，列缺的定位与

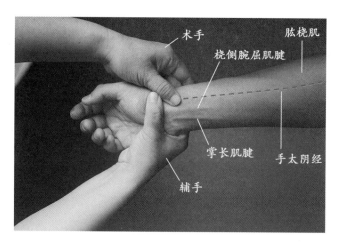

图 6-7　手太阴经循推法

教科书不同（本书第四章有详细论述）。列缺在桡骨茎突的近端处，而非阳明经上；从太渊沿桡骨茎突向上循推，至桡骨平坦骨面有一个小沟，医者手下触及的是一个凹陷，如同行走于下坡路，这里才是列缺。

（2）从列缺至尺泽：组织变得较为丰满，从骨和肌腱的缝隙变成肌肉缝隙，常可触及更大的变化，如结节、结块、肌肉紧张度增高、松软塌陷等。

（三）常见经络异常（表6-3）

1. 审

（1）如果在太渊至列缺段出现充血或丘疹，并伴有疼痛，一般为急性气管炎或支气管炎。

（2）腕横纹上5~7寸段皮下出现瘀点或红晕，临床上一般可见咳血，往往是支气管扩张所致。

2. 切

主要切寸口脉。寸口脉不仅对全身脏腑盛衰情况有诊断价值，同时也是判断肺经经气变化的一个重要信息窗口。有些医家通过对寸、关、尺脉搏的力度比较，来判断太阴经气运行是否正常，很有价值。

3. 循推

（1）太渊至列缺段：如果此段没有丘疹，也无充血，只是感觉皮肤肌肉变薄且无弹性，如同肌肉贴附于骨上，不随循推移动，表现出滞涩感，一般提示慢性气管炎，咽部有器质性改变（如增生或瘢痕），扁桃体肿大，甲状腺肿或增生等问题。若太渊部位过于松软，弹性较差，患者感觉酸，此乃肺气虚的表现，患者可有小便自控较差、尿频、气短、乏力、肿胀等症状。如太渊至经渠段出现脆络，往往提示心律不齐。

（2）经渠：细络、结节并伴有剧烈疼痛，一般提示外感表实证，通常会有身痛、发热等症状。

（3）列缺：一般为酸痛。这个部位较窄，很少出现有形变化。临床可见刺痛，主要提示外感咳嗽。

（4）孔最段：若有明显压痛（疼痛难忍），提示有肺热，往往会有咳血，一般是急性气管炎、支气管炎、肺炎、慢性感染、肺气管出血、咳血。如果出现结节（圆形或椭圆形，边缘光滑），特别是深部有硬结，则提示肺部（包括支气管等）有陈旧性病变，但已无症状。较浅的边缘光滑的结块，提示病情可逆。如果深部触到尖锐有棱角的结节或结块，往往提示肺部或气管可能存在恶性病变。肺部分切除的患者在孔最段容易出现较坚硬的肿块。

（5）尺泽段：尺泽上下有结块或疼痛，往往提示咽炎或外感咳嗽，是肺经有实证和热证的表现。如果出现的结节肿大、光滑、不甚坚硬，提示有咽炎、气管炎或扁桃体炎，或外感咽肿。如果并不肿大，而是有坚硬的结块，提示气管里有结节、瘢痕、增生，如果患者最近无不适症状，往往可以判断之前有哮喘或者经常发作气管炎，造成气管有遗留瘢痕。如果疼痛剧烈，伴有肿块，提示急性炎症；有结块，按压时感到酸，往往提示慢性病。

（6）上臂段：天府穴异常，提示肺热，患者常易流鼻血。

> 在临床上经常看到小孩稍微上火就出鼻血，甚者出血不止。按压天府穴效果甚好，按压片刻，鼻血自停。这说明手太阴肺经跟鼻黏膜有关。再次证明中医经络理论有临床根据，也有实体解剖依据。

手太阴肺经和五脏六腑的联系极为广泛，因为肺主一身之气，很多疾病都会在手太阴肺经发生反应，导致肺经出现异常。所以诊察发现手太阴肺经异常，不要急于考虑是肺和气管的问题，这可能不限于肺经病。

表 6-3　手太阴经常见经络异常

穴位段	异常变化与可能的症候、疾病
审视肺俞与中府	1. 若出现充血或丘疹：大多提示是肺热或急性炎症 2. 若皮肤干燥或皮屑，甚至增厚：提示慢性炎症或肺结核
太渊至列缺	1. 充血或丘疹：一般提示急性气管炎 2. 肌肉浅薄没有弹性：提示慢性气管炎、咽部增生、甲状腺肿或增生

穴位段	异常变化与可能的症候、疾病
太渊至经渠	1. 沉陷无力、松软、脆络：提示肺气虚，可见疼痛、胀痛、尿频、气短、乏力、心律不齐等症；若属实证，则外感恶寒 2. 丘疹、充血伴疼痛：提示急性支气管炎，急性气管炎 3. 丘疹，无疼痛：提示慢性气管炎
经渠	细络、结络：提示外感表实证，可见身痛、发热
列缺段	弹性差，硬，结节：提示咽部增生、气管炎、甲状腺增生
孔最段	1. 浅部结块、紧张度增高、边缘光滑：提示肺热，咳嗽，气管出血、咳血，外感，痔疮 2. 浅部结节，边缘光滑：提示气管、肺部有炎症 3. 深部结节，结块坚硬：提示有陈旧性病灶 4. 深部结节，结块边缘尖锐：提示有恶性肿瘤 5. 红晕或瘀点：提示咳血，往往是支气管扩张 6. 过敏性疼痛：提示有肺热，往往伴咳血，部分是急性肺病、肺炎
尺泽段	1. 结块：提示为实证、热证，多为咽炎、外感咳嗽 2. 肿块、小结节：提示为慢性炎症（肺支气管） 3. 疼痛：提示肺经有实证或热证，往往有咽炎或外感咳嗽 4. 结节，肿大光滑，不是很硬：提示咽炎、外感咽肿，早期与外感有关 5. 硬结节：提示气管有结节、瘢痕或增生

赵某，男，32岁。

主诉：胸闷、憋气、咳嗽白痰5天。

现症：由感冒引起，感冒退热后出现上述症状，伴有口渴、咽痛。苔薄、舌尖红，脉浮数。

经络诊察：尺泽下有结块，尖锐痛；曲泽压痛；膻中压痛。

辨经：手太阴经、手厥阴经、任脉异常。

辨证：风温外感后，温热郁结上焦。

治法：清宣上焦。

配穴：尺泽、大陵。

针后胸闷、憋气立刻消失。第二天咳嗽明显减轻。

复查手太阴、手厥阴压痛不甚明显。针刺治疗仅1次，属显效。

按：此病人主症是胸闷、气憋、咳嗽、咯白痰5天。在此之前外感风邪入里化热，热退后才出现这些症状，同时伴口渴、咽痛，舌苔薄、舌尖红、脉浮数。经络诊察时发现手太阴肺经尺泽处有一肿块，有压痛，且疼痛剧烈；手厥阴心包经曲泽压痛；任脉膻中有明显的尖锐压痛。所以主要病变还是在肺经。当时中医诊断为风温外感，风热感冒虽然已愈，余热未清，温邪在里，余热留滞在上焦心肺。

选用尺泽、大陵针刺，针完后，病人说："哦！五天老憋，这下不憋了，能出来气了！"第二天咳嗽减轻，尺泽处疼痛也消失。第二天复用这两个穴。第三天痊愈。

这个病例说明，如果诊断清楚，选经配穴准确，很多症状能够很快消失。著者强调的是，像这类疾病如果医者针刺治疗1周才好，那就有理由怀疑病不是治好的，可能是自愈的。所以当医生要客观，不要以为病人的病好了都是自己的功劳。有时感冒1周不治也能好。有些疾病，特别是急性病，应该是扎上针后，当时症状就能缓解，即使不能完全消失，起码会有明显缓解，这才是针刺的效果。所以在临床上应该想办法做到针到病除。

二、手阳明大肠经

（一）解剖定位

首先让患者放松，活动腕部，先定好腕部拇短伸肌和拇长伸肌肌腱之间的缝隙，及肱桡肌和桡侧腕伸肌（长、短）之间的缝隙，手阳明经前臂路线即位于此缝隙处。（图6-8、表6-4）

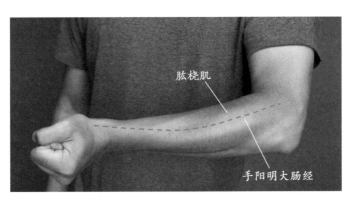

图6-8　手阳明经前臂路线

表 6-4　手阳明经前臂路线

部位	重要结构
手掌	第二掌骨与骨间肌之间
腕	拇长伸肌腱与拇短伸肌腱之间的缝隙
前臂部	肱桡肌与桡侧腕长、短伸肌之间的缝隙

（二）循推操作方法

【体位】医者与患者相向而坐，患者亦可取平卧位，医者坐于床边。

【辅手】循推三间至阳溪，医者辅手拿住患者的手，如同握手。循推阳溪至曲池，辅手往上移动至腕关节下（腕关节第一横纹的远端）。（图 6-9）

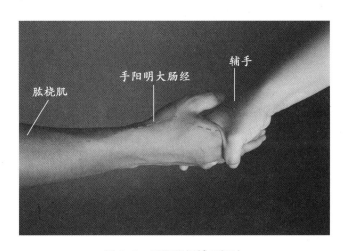

图 6-9　手阳明经辅手握法

【循推操作】手阳明经，一般从阳溪开始循推，亦可从三间开始。有些症候，也要察商阳和二间。（图 6-10、6-11）

（1）三间至阳溪：此段缝隙位于第一、二掌骨骨间肌之间。

（2）合谷至阳溪：沿着第一和第二掌骨之间，循推至阳溪。这段通常能摸到局部松软塌陷、结节、结络、肌肉紧张度增高等异常反应。阳溪位于拇长伸肌腱与拇短伸肌腱之间，伸直拇指时可见一凹陷。

（3）阳溪至温溜：位于桡骨的桡侧段。从阳溪至偏历指下感觉较硬，这段有伸肌支持带和肌腱（拇长展肌腱、拇短伸肌腱、拇长伸肌）分布，初学者容易被迷惑。有些患者从阳溪至温溜可以感受到桡骨上有一个骨沟。一般此段能摸到结络、结节等异常表现。

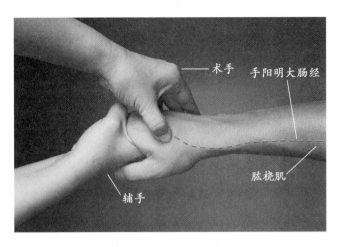

図 6-10　手阳明经循推法 1

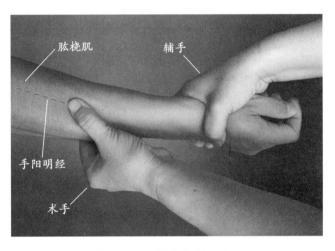

图 6-11　手阳明经循推法 2

（4）偏历至温溜：肌腱在此处逐渐变为肌肉，缝隙位于桡侧腕长伸肌的内侧和肱桡肌的外侧（桡侧）。此段一般能摸到结节、结络、结块等异常。

（5）温溜至曲池：此段缝隙变宽一点，肱桡肌与桡侧腕长伸肌的肌肉缝隙较清楚。这段一般能摸到松软塌陷、肌肉紧张度增高、结节、结块等。

为了找准温溜至曲池的缝隙，首先让患者的小臂内旋，攥拳，然后外展和伸拳，绷紧肱桡肌和腕长伸肌，这时缝隙便清晰可见了。手阳明经就位于两条肌肉之间。另外一种方式，是使用循推手的食指指腹从手太阴经（肱桡肌的尺侧）往患者手的阳面滑过去，从肱桡肌的尺侧至桡侧。食指的指腹滑到的第一个凹陷就是肱桡肌的桡侧缝隙。

（三）常见经络异常（表6-5）

1. 审

首先观察患者的双侧鼻翼。鼻翼周围如果出现了红肿或疮疖，一般说明大肠经有热毒。此热郁于食道或大肠。

2. 切

切诊合谷至阳溪，若脉动出现浮大，多为外风，也可能是早期的面神经麻痹。如果脉动沉紧，提示可能为腹泻或便秘。

3. 循推

（1）合谷至阳溪：如果出现疼痛或者僵硬、紧张度增高，一般提示外感，少部分提示面神经麻痹。循推时若手臂沿经陷下，提示有虚证，可有肌肉萎缩或长期腹泻；若感觉较硬，有结节，则提示实证，可能有齿痛、牙龈肿或外感头痛。

（2）温溜至下廉：发现较硬的结节，提示可能是大肠息肉或结肠炎、腹痛、腹泻；如果是急性肠炎，则出现的不是结节，而是肌肉疼痛、紧张度增高。

（3）上廉至手三里：医者感觉手下松软，患者有酸痛感，多有慢性肠炎或消化不良，或者慢性胃炎、慢性胃溃疡，皮癣。如果有结节或者结块，可能有牙痛、牙龈肿，也可能食道有问题，如食道炎等。

（4）曲池：若按压时患者疼痛，医者循推感觉发硬，提示为外感；急性肠炎有时也会在此出现变化。沿手三里和曲池循推，如果有结节，特别是有比较深、比较硬的结节，就要考虑食道或者大肠中有息肉或其他增生。

（5）肘髎至臂臑：如果有异常，可考虑食道疾病。

> 患者，男，50岁。慢性结肠炎5年。主要症状是腹泻，每天2次，伴消化不良，嗳气，消瘦，容易感到疲劳。察经时发现其手三里有明显的塌陷、疼痛，肌肉如萎缩样。选手三里、足三里、建里，治疗3个月，每周3次，症状消失。治疗后再察其经络，手三里的异常变化亦消失。

表6-5　手阳明经常见经络异常

穴位段	异常变化与可能的症候、疾病
合谷至阳溪	1. 沉紧、涩：大肠消化不良，便秘，便干 2. 紧张度增高，松软、酸痛：外感
偏历	细络、疼痛、压痛：外感风寒，三叉神经痛

穴位段	异常变化与可能的症候、疾病
温溜	结节、酸：肩背痛，鼻塞，三叉神经痛
手三里	1. 紧张度增高：便溏，消化不良 2. 松软：慢性肠炎，便溏，腹泻，肠道吸收不良 3. 硬的结节：大肠或食道息肉
下廉至曲池	1. 连续条索改变：过敏性结肠炎，脱肛 2. 硬结节：大肠息肉
曲池	酸痛：外感，风疹
肘髎	出现异常：咽部、食道病变
审视鼻孔	红肿生疮：大肠经有热毒

三、足阳明胃经

（一）解剖定位

足阳明经的足胫循行路线，见图 6-12，表 6-6。

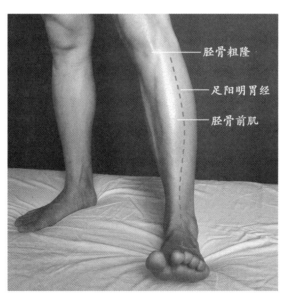

图 6-12　足阳明经足胫路线

第六章　经络诊察

表 6-6 足阳明经足胫路线

部位	重要结构
足部	第二、三跖骨之间
踝部	趾长伸肌与踇长伸肌之间
小腿部	胫骨前肌与趾长伸肌之间

（二）循推操作方法

【体位】患者平躺于治疗床上，或采取坐位将腿放在医者的膝盖上。依照经验，患者采取坐位时较容易摸到下肢经络缝隙。

【辅手】循推足部，医者辅手屈曲患者第二和第三跖趾关节下按，同时可用鱼际按住患者脚趾，或用拇指或四指下按第一至第三脚趾，显露内庭缝隙。循推解溪至足三里段，辅手移至踝关节下，固定患者脚踝。（图 6-13、6-14）

【循推操作】循推足阳明经，一般从内庭循推至足三里。

（1）内庭至陷谷：要非常专心、认真、仔细地触摸，感觉缝隙，因为这段会有较细微的变化，如细小的结络、水泡、小结节、过敏性疼痛等。要诊察缝隙双侧边缘，可交换循推手，如察患者的右脚时，医者可先用右手的拇指循推缝隙内侧，然后换左手诊察缝隙外侧。（图 6-15）

（2）陷谷至解溪：沿第二、第三跖骨之间的缝隙循推。此段解剖结构较特殊，指下可以感觉到肌腱和支持带等，如伸肌下支持带、伸肌上支持带、趾长伸肌腱等。解溪位于趾长伸肌腱、踇长伸肌腱之间。（图 6-16）

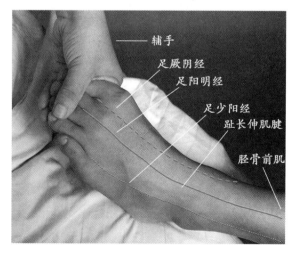

图 6-13 足阳明经辅手握法 1

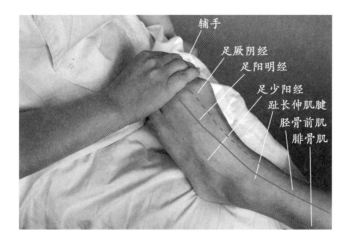

图 6-14　足阳明经辅手握法 2

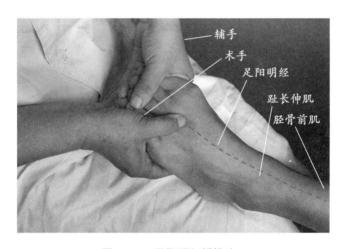

图 6-15　足阳明经循推法 1

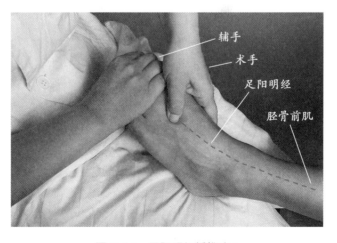

图 6-16　足阳明经循推法 2

（3）解溪到足三里：此段位于小腿胫骨前肌的外侧缘（胫骨前肌与趾长伸肌之间）。缝隙中的异常变化较大，可以循摸到结节、结块，甚至条索性结节或结块。亦能摸到肌肉紧张度增高、松软塌陷等。准确循摸解溪到足三里的缝隙有两种方法：①在小腿的下 1/3 处（大致在下巨虚处），用循推手的食指指腹，从胫骨面滑过胫骨前肌，至其外侧缘第一个凹陷处，就是足阳明经的循行缝隙。②让患者足部背屈，收紧胫骨前肌，其外侧缘的缝隙即为足阳明经循行缝隙。（图 6-17）

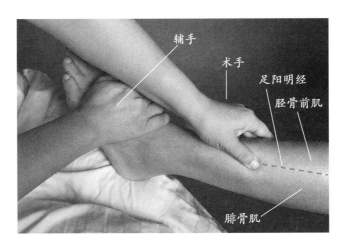

图 6-17　足阳明经循推法 3

注意：每个人的胫骨前肌宽窄各不相同，如遇到较为宽厚的胫骨前肌，容易误认为是足少阳经的缝隙。但如找准胫骨前肌的外侧缘，从解溪至足三里循推则较为顺畅。

（三）常见经络异常（表 6-7）

1. 审

主要审视面额部。如果面热而赤，表示阳明热上浮于面；如果鼻尖红有酒色，像酒糟鼻，表明有阳明积热。如牙龈肿胀，或夜里睡觉咬牙，为阳明郁热之象。但热不在胃，是循经上炎。

2. 切

（1）切额角脉：额角脉动数、大、有力，为阳明热盛的标志，可能是阳明头痛，也可能是少阳头痛或者胃、食道有问题。

（2）切冲阳脉：若脉大而疼痛，为阳明火盛或火郁上冲；少部分是高血压或胃火上逆之呕吐。

3. 循推

（1）内庭至陷谷：如果有结节或者有过敏性痛点，提示阳明热盛。

（2）冲阳至足三里：如果出现结节、硬结，提示阳明积滞不通；如果出现松软下陷，提示阳明寒凝，寒气瘀阻。

（3）髌骨外侧至梁丘段：如果有过敏性疼痛，或明显的肌肉紧张度增高，或有结节，提示可能是胃痉挛或胃溃疡，或怀疑胃部有占位病变。

4. 按

按压天枢，如果腹动脉搏动应手，提示阳明实证，大部分是肠里有比较严重的结滞，如肠梗阻或肠扭转；如果天枢松软塌陷，是阳明气虚，肠蠕动缓慢的表现。

表 6-7　足阳明经常见经络异常及对应症候

穴位段	异常变化与可能的症候、疾病
审视面额	1. 面热而赤：提示阳明热上浮 2. 若鼻尖赤而有酒色：提示阳明积热，牙龈肿胀
切额角脉	脉数、大、有力：阳明热盛，有阳明头痛，或少阳头痛，或胃、食道病
切冲阳脉	1. 脉大且疼痛，阳明火盛而且火郁上冲；少部分是高血压或胃火上逆之呕吐 2. 压痛：阳明火盛，胃火上逆伴头痛、头晕、恶心、面赤；高血压
内庭至陷谷	结节，疼痛：提示阳明郁热而不通；胃火过盛，见口气重、牙龈肿痛、胸腹满、恶心呕吐；食积
下巨虚至足三里	1. 结节，条索（硬）：提示阳明积滞，胃小囊肿，慢性胃炎，溃疡，精神病 2. 松软：提示阳明虚、阳明寒凝，腹泻便溏，慢性结肠炎
梁丘	1. 硬结或肌肉发硬：提示阳明寒凝，阳明瘀血，胃痉挛 2. 紧张度增高，疼痛，结节：可能有胃痉挛，或胃溃疡，或胃占位性病变
天枢	1. 腹动脉搏动明显：阳明实证 2. 松软：提示阳明气虚，抑郁症

四、足太阴脾经

（一）解剖定位

足太阴经的足胫循行路线，见图 6-18，表 6-8。

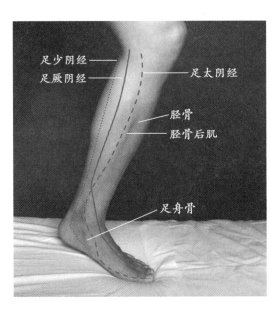

图 6-18　足三阴经足胫路线

表 6-8　足太阴经足胫路线

部位	重要结构
足部	足大指内侧第一跖骨与足底内侧肌群之间
踝部	内踝前下与足舟骨的缝隙
小腿部	附着于胫骨后缘的胫骨后肌与趾长屈肌之间的缝隙

（二）循推操作方法

【体位】患者平躺于治疗床上，或采取坐位将腿放在医者的膝盖上。依照经验，患者采取坐位时较容易摸到下肢经络缝隙。

【辅手】循推大都至商丘段，有两种方法。这两种方法均要固定患者的脚和腿，使患者放松。（图 6-19）以下以患者右脚为例具体说明。

（1）医者用左手作为辅手，用五指拿住患者脚指，如手握棍，主要是固定患者蹈趾，往外下按压。

（2）医者以右手为辅手，用鱼际处按压患者脚内侧大蹈指部位，往外侧按推。

沿小腿循推时，辅手可继续按压、固定患者脚部，或可往上移动至患者脚踝的远端处，在此处固定患者腿部。

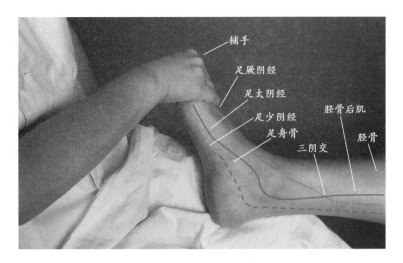

图 6-19　足太阴经辅手握法

【循推操作】

（1）大都至太白：从第一跖骨头内侧，往太白循推。太白至公孙的缝隙位于赤白肉际间，在第一跖骨下和蹬展肌上的缝隙中（第一跖骨与足底内侧肌群的缝隙处）。太白段要仔细诊察，因为有各种细小的变化，如松软、塌陷、小的结络、脆络、结节、水泡，这些变化可能在缝隙中，或在缝隙的边缘，或紧靠跖骨下侧。

（2）公孙段：沿缝隙往公孙循推。公孙位于第一跖骨底和内侧楔骨的关节下，比教科书的位置靠后一点。公孙段亦能出现各种细小变化，如小结络、过敏性疼痛、结节、松软等。偶尔可以在公孙的远端发现异常变化，即第一跖骨粗隆（跖骨底）远端。

（3）公孙至商丘：商丘位于内踝的前下方凹陷处，此段循推要经过足舟骨。（图6-20）

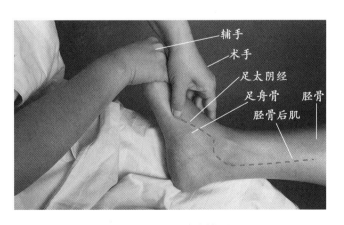

图 6-20　足太阴经循推法 1

（4）商丘至阴陵泉：从商丘通过内踝的后侧缘循推到胫骨后侧缘。足太阴经位于胫骨后侧缘，于胫骨后肌与趾长屈肌之间。这个缝隙比较宽大，一直能往上循推至阴陵泉。此段往往可以出现肌肉紧张度增高、松软塌陷、结节、结块等。（图6-21）

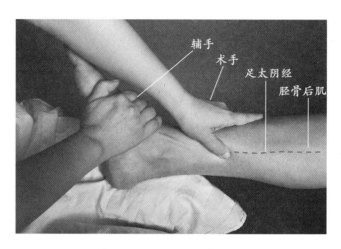

图6-21　足太阴经循推法2

（三）常见经络异常（表6-9）

足太阴脾经主要为循推所见异常。

1. 大都、太白

如果在大都、太白，特别是原穴太白有松软、塌陷、小结节或酸痛感（不是刺痛），则提示脾虚。脾虚表现的症状很多，如慢性结肠炎所致营养障碍，可见消瘦、盗汗、乏力、腹泻、浮肿等。

2. 公孙

公孙出现沙粒状结节，伴有尖锐刺痛，一般是湿热伤络，可见眼部充血（急性结膜炎）；也可能是冲脉异常。公孙若有结节、结络，表示湿热伤络，与各种脾胃疾患有关；若有松软塌陷，表示冲脉虚，与各种妇科病有关。

3. 商丘

商丘如果出现过敏性疼痛，剧烈疼痛，有时出现结络，显示脾经被湿热所困，可能出现眼睛充血或口腔溃疡。

西医认为口腔溃疡是缺乏 B 族维生素所致。著者认为,不一定是 B 族维生素缺乏,也可能是转换生成功能障碍所致。针刺商丘穴能很快缓解症状。在 20 世纪 70 年代,著者在北京郊区农村医疗队,发现很多小学老师都有口腔溃疡,尤其是总在一个地方工作的人发病率非常高。这种口腔溃疡的患者毫无例外在商丘有非常疼痛的反应,而且指下可触及非常小的沙粒状异常。针刺商丘穴,几乎都能当时缓解疼痛;但要根治还需要加太白、复溜。

4. 三阴交

三阴经任何一经或脏的病变,都可以在三阴交出现反应;特别是女性,70% 以上都有异常。实证的反应是锐痛,虚证是酸痛。临床上必须结合症状来判断是哪条经出现异常。从大都到三阴交皮肤较薄,很少有硬结。虚证会出现很软的肿块,往往提示与妇科病有关。

5. 漏谷至地机段

此段常有硬结、结块、结节,是子宫肌瘤或卵巢等病变的特异反应部位。

6. 阴陵泉段

大部分都松软,局部出现酸软、酸痛,表示足太阴经气化失常,行气化湿功能异常,湿邪、湿浊代谢缓慢,常有尿频、尿不畅,或者肿胀、水肿。

表 6-9 足太阴经常见经络异常

穴位段	异常变化与可能的症候、疾病
大都至太白	酸痛、小结节或松软塌陷:脾虚,大便溏,慢性结肠炎
公孙	1. 尖锐痛:湿热伤络 2. 结节(硬):湿热 3. 酸痛:妇科病,眼病,急性结膜炎 4. 松软:冲脉虚
商丘	压痛感:脾经为湿热所困,眼病或口腔溃疡
三阴交	1. 尖锐痛:实证,妇科病 2. 软肿块:虚证,妇科病
漏谷至地机	结节、结块:子宫肌瘤,卵巢的病变,子宫内膜异位症,原发性痛经
阴陵泉	酸痛松软:虚证,尿频、尿不畅、尿急,下肢肿胀,水肿

五、手少阴心经

（一）解剖定位

首先让患者攥拳，确定掌长肌腱、桡侧腕屈肌腱。手少阴心经位于掌长肌尺侧，也在尺侧腕屈肌的桡侧。几乎在尺动脉的位置。在掌长肌腱的尺侧深部能摸到指浅屈肌腱，在该肌腱的尺侧和深部还有一个指浅屈肌腱，手少阴心经位于指浅屈肌腱的尺侧与尺侧腕屈肌之间。另外一种方法是从豌豆骨的桡侧找手少阴心经的缝隙。（图6-5、表6-10）

表6-10 手少阴经前臂路线

部位	重要结构
手掌部	第四、五掌骨之间偏于尺侧，在第五掌骨与小指屈肌腱之间
腕关节	掌长肌尺侧，尺侧腕屈肌的桡侧，豌豆骨的桡侧
前臂	尺侧腕屈肌与指浅屈肌之间

（二）循推操作方法

【体位】医者与患者相向而坐，患者亦可取平卧位，医者坐于床边。

【辅手】嘱患者手心朝上，医者的辅手握住患者腕关节远端，用拇指固定患者阴面皮肤。（图6-22）

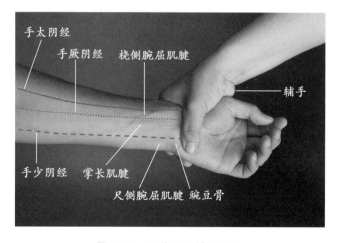

图6-22 手少阴经辅手握法

【循推操作】重点循推神门至少海；某些情况下也可诊察少府或少冲，如考虑心火炽盛时，可察少府。（图 6-23）

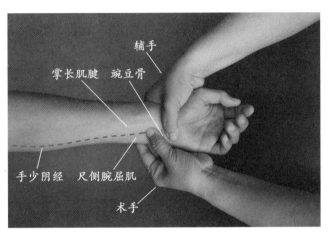

图 6-23　手少阴经循推法

（1）神门至灵道：从腕横纹开始循推。神门至阴郄要仔细察，因为该部位的异常变化较微小，可出现涩、松软、脆络、结络、水泡、尺骨茎突上附着的筋膜增厚，如不仔细容易错过。尺骨茎突的远端是阴郄，一过茎突会突然有一个下坡的感觉，经过后继续沿着指浅屈肌尺侧循推至通里，此处是个比较大的凹陷，富有弹性，像触摸一个蹦床。阴郄至灵道的异常变化较大，有小结节、脆络、过敏性疼痛等。

（2）灵道至少海：异常变化稍大，可发现结块、结节。此段缝隙沿着指浅屈肌的尺侧，近肘关节时，该肌肉走行靠近深层，缝隙位于掌长肌和尺侧腕屈肌之间，这个缝隙有一个自然曲线至少海穴。少海穴可出现过敏性疼痛、结块、增厚等。

（三）常见经络异常（表 6-11）

1. 审

（1）审视目：如果眼内角充血、发红，表示心经有风热或者心经有火。

（2）审视舌下静脉：如果充血、鲜红或者发深红，表示心经有火毒。

（3）审视背部：第五胸椎和心俞的部位，即以神道为中心的周边，如果有充血性的丘疹，提示心经可能有郁热火毒。

有些女孩在月经前，面部会出很多痤疮，月经后慢慢消失。但还没消尽，下月又出现。往往痤疮不断。患者的后背，在相当于神道的位置会出现明显的充血性丘疹。

著者曾治疗一位三十几岁的女性患者，在结婚前两个月面部出现痤疮，越来越厉害。到美容院治疗无效；自己搽药物无效；还吃了很多清肺热的汤药，如桑白皮、黄芩等，收效甚微。实在没办法才找到针灸医生。后经著者诊察，在她的神道、灵台、至阳等处有很多充血性丘疹，脉象弦数，烦躁难安。可能因结婚事多，导致心火郁积。因患者怕针，著者只在神道用三棱针挑刺、拔罐，出了很多血，三五天做一次，共做了两三次。后来她结婚时颜面部痤疮明显好转，且各方面都平稳了。

2. 切

切诊尺动脉处，若脉浮大表示热象，脉沉涩是虚象。

3. 循推

（1）少府：如果有结节或过敏性酸痛，表示心经有浮热或火，往往伴有睡眠障碍，睡眠浅、易醒。尤其是儿童、少年多见。

（2）神门至灵道：即神门、阴郄、通里、灵道这一段，如果有酸痛或者皮下有脆络、结节或结络，常常提示有心律不齐，有时还出现睡眠障碍或突然记忆力下降。

（3）灵道以上：这一段没有什么穴位，如果发现有结节、结块或者肌肉紧张度增高，常常提示有神志方面的障碍，如痴呆、善忘、老年性痴呆；还有一部分提示是心脏瓣膜或心内膜疾病，如风湿性心脏病。这一段如果有问题，有的还可提示皮肤病，与手太阴肺经不同，肺经异常通常提示皮疹、湿疹等，心经异常则往往提示神经性皮炎、干燥性的皮肤病。

（4）少海穴：如果有硬结或者过敏性疼痛，提示可能有心律不齐，有的属于一些瓣膜的病变。

4. 按

按压巨阙，若有痉挛，往往提示患者有心痛症状。

肥胖者多患有夜鼾症，单纯打鼾并无大碍，如果打鼾伴有呼吸暂停，表面上看是会厌的问题，实际上表示心内膜、瓣膜有异常。打鼾出现呼吸暂停者，从神门至灵道可能出现结络，治疗时用神门或阴郄配少海。这组穴位亦能治疗瓣膜异常病变。

表 6-11　手少阴经常见经络异常

穴位段	异常变化与可能的症候、疾病
审视心俞、神道	丘疹：心经有郁热火毒，面部痤疮，烦躁
舌下静脉	鲜红充血：有火毒
审视眼角	眼角充血发红：心经有风热或心经有火
少府	结节，疼痛：心经有热，浮火，失眠（睡眠浅）
神门至阴郄	细络、脆络：心气不足，心血虚，心律异常（如早搏、心律过速、心律过缓），睡眠障碍，神志病
阴郄至通里	结络：睡眠障碍，健忘，语言障碍，心脑血管病
灵道	结节：精神，神志障碍，风湿性心脏病
少海	结节、结块、过敏性疼痛：心瓣膜狭窄
极泉	如有异常，提示心脏病
切尺动脉	脉浮大表示热象，脉沉涩是虚象
按压巨阙	若有痉挛，往往提示有心痛症

六、手太阳小肠经

（一）解剖定位

手太阳经的前臂循行路线，见图 6-24、表 6-12。

表 6-12　手太阳经前臂路线

部位	重要结构
手	第五指骨尺侧缘与小鱼际肌内侧缘之间
腕	腕部三角骨
小臂	尺侧腕屈肌与尺侧腕伸肌之间

（二）循推操作方法

【体位】医者与患者相向而坐，患者亦可取平卧位，医者坐于床边。

【辅手】循推手太阳经时，患者的手向内旋转，小指在上，拇指在下。循推后溪至养老时，辅手应握住患者的第二到第五手指。可用左右两手任选其一当辅手，如同握手，握住掌骨和指骨关节的远端。（图6-24）

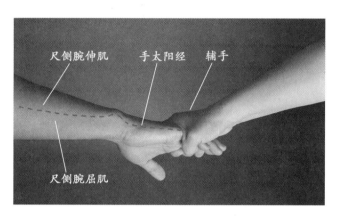

图6-24　手太阳经辅手握法

【循推操作】手太阳经位于手外侧缝隙中，位于第五指骨尺侧缘与小鱼际肌内侧缘之间。患者外展小指，可见此缝隙。循推时嘱患者手要放松。

（1）后溪至养老：本经最关键、最重要的一段，具有临床意义的异常改变大多数于此段出现。（图6-25）

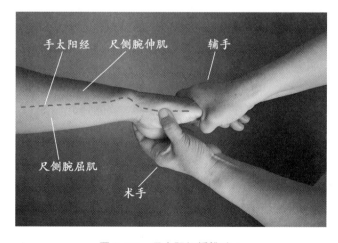

图6-25　手太阳经循推法1

① 后溪至腕骨：能触摸到各种变化，如松软、肌肉紧张度增高、结络、结节。阳谷段位于尺骨茎突和三角骨的关节之间，循推时，一般可察三个方向。一个方向直接至尺骨茎突养老穴处，一个往尺骨茎突下，另一个在尺骨茎突桡侧段。阳谷处有几个韧带，因此能摸到不同的变化，如紧张度增高、松软、增厚、肿胀、结络、过敏性疼痛等。

② 阳谷至养老段：沿着尺骨茎突中的骨沟循推，骨沟处就是养老。养老能出现结络、过敏性疼痛等。

（2）养老至小海段：此段定位相对困难。循推该段时医者要用拇指左右前后循摸缝隙的正确位置。此缝隙位于尺骨的外侧段尺侧腕伸肌与掌侧尺侧腕屈肌之间。循推时，指下既能感觉到尺骨，又能感觉到尺侧腕伸肌的外侧缘，但主要是察缝隙中的变化。循推该段容易滑到手少阳经或手少阴经的路线上去。（图6-26）

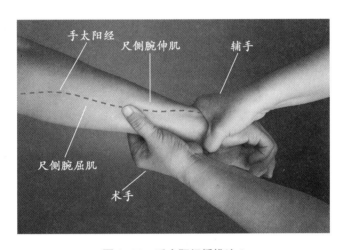

图6-26　手太阳经循推法2

向支正循推时，指下主要感觉到肌肉、肌腱，但过了支正，向肘关节循推时，指下感觉以骨为主。沿着尺骨的"山脊"，到尺骨鹰嘴与肱骨内上髁的凹陷处，就是小海。

（三）常见经络异常（表6-13）

手太阳经常见病有颈椎的肌肉、韧带和小关节方面的疾病，肩关节与腰椎病（此症有时膀胱经没有反应，而于小肠经出现反应，左边腰痛但右边出现反应），耳、眼、咽喉等五官病及心的病变。

1. 审

（1）审视外眼角，如果充血，表示小肠经有风热。

（2）审视眼中，若长胬肉，是小肠经热毒。

（3）审视耳前中部，若有湿疹，表示小肠经湿热郁结。

2. 切

按压耳前面颊骨，如有酸痛结节，大部分是面神经麻痹。

3. 循推

（1）后溪到腕骨：这段如果有酸痛或者过敏性疼痛，要考虑肩胛部是否有经筋伤或解剖位置异常，包括网球肘。若后溪出现结节、结络，往往提示颈部、肩胛部经筋病变；也提示太阳经有火热、毒火，如带状疱疹。

（2）腕骨到尺骨茎突（相当于阳谷穴）：如果有疼痛或结络，一般提示颈椎异常。临床中遇到过很多颈椎病患者此处有结络，随着结络的硬度增高，说明骨质、肌腱、骨膜韧带的变化更甚，往往提示病程久，不容易恢复。颈椎肌肉、韧带或小关节方面的非陈旧性的扭伤、错位、移位等，在这个部位会有小的细络或者结络。

（3）腕骨至支正：结节、疼痛，说明小肠经有火邪，如耳鸣、耳聋、目赤、眼睛的病变等。

> 20世纪80年代，一个二十多岁的男性，体格健壮。跟朋友玩时右肩胛受伤，疼痛难忍，动弹不得，X线检查未见异常。应属肌腱、韧带拉伤。著者察经发现其养老处有一个小结节，质地坚硬。于是在右侧少泽放十几滴血，病立除。
>
> 另一农村小伙子，因与同事掰手腕，造成胳膊动弹不得。著者诊察其手阳明、手少阳经，发现肌肉坚硬。于是沿经循推几次。随之肌肉松弛，胳膊已能动作了，进来时手不能动，治疗后可以同我握手了。

表 6-13 手太阳经常见经络异常

穴位段	异常变化与可能的症候、疾病
审视外眼角	目赤充血：小肠经有风热
审视眼里	胬肉：小肠经热毒
审视耳前中部	有湿疹：小肠经湿热郁结
按压耳前面颊骨	酸痛结节：大部分是面神经麻痹

穴位段	异常变化与可能的症候、疾病
后溪至腕骨	1. 出现酸痛或过敏性疼痛：颈部与肩胛部筋伤，包括网球肘 2. 酸痛：虚热 3. 过敏性疼痛：实证，颈部、肩胛部、肘部经筋伤
腕骨至养老	出现疼痛是伤筋或扭伤；若有硬结，颈椎有问题
腕骨至阳谷	结络坚硬：颈椎病，骨质变化
阳谷至养老	疼痛，结节，结络：颈、腰病变
阳谷至支正	结节，疼痛：小肠有火邪，耳聋、耳鸣

七、足太阳膀胱经

（一）解剖定位

足太阳经在足胫部的循行路线，见表 6-14。

表 6-14　足太阳经足胫路线

部位	重要结构
脚趾	第五跖骨粗隆下与足外侧肌之间
京骨	第五跖骨粗隆
金门	第五跖骨粗隆的后侧缘和骰骨下缘
申脉	小趾展肌上和腓骨长肌、短肌腱鞘下
昆仑至飞扬段	腓肠肌外侧肌腹前缘与比目鱼肌之间的缝隙及跟腱与腓骨长短肌肌腱之间
承山至委中段	腓肠肌两肌腹之间

（二）循推操作方法

【体位】患者平躺于治疗床上，或采取坐位将腿放在医者的膝盖上。

【辅手】用辅手固定患者足部，有两种方法如下。

（1）循推患者左脚，医者可用右手鱼际内侧按压患者第五趾。（图 6-27）

（2）循推患者左脚，医者可用左手握住患者第五趾，手如握棍。向内侧方旋转按压患者足部，保持一个较稳定的姿势。

【循推操作】从第五跖骨和趾骨关节处开始，沿着足外侧循推。

（1）束骨至京骨：该段缝隙位于第五跖骨下和小趾展肌上的缝隙中。可出

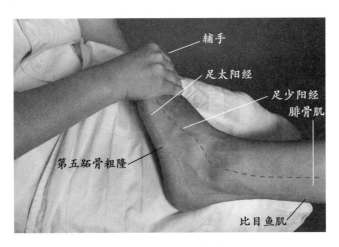

图 6-27　足太阳经辅手握法

现松软、肌肉紧张度增高、小结节、硬结节、水泡、结络、脆络等异常变化。异常变化可出现在缝隙中，亦可出现在跖骨边上。

（2）京骨至金门：循推至第五跖骨粗隆，沿着粗隆的前下缘（粗隆下和肌肉之间）到粗隆后侧，如同沿着一个转弯的山路开车。粗隆的后侧缘和骰骨下缘是金门。此段能出现脆络、过敏性疼痛、结络、结节、增厚、松软等异常变化。

（3）金门至申脉：沿着腓骨长肌、短肌腱鞘之下与小趾展肌之上的缝隙循推。这段能触及过敏性疼痛、结络、脆络、松软等。从申脉至仆参，循推至跟骨（有一个细窄的沟），然后往上循推至昆仑，位于跟腱前和腓骨长肌后侧的缝隙中。这段的异常变化常见增厚、过敏性疼痛、脆络、结络等。（图 6-28）

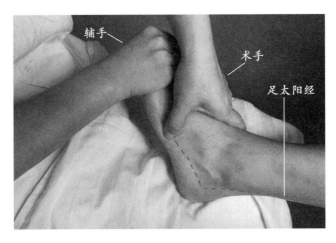

图 6-28　足太阳经循推法 1

（4）昆仑至委中：诊察此段时最好让患者取俯卧位。昆仑至跗阳在分肉之间，腓骨长肌后，比目鱼肌前。跗阳至飞扬位于比目鱼肌和腓肠肌间（腓肠肌外侧肌腹前缘与比目鱼肌之间的缝隙），就是腓肠肌从肌腱变成肌肉的部位。从承山至委中，应沿着腓肠肌的内侧和外侧头之间循推，这段的缝隙较大。从跗阳至委中的异常变化较大，可有结节、结块、紧张度增高、松软塌陷等。（图6-29、6-30）

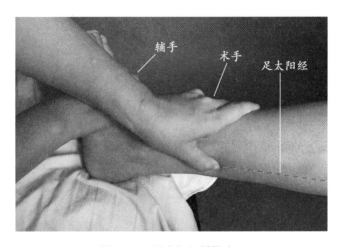

图 6-29　足太阳经循推法 2

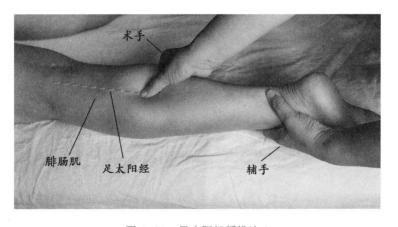

图 6-30　足太阳经循推法 3

（三）常见经络异常（表 6-15）

1. 审

（1）审视颈项，若出现疮疖或红肿，多是热象。由于膀胱气化不利，造成血凝气滞而化热，多是疮疡肿毒，这时用委中放血或刺委中，症状即能改善。

（2）审视脊背部，第三至七胸椎若出现疹疖，表示心与肺有郁热。

（3）审视腰骶部，若出现疹疖，提示肠腑有热或痔疮。

（4）审视委中，观察该部位的血络、浮络。

2. 循推

（1）循推背俞穴：若有硬结或肿物或压痛，大多与相应脏腑有关。

（2）膝以下循推时，首先从至阴、足通谷、束骨往上循推，如果在京骨、束骨出现小的沙粒状结节或结块，均提示足太阳膀胱经异常，一般属于虚寒证。

（3）至阴至飞扬的异常变化：提示腰椎病变，急性腰痛多有沙粒状改变。

（4）至阴至束骨：沙粒状结节、结络，提示腰背部肌肉的损伤、拉伤。

（5）京骨若出现酸痛、松软，表示足太阳经气虚，如腰痛、腰酸无力、尿频、憋尿不能。

（6）在金门处若出现结节，提示经气不顺畅，如头痛、泌尿系结石、腰痛、急性头痛。

（7）申脉出现结络或结节，常提示腰痛、头痛、共济失调性步态。

（8）昆仑处有结节，提示头痛、眼部疾患。

（9）委中有压痛、结节、结络或出现浮络（异常突起静脉），提示足太阳膀胱经循行部的腰背部肌肉、韧带、筋腱有瘀血，或者有位置的异常，如偏歪、扭转。

（10）殷门和承扶处肌肉较厚，如果在深部循摸到有棱角的结块，要考虑是否有膀胱癌或前列腺癌，可建议患者做一些相关检查。

膀胱经循行路线长，气血输注广，经络诊察发现异常较多，综合临床诊察病例，足太阳膀胱经的经络异常主要反映三方面的疾病。

第一是脏腑病。背部的背俞穴都在膀胱经上，脏腑有疾，五脏六腑的相关背俞穴可出现异常。

第二是颈、背、脊、腰部肌肉、筋腱、韧带问题。如果颈项部、背、脊、腰或腰骶部出现僵硬、强直，一般提示足太阳膀胱经有寒湿。

第三是泌尿系感染或结石，会在足太阳膀胱经上出现异常。

表 6-15　足太阳经常见经络异常

穴位段	经络异常与可能的症候、疾病
通谷至京骨	1. 小结节：膀胱气虚，腰部疼痛 2. 压痛，酸：太阳气虚，腰痛
金门至申脉	结节，酸痛：太阳经气不畅，急性头痛，腰痛，泌尿系结石
昆仑至承山	酸痛：肌肉劳损，下肢萎缩

穴位段	经络异常与可能的症候、疾病
委中、合阳、浮郄	1. 异常浮络：急性腰痛，腰关节错位，椎间盘突出 2. 结节：坐骨神经痛 3. 深部结节，尖锐边缘：盆腔有肿瘤
后背	强硬：寒湿侵袭
颈项	疮疖，红肿：心和肺有火毒
脊背	第三至七胸椎丘疹：心肺郁热
腰骶	结节：痔疮，肠有里热
腘窝	主静脉充血：督脉、膀胱经有瘀热

八、足少阴肾经

（一）解剖定位

足少阴经在足胫部的循行路线，见图 6-18、表 6-16。

表 6-16　足少阴经足胫路线

部位	重要结构
足底部	足底内侧肌群与外侧肌群之间
然谷至太溪段	趾长屈肌与踇长屈肌之间
太溪至筑宾段	跟腱前，踇长屈肌与趾长屈肌间
筑宾至阴谷段	腓肠肌内侧肌腹前缘与比目鱼肌之间
阴谷	半膜肌与半腱肌之间

（二）循推操作方法

【体位】患者平躺于治疗床上，或采取坐位将腿放在医者的膝盖上。

【辅手】有两种辅手法可供医者使用，以下以诊察患者右脚为例。（图 6-31、6-32）

（1）如循推患者右脚，医者可用右手鱼际按于大踇趾内侧，往外按推患者足部，以固定患者下肢。（图 6-31）

（2）如循推患者右脚，医者亦可用左手拿住患者的脚后跟（跟骨），拇指在脚踝前，另外四指在跟骨后；或左手拿住患者的脚中部，拇指在其足内侧扣住，手掌覆于足背，另外四指在足外侧握住。这种方法患者的足部是被抬起来的，不在医者的膝盖上。（图 6-32）

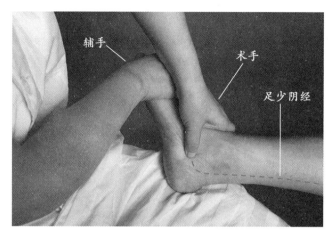

图 6-31　足少阴经循推法 1

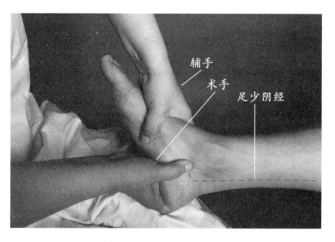

图 6-32　足少阴经循推法 2

【循推操作】因为循推涌泉比较痒，一般是从然谷开始循推至阴谷。但并不是按照然谷→太溪→大钟→水泉→照海→复溜顺序循推，而是根据穴位在缝隙的顺序进行循推。（图 6-31、6-32）

（1）然谷至照海：首先从足舟骨的前下缘开始，即足舟骨和内侧楔骨的关节下，在趾短屈肌、趾长屈肌腱鞘上。继续沿趾短屈肌上缘循推到照海。照海的具体位置比教科书的靠下一点，在蹞展肌上与趾长屈肌腱鞘和蹞长屈肌腱鞘间，必须找在正确的缝隙里。此段能发现微小变化，如水泡、结络、脆络、紧张度增高等。

（2）照海至水泉：沿着肌肉和肌腱之间到跟骨。在跟骨偏上一点有一个沟或凹陷，即水泉，若按压酸痛，一般是正常反应。大钟在跟骨上缘，在蹞长屈肌腱与跟腱之间。大钟和水泉段可以出现脆络、结络、增厚、过敏性疼痛。

（3）太溪：继续沿趾长屈肌腱和踇长屈肌腱的缝隙向太溪循推。太溪段指下能感觉松软、增厚、紧张度增高或软的结块等。循推至太溪，医者可以稍作停顿，以便找准足少阴经在小腿内侧的缝隙。可以用循推手的食指或拇指在胫骨后先找太阴经的缝隙，从太阴经的缝隙往后循摸，滑过第一个肌肉的后侧缘到第一个凹陷，这个缝隙是足厥阴经；再往后滑过第二个肌肉至一个凹陷，肌肉的后侧缘是足少阴肾经（趾长屈肌与腓肠肌内侧肌腹前缘之间的缝隙）。

（4）复溜至筑宾：从太溪直接循推到复溜，然后到筑宾。筑宾是一个较深的凹陷，位于腓肠肌内侧肌腹的前缘和比目鱼肌之间凹陷处。

（5）阴谷：继续往前循推至阴谷穴，在半膜肌腱和半腱肌腱之间。太溪至阴谷段可出现各种变化，如结节、结块、松软、紧张度增高等。

（三）常见经络异常（表6-17）

1. 切

切太溪脉，如果脉沉细是表示肾气不足，比如虚性高血压、肾虚压痛。

> 高血压病人，脉弦有力，很多医生都认为是阴虚阳亢，所以喜用生赭石、生石决明、枸杞、菊花等降压平肝药。但是有些病人服用后更觉不适。因为这是肾气虚的血压高，适用黄芪或补中益气汤之类药物。区别虚证与实证之高血压，主要切诊太溪脉，如果太溪脉沉细无力，就是虚性的高血压。

2. 按

按压脐旁肓俞穴之腹部脉动，若强有力，往往是肾虚有邪，可能是水湿或血瘀或气滞。

3. 循推

肾经有异常的时候，大多与内分泌有关，特别是甲状腺；也有一部分异常涉及呼吸系统或者泌尿生殖系统。

（1）然谷、水泉、大钟如果有结节或者有疼痛，大多是尿路结石或肾结石。

（2）照海如果有酸痛，有时有小的结节，一般提示咽喉或声带的病变，如咽喉肿痛；也可能是扁桃腺炎或扁桃腺肿大。

（3）水泉、大钟出现异常变化，如结节、酸痛、结络，有时候提示肾结石。

（4）复溜和交信如果有酸痛、沉陷，提示有虚火，可能出现口腔溃疡、牙痛、高血压等病症，也有一部分神志病。

（5）筑宾如果深部有结节或结块，提示患者身上可能有恶疮、肿瘤、肿物、恶毒、疝肿等。

（6）阴谷有异常，如紧张度增高、酸痛，提示颈椎病、腰痛与脊柱异常。

表 6-17　足少阴经常见经络异常

穴位段	经络异常与可能的症候、疾病
涌泉、然骨、照海	结节、结络：咽喉声带疾病，内脏节律失常
太溪	虚、松软，紧张度增高：虚性高血压
水泉至大钟	结节，酸痛：泌尿系结石，如肾结石；局部骨膜炎，慢性盆腔炎；妇科病，如痛经
照海至太溪	压痛：咽喉，慢性咽炎，声带疾病
复溜	沉下，酸，松软：阴虚（虚火），可出现口腔溃疡、牙痛、虚性高血压，神志病，抑郁症
筑宾	深部有硬结节、结块：提示有肿瘤，盆腔、前列腺、子宫疾病
阴谷	如有异常，提示颈椎病、腰痛

九、手厥阴心包经

（一）解剖定位

手厥阴经前臂的循行路线，见图 6-5、表 6-18。

表 6-18　手厥阴经前臂路线

部位	重要结构
腕	掌长肌腱和桡侧腕屈肌腱之间
前臂	掌长肌腱和桡侧腕屈肌腱之间
肘	肱二头肌腱的尺侧

（二）循推操作方法

【体位】医者与患者相向而坐，患者亦可取平卧位，医者坐于床边。

【辅手】患者手掌朝上，医者用辅手固定患者腕关节远端处，用拇指按住皮肤。（图 6-33）

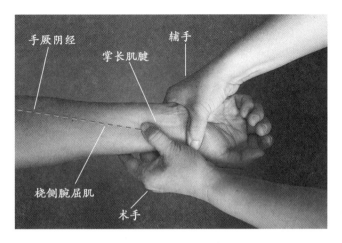

图 6-33　手厥阴经循推法

【循推操作】一般循推从大陵至曲泽。在某些情况下，也可察中冲或劳宫，例如厥阴经有热象，可察劳宫。（图 6-33）

首先要找准手厥阴心包经的位置。让患者攥拳，可看见桡侧腕屈肌和掌长肌腱，心包经就位于这两条肌腱之间。循推时嘱患者手部要放松。然后找到大陵，位于桡侧腕屈肌的尺侧。另外可以通过找到手舟骨和月骨之间的缝隙，此处就是大陵，患者指屈时此缝隙会变大。

（1）大陵至内关：从大陵往上循推至内关，能感觉出微小的变化，如滞涩、结络、脆络、小结络等。

（2）内关至郄门：此段缝隙两侧逐渐由肌腱变成肌肉。沿着掌长肌和桡侧腕屈肌之间的缝隙循推。郄门往上经过桡侧腕屈肌和旋前圆肌到肱二头肌腱尺侧就是曲泽。间使至曲泽的异常变化能出现结块、结节、紧张度增高、松软塌陷等。

（三）常见经络异常（表 6-19）

1. 大陵至内关段

如果患者有酸、胀、痛等感觉，或者医者手下有结络或沙粒感，一般提示胸膈有瘀热，可有失眠、心烦、头痛等症。

2. 内关至间使段

如果有疼痛反应，往往是胸膈胀满，提示可能有痰饮、慢性胃病、食道病，及某些神志病，如抑郁症、急躁等。

3. 间使至曲泽下

如果出现肌肉紧张度增高或结节，提示可能为心肌供血不足；如果出现深部很硬的结节，提示可能有陈旧性的冠状动脉疾病。很多做过心脏搭桥手术半年以上的人，在这个地方可出现一些结络。

4. 曲泽或曲泽下

循推或按压曲泽或曲泽下 1 寸，如果有硬结，一般提示纵隔有瘀血或痰，也可能纵隔有肿物，包括良性和恶性肿瘤。

表 6-19　手厥阴经常见经络异常

穴位段	经络异常与可能的症候、疾病
大陵至内关	酸痛，结节：胸膈郁热，心烦、失眠、头痛、心肌梗死
内关至间使	疼痛：胸膈胀满，提示慢性胃病
郄门	结块，结节：心肌供血不足，心肌梗死
曲泽	结节：纵隔瘀血，咽喉病或肿瘤

十、手少阳三焦经

（一）解剖定位

手少阳经在前臂的循行路线，见表 6-20。

表 6-20　手少阳经前臂路线

部位	重要结构
手	第四和第五掌骨之间
腕	指伸肌与小指伸肌之间
小臂	指伸肌与尺侧腕伸肌之间

（二）循推操作方法

【体位】医者与患者相向而坐，患者亦可取平卧位，医者坐于床边。嘱患者手心朝下。

【辅手】循推液门至阳池，医者辅手要握在患者掌指关节处，拇指固定在指关节上，其他四指在指关节下，如夹子一样。当医者循推阳池至天井时，辅手应移动到患者腕关节远端处。（图 6-34、6-35）

【循推操作】循推手少阳经一般从液门至天井。

（1）液门至中渚：此段缝隙位于手背侧的第四、五掌骨间。但要注意，中间会通过一个肌腱，有些患者循推肌腱时还会发出声响，这是人体正常结构，容易错认为是经络异常变化。该段的异常变化可有结络、脆络、滞涩、松软、肿胀、肌肉紧张度增高等。循推时要诊察经络缝隙的两侧。

（2）阳池：继续往上循推至阳池，其位于小指伸肌腱（桡侧）和指伸肌腱（尺侧）的缝隙中。需注意的是，一定要在正确的缝隙中，有些人指伸肌腱较细，循推时容易偏到该肌腱的桡侧。（图6-34）

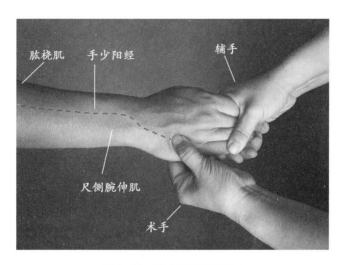

图6-34　手少阳经循推法1

（3）阳池至四渎：从阳池循推到外关时会经过伸肌支持带。除会宗外，外关至四渎在尺桡两骨间，指伸肌与尺侧腕伸肌间的缝隙。此段可以循推出各种异常变化，如结节、结块、松软塌陷、肌肉紧张度增高等，越往上循推变化越大。会宗的缝隙在小指伸肌的尺侧。（图6-35）

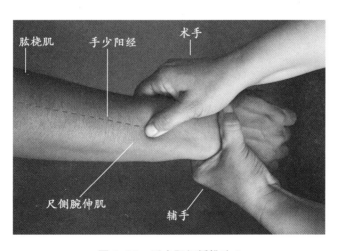

图6-35　手少阳经循推法2

（4）四渎至天井：经过四渎，继续往上循推至肘关节，越过肘肌到尺骨鹰嘴与肱骨外上髁之间的骨沟处，该部位的后上方是天井。

（三）常见经络异常（表6-21）

1. 液门到中渚

如果有压痛，是气滞的表现，提示全身气滞；气滞腰痛也可在此出现反应。

2. 阳池

如果松软、酸痛，提示阳虚，可出现四肢冷麻、怕冷的症状。若有压痛，提示气滞、腰痛。

3. 外关

如果有结节或疼痛，提示少阳经有风热或火毒，如外感头痛、病毒性感冒、耳聋、耳鸣、目赤。此与肾虚耳聋、耳鸣不同，这种少阳经风热导致的耳聋、耳鸣较好医治，一般经过几次治疗，风热得清，病情即可好转。

4. 支沟和会宗段

如果有结节或滞涩，提示少阳郁结，可能出现两胁胀痛、肋间神经痛、身痛、肌肉抽痛、神经痛、气滞便秘、月经不调、痛经等气滞症状。

5. 三阳络至四渎段

如果有结节、结块或疼痛，提示与淋巴系统病变有关，可能有淋巴结肿大或炎症。总体来说，手少阳三焦经与横膈以上的淋巴池关系较为密切。

表 6-21　手少阳经常见经络异常

穴位段	经络异常与可能的症候、疾病
液门至中渚	压痛：气滞腰痛
阳池	松软，塌陷：阳气虚，怕冷
外关	结节或疼痛：少阳郁滞，全身疼痛，少阳风热，外感头痛，耳鸣耳聋，急性结膜炎
支沟至会宗	结节或疼痛：全身肌肉疼痛，便秘，月经不调，痛经
三阳络至四渎段	结块，酸痛：淋巴结肿大或炎症

十一、足少阳胆经

（一）解剖定位

足少阳经在足胫部的循行路线，见图6-13、6-36，表6-22。

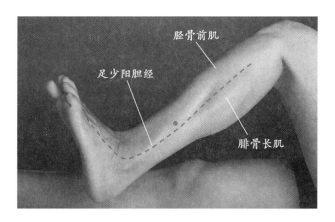

图 6-36　足少阳经足胫路线

表 6-22　足少阳经足胫路线

部位	重要结构
足	第四和第五跖骨之间的缝隙
踝	外踝前下方，趾长伸肌腱的外侧凹陷处
小腿	腓骨前，腓骨长短肌和趾长伸肌之间

（二）循推操作方法

【体位】患者平躺于治疗床上，或采取坐位将腿放在医者的膝盖上。

【辅手】循推侠溪至丘墟时，医者辅手要往下按压患者第四、五跖趾关节，使其屈曲，脚踝伸展；或可鱼际往下按，或用手指握住（拇指在脚上，另外四指在脚下），夹住第四、五跖趾关节处。循推绝骨至阳陵泉时，辅手可以往上移动，固定患者的脚背，向内下方向按压固定其腿。（图 6-37）

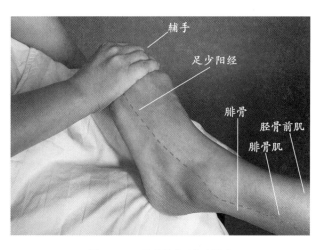

图 6-37　足少阳经辅手握法

【循推操作】循推主要察侠溪至阳陵泉之间的经络缝隙。察小腿的经络时，可以让患者背屈和外展足部，使腓骨长肌和趾长伸肌收缩，缝隙即清晰可见。但循推时要让患者放松。

（1）侠溪至足临泣：在第四、五跖骨间，缝隙的两侧都要察。在循推至足临泣前要越过小趾长伸肌腱。从侠溪至足临泣，能摸到较细微的变化，如结络、小结节、肿胀、增厚、过敏性疼痛等。

（2）丘墟：在外踝的前下方，趾长伸肌腱的外侧凹陷处。该处的异常变化有过敏性酸痛、结络、松软、结块等。（图6-38）

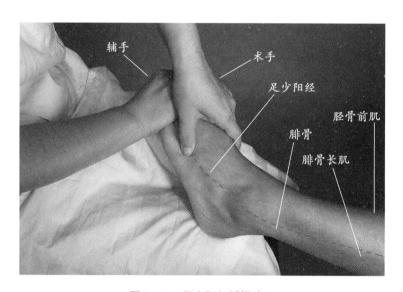

图6-38　足少阳经循推法1

（3）丘墟至绝骨（悬钟）到阳陵泉：循推外踝的外侧，沿着腓骨"脊"顺腓骨向上。感觉是在走一个骨性路径，一直到肌肉渐丰之处。在骨和肉交会、渐变处就是绝骨的部位，绝骨在腓骨的前缘。绝骨至阳陵泉的缝隙（除阳交外）都在腓骨前，于腓骨长短肌和趾长伸肌之间。然后从腓骨小头循推到阳陵泉。绝骨至阳陵泉能出现结节、结块、条索性结节、结块、紧张度增高、松软等。一般循推并不察阳交，只有根据具体患者的病情需要，才特别对阳交进行诊察。（图6-39）

（三）常见经络异常（表6-23）

1. 侠溪到足临泣

如果有压痛或结节，提示胆经风热，相火上亢，火毒或湿热，以实证为主。临床表现为目红赤疼痛、头昏耳鸣、耳聋、口苦，多见于急性结膜炎、青

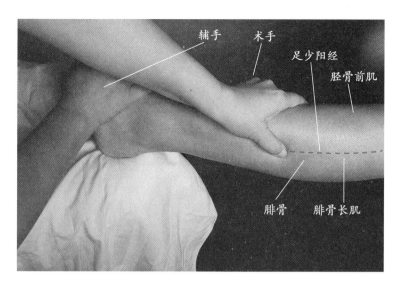

图 6-39　足少阳经循推法 2

光眼、偏头痛等疾病。

2. 丘墟

一般是压痛，个别也可出现结络、结节。如果是结络，提示可能局部肌腱、韧带扭伤，或有陈旧性扭伤；如果有非常尖锐的疼痛，往往提示胆结石或胆囊炎，还有一部分可见于高血压患者。

3. 绝骨

出现结节，提示与少阳经有关的落枕。筋松软，提示有痉挛。

4. 绝骨至外丘

若出现结节，提示胆囊病变（如胆囊炎），还有肋神经痛、带状疱疹、筋损伤等。

5. 阳陵泉段

因其为筋之附着点，有紧张度增高及压痛的反应，提示少阳经有气滞，如便秘、胁肋痛等，也提示筋损伤。

表 6-23　足少阳经常见经络异常

穴位段	经络异常与可能的症候、疾病
侠溪至足临泣	结节，结络：风热，火毒，相火上亢，可见偏头痛、目赤、口苦、耳鸣耳聋
丘墟	疼痛：扭伤，胆结石
绝骨至外丘	结节：提示气滞，胃病、胆囊炎
阳陵泉	肌肉紧张度增高，压痛：提示少阳经有气滞，便秘

十二、足厥阴肝经

（一）解剖定位

足厥阴经在足胫部的循行路线，见图 6-13、6-18，表 6-24。

表 6-24　足厥阴经足胫路线

部位	重要结构
足	第一、二跖骨间
踝	足舟骨结节与胫骨前肌肌腱之间
小腿	踝上 8 寸以下行于胫骨与胫骨后肌之间，踝上 8 寸以上行于趾长屈肌与比目鱼肌之间的缝隙
膝	膝关节内侧半膜肌腱前缘

（二）循推操作方法

【体位】患者平躺于治疗床上，或采取坐位将腿放在医者的膝盖上。

【辅手】循推行间至中封，辅手或鱼际按压第一、第二跖趾关节，固定患者足部。或医者握住患者第一、二趾关节处，拇指在上，另外四指在脚趾下。循推中封至曲泉，辅手可移动至脚踝处或脚背，用手掌按压和固定患者足部。（图 6-40、6-42）

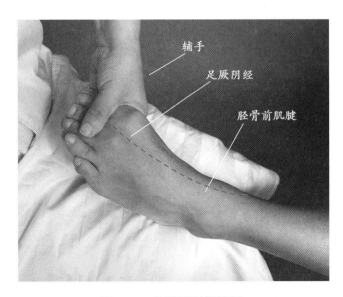

图 6-40　足厥阴经辅手握法

【循推操作】主要循推行间至曲泉。

（1）行间至太冲：在第一、二跖骨之间。行间至太冲段需要仔细循推，包括缝隙的两侧，该部的异常变化较细微，容易错过。可出现过敏性酸痛、脆络、结络、结节等。

（2）足背至三阴交：在内侧楔骨与中间楔骨间的缝隙，到胫骨前肌的内侧，内踝外侧。中封段能摸到结络、结节、紧张度增高等。从中封到三阴交经过内踝上，大部分人在胫骨上能摸到一个沟，沿着此沟直接到三阴交，很多人此沟伏行静脉。（图6-41、6-42）

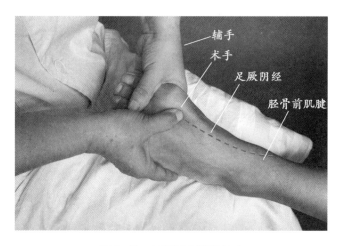

图 6-41　足厥阴经循推法 1

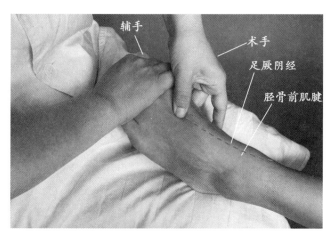

图 6-42　足厥阴经循推法 2

（3）三阴交至曲泉：必须确定足厥阴经在小腿的缝隙。足太阴经位于胫骨后的第一个缝隙中（第一肉节），足厥阴经位于足太阴经后的缝隙中（第二肉节），于趾长屈肌和比目鱼肌之间。为了找准此缝隙，可用循推手的食指指腹或拇指指腹，先从足太阴经的缝隙开始，然后往后滑过肌肉到第一个凹陷处，就是该肌肉的后侧缘。找到此缝隙后，从三阴交沿着缝隙往上循推至蠡沟、中都、曲泉。曲泉在半膜肌和半腱肌前缘。三阴交至曲泉的缝隙中能出现松软塌陷、紧张度增高、结节、结块和过敏性疼痛等异常。（图6-43）

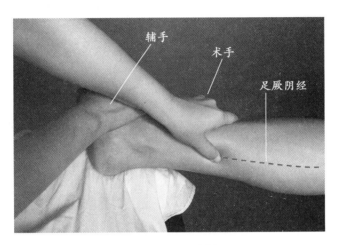

图 6-43 足厥阴经循推法 3

（三）常见经络异常（表 6-25）

1. 行间

如果有压痛，提示肝热或眼球运动障碍，包括眼球的各种压力和血液供应的异常。

2. 太冲

有结节，提示肝经有郁滞或肝经有瘀血，肝血不足。若有松软、塌陷、缝隙较宽，提示肝经不足。

3. 蠡沟

如果有结节或压痛，提示肝郁气滞，女性月经病（如月经不调）。

4. 中都

如果有结节，提示肝血有郁热，肝血郁络，可能是妇科病。肝硬化在此处一般有反映。

5. 曲泉

若有过敏性疼痛，提示肝血郁滞，肝多受累。

表 6-25　足厥阴经常见经络异常

穴位段	异常反应与可能的症候、疾病
行间	过敏性疼痛：肝有郁热，眼球运动障碍
太冲	1. 过敏性疼痛，结节：郁滞。 2. 松软：肝血不足，妇科病、眼底病
蠡沟	过敏性疼痛，结节，结块：肝郁，月经不调，痛经
中都	结节：肝血瘀结，肝硬化，痛经
曲泉	过敏性疼痛：肝血郁滞

十三、督脉

经络诊察主要察十二经，将诊察结果与症候结构对应分析，可以大大提高疾病诊断的准确率。但在特殊情况下，还需要对督脉和任脉进行经络诊察，结合十二正经的诊察结果，相互参照、相互印证，以帮助诊断较为复杂的疾病。

（一）诊察的意义

1. 不能对接

若患者的症候与十二正经的经络诊察不能对接，或诊断不够清楚的时候，可以考虑循推督脉，尤其是十七椎至大椎处，同时也可察相关背俞穴。例如命门发现异常，可察肾俞以为参照。

2. 验证准确性

虽然通过十二经的经络诊察能够得出明确诊断，但为了验证诊断的准确性，或根据患者的具体病症需要，也可察督脉的一个片段，包括相关的背俞穴，来验证此前的判断。

若盆腔有问题，如泌尿系统疾病或妇科疾患，可察骶骨处，包括双侧八髎、膀胱俞。

若腰部或下焦有问题，可察十七椎至悬枢；如腰痛伴肾虚表现，可察命门和肾俞。

若有胃脘问题，如胃胀、嗳气、消化不良，可察悬枢到至阳处。

若有胸部或心的问题，如胸闷、心慌、心火上亢，可察至阳到神道。

若有肺的问题，如慢性咳嗽、急性咳嗽，可察身柱到大椎。

若有外感疾病，如风寒感冒、风热感冒，可察陶道至大椎。

若有头项背腰的问题，如腰痛、眩晕、颈椎病，可察风府至后顶。

若有头昏、中风、清气不升的表现，可察百会至囟会。

若有鼻腔问题，如鼻炎、鼻塞、流清涕，可察上星。

若有神志病，可察人中、神庭等。

（二）循推方法和经络异常（表6-26）

【体位】患者卧位或坐位。

【辅手】察十七椎至大椎时，需要用辅手按压固定患者背部的皮肤。辅手在循推手之下，手掌往下适度牵拉皮肤，防止皮肤堆叠。循推过程中，辅手要随着循推手往上移动。（图6-44）

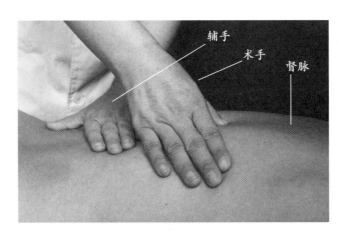

图6-44　督脉辅术手配合

【循推操作】

（1）循推腰部时，从腰阳关处，辅手掌部按压骶骨，稳固地按压患者局部皮肤。然后使用循推手的拇指（循推手的另外四指要放松的伸直），往上沿着骶骨循推至十七椎，继而循推整个脊柱，力量要均匀。（图6-45、6-46）

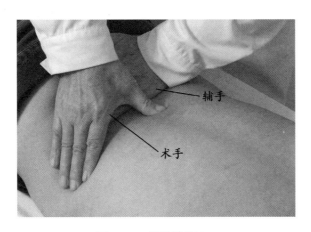

图6-45　督脉循推法1

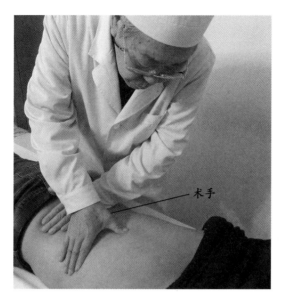

图 6-46　督脉循推法 2

　　注意：由于整个督脉都可能出现异常变化，不仅要察棘突下，也要察棘突本身，包括脊柱双侧、棘突的双侧。可以发现各种异常变化，如结络、结节、酸痛、松软塌陷、增厚等。

　　（2）风府至神庭：也可用循推法，但一般以按压法为主。头部穴位主要是摸各种骨沟、骨的突出和凹陷处。头部常见异常有过敏性酸痛、松软（像按压海绵垫）、增厚等。

表 6-26　督脉常见经络异常

穴位段	异常反应与可能的症候、疾病
腰骶（腰俞段）	盆腔疾病，尿黄、尿急，腰骶痛
十七椎至悬枢	腰部疾病，腰痛
命门段	肾虚，腰酸凉
脊中段	脾胃病，如消化不良、便溏
中枢至筋缩	肝胆病
至阳至神道	胸膈病症，如胸闷、心慌、泛酸、呃逆、嗳气
身柱至大椎	外感疾病，风寒感冒、风热咳嗽、易感冒
哑门至风府	脑血管病
脑户至后顶	颈椎病，腰背痛，头晕项强
百会至囟会	清气不升，浊气不降，如头昏、头晕、耳聋等
上星	鼻腔疾病，如鼻炎、流清涕、鼻塞
神庭至人中	神志病症

十四、任脉

（一）诊察意义

任脉可反应临近脏腑的情况，察任脉主要是为了了解局部情况，包括局部的穴位和上、中、下焦的情况。通常很少察整条任脉。

（二）经络诊察方法

任脉经络诊察主要运用按压和循推两种方法：从曲骨至鸠尾可使用按压诊察方法，从中庭至璇玑可用循推的手法。

【体位】患者仰卧位。

【诊察部位】

（1）下腹部（肚脐下至耻骨）：从曲骨至神阙，反映盆腔和小腹的情况，包括气血的虚弱。

（2）胃脘部（肚脐至胸骨剑突）：神阙至中庭。从神阙至巨阙能反映胃的问题（消化系统疾病），从巨阙至中庭可反映心的问题。

小腹部和胃脘部通常用按压法，用手指指腹往下直按，感觉局部的变化，如松软塌陷、增厚、紧张、结块、腹部脉动等；也可用扪抚法察局部的温度和湿润度。（图6-47）

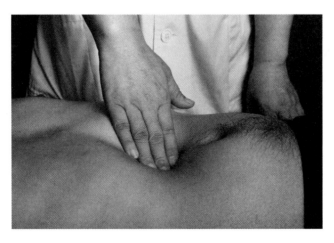

图6-47　腹部按法

（3）胸骨：中庭至天突。中庭至膻中可了解心与心包的问题，从玉堂至璇玑可了解肺与呼吸道的问题。

（三）常见经络异常（表6-27）

1. 循推

（1）玉堂至璇玑：若有过敏性疼痛，一般提示呼吸系统疾病，如咳嗽、气喘。

（2）中庭至膻中：若有过敏性疼痛，一般提示心病，如胸闷、心慌，也有一部分的乳房胀痛、乳癖患者在膻中有反应。

2. 按

（1）按压巨阙至鸠尾：若有过敏性疼痛，一般提示心胸疾病，如胸闷、心慌，也有一部分的胃病患者在巨阙有反应。

（2）按压上脘至中脘：若有过敏性疼痛、肿块、腹部脉动异常，一般提示慢性胃炎；若有松软塌陷，一般是虚象，胃气虚、消化不良、胃胀、腹泻等。

（3）按压建里至下脘：若有过敏性疼痛或肿块，提示胃溃疡与胃肠炎。

（4）按压阴交至中极：若有过敏性疼痛或肿块，一般提示泌尿系与妇科疾病；松软塌陷，提示气血虚。

表6-27　任脉常见经络异常

穴位段	异常反应与可能的症候、疾病
循推玉堂至璇玑	过敏性疼痛：呼吸系统疾病，如咳嗽、喘气
循推中庭至膻中	过敏性疼痛：心病，如胸闷、心慌；乳房胀痛，乳癖
按压巨阙至鸠尾	过敏性疼痛：心胸疾病，如胸闷、心慌；胃病，胃胀
按压上脘至中脘	过敏性疼痛，肿块，腹部脉动异常：慢性胃炎，胃气虚，如消化不良、胃胀、腹泻等
按压建里至下脘	过敏性疼痛或肿块：胃溃疡与胃肠炎
按压阴交至中极	过敏性疼痛或肿块：一般是泌尿系与妇科疾病

第七章　辨　　经

辨经是将异常经脉与主症及其症候结构相对接，以确定病变经脉的过程。临床在完成望闻问切四诊诊察与经络诊察以后，医者对患者的疾病已经获得了两方面的信息：一方面是通过四诊合参，将患者的主症与相关症状构成具有内在联系的症候结构；另一方面是通过经络诊察发现的异常经脉。在经络诊察中可能会发现很多经脉存在异常反应，但并不等于所有异常经脉都与主症有关。这就需要进一步来辨别。辨经就是根据经络的循行部位及功能（包括所联系脏腑的功能），对以上两方面的信息进行分析判断，以确定哪些异常经脉与主症有直接联系，辨别确认出病变经络。

第一节　辨经的思维程序

辨经是认识、分析患者症候结构和经络关系的重要一环，其思维程序主要包含以下三个环节。

一、主症及其症候结构的分析和确定

在第五章我们已明确提出症候结构即个性化、具象化的"证"，二者在内涵上具有同一性。症候结构更加紧密结合了病人个体和症候的病机特点，能够更加准确地反映病症的性质及病症之间的关系。主症及其症候结构与病人的经络、脏腑状态密切相关，所以准确来说，辨经的过程早在分析和确定主症及其症候结构的环节就已经开始了。临床医生对症候结构类型及其典型特征的掌握，是辨经的必要基础。

二、主症及其症候结构与病变经脉的对接

找到与主症及其症候结构相关的异常经脉，称为"对接"。"对接"是航空专业术语，意指太空站与太空飞船在太空轨道进行连接，这就要求两者的设备结构必须相互配套和精准吻合。用"对接"来解释主症及其症候结构与异常经络之间的关系，是因为这同样要求医生在异常变动的经脉和由其变动所引起的症候结构之间找到准确的结合点。（图7-1）这个过程有时候很容易，但更多情况下则有相当难度。医生必须熟练掌握经络、脏腑、症候的相关理论知识，在临床上反复揣摩实践，持之以恒，才可渐有心得。

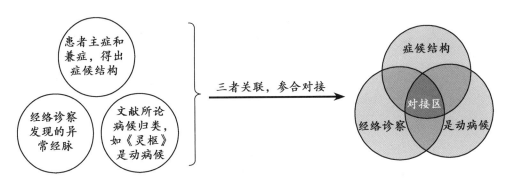

图7-1　主症及其症候结构与病变经脉的对接

1. 确定主要异常经脉

在经络诊察时通常会发现多条经脉异常，那么如何从中判断哪条是主要的呢？一般来讲主要变动经脉具有以下两个特点。

（1）经络异常明显：经脉上出现多处异常变动，或者其变动比较突出。

（2）与主症关系密切：医者可以通过经络气化、脏腑功能联系及经脉病候等相关理论，找出异常经络与主症之间的联系。如眼睛疾患往往在足厥阴肝经出现经络异常，睡眠问题则常在手少阴心经出现异常。

2. 主要异常经脉与主症及其症候结构对接程序

要顺利完成主要异常经脉与主症及其症候结构之间的对接，一定要考虑到以下几点。

（1）判定异常明显经络与主症及其症候结构是否有关。

（2）将其他异常经络与其他症（兼症）进行对接，所有异常经络都要找到对应的症候。

（3）以相关文献资料为支撑旁证，如"是动"病、经筋病、络脉病等，与主症及其症候结构进行联系比对，帮助对接顺利完成。

3. 对接案例

患者咳嗽伴有黄痰、咽干、咽痛。曾有外感发热病史，但服药以后感冒基本痊愈，仅遗留咳嗽。

主症及其症候结构：咳嗽伴有黄痰、咽干、咽痛。

经络诊察：手太阴经、督脉异常。手太阴经，特别是在列缺、孔最至尺泽出现条索性结节，甚至有结块，而且此异常变化皆出现于浅表层，这说明为新病（急性病）；督脉在腰阳关、命门和至阳穴附近出现异常反应。

辨经分析：病在手太阴经。

在这个过程中有两条线索：一是"咳嗽伴有黄痰、咽干、咽痛"的主症及其症候结构，二是经络诊察时发现手太阴经有明显异常。接下来就需要旁证了，要找到另外一条或两条信息来证明手太阴经和主症可以结合起来。这就要运用经典文献对"是动"病、络脉病及经筋病等总结。手太阴肺经的"是动"病："肺胀满，膨膨而喘咳，缺盆中痛，甚则交两手而瞀，此为臂厥。"其中明确有咳嗽的症候，可作为旁证信息。

通过这三方面的信息，患者的主症及其症候结构，异常经络和相关经络的"是动"病均能对接，患者的病变经脉即可诊断为手太阴肺经。

那么在经络诊察中发现的，督脉的腰阳关、命门和至阳可及异常反应，又该如何解释呢？这时医生继续追问详细病史，发现患者有腰椎间盘突出多年，这与督脉出现在腰背部的经络异常相吻合，疑问也就解决了。

为了更好地解释对接过程，下面再举3个案例（表7-1）予以说明。

表7-1　异常经脉对接案例

主症、症候结构	经络诊察发现的异常经脉	"是动"病、络脉病、经筋病等文献资料
急性咳嗽，咳喘，黄痰，痰稠	手太阴经：列缺至尺泽的浅表层有软的结节、结块	肺胀满，膨膨而喘咳
右肩前酸痛，有活动障碍	右手太阴经：太渊有结络	所过者支转筋痛
尿频，尿急	手太阴经：列缺有结节	虚则欠㰦，小便遗数

以上三个案例均是临床上的常见病，在确定主症及其症候结构，并结合经络诊察的基础上，通过"是动"、络脉、经筋等文献资料可以为对接提供旁证，最终确认主症与异常经脉的联系，准确判断病变经脉。

三、症候结构、经络诊察、经络病候之间的反复校正

主症及其症候结构与经络异常变动的完美对接是辨经的核心内容及主要目的。一旦弄清主症及症候结构与哪条经脉有直接联系，则辨经的主要工作也就完成了。这一过程分析得越贴切，越紧密，疾病诊断的准确率就越高。但辨经是一个抽象的思维过程，主症与经络诊察的对接往往不能一次完成，需要在主症及其症候结构分析、经络诊察、经络病候间反复进行比对、联系。一旦三者的信息对接不上（主症及其症候结构用变动经脉无法解释时），就需要重新问诊、诊察，重复辨经程序。这一过程非常考验临床医生的理论水平。

辨经过程的思维层次较为复杂，涉及诸多方面，临床医生要顺利完成对接，还需要考虑患者的个体差异，包括基因、家族、职业、年龄、嗜好等对其疾病的影响，还需要联系经络、脏腑、六气、六淫、七情等中医基础理论的内容。

第二节　经　络　病　候

在辨经环节需要反复对主症及其症候结构、经络诊察和经络病候的内容进行严谨的逻辑分析，症候结构、经络诊察两个方面的内容均在前面有详细阐述，本节仅对经络病候进行讨论。

一、"是动"病候的含义

经络病候与经络循行共同构成了经络学说的理论核心，《灵枢·经脉》篇关于经络病候的内容有详细记载。其中"是动"病候，指经脉脉气变动而表现出来的异常。对于经络是动病候，历代注释家有不同的看法，经络医学也有自己的认识。

1. 历代医家的观点

兹举有代表性的四家列表 7-2 于后。

表 7-2　历代对是动病候的认识

医家	观点
难经《难经·二十二难》	邪在气，气留而不行者，为气先病
张景岳《类经》	动言变也，变则变常为病
张志聪《黄帝内经灵枢集注》	病因于外
陈璧琉、郑卓人《灵枢经白话解》	本经经脉因外邪的引动而发生的疾病

2. 经络医学对"是动则病"的解释

"是"为指示代词，指某一经脉系统，如肺手太阴之脉。"动"为变动、异常之意。"是动则病"，即指这条经脉异常可能会出现的症状。而在"是动则病"之后，列举了一些疾病和症候，说明经脉异常与病候在临床上是相互联系、同时存在的。但要注意，《灵枢·经脉》所记载的"是动"症跟症候结构的概念不同，"是动"的症状是元素，为单独的症，并不构成一个固定的症候结构。

经脉异常与临床症候的联系并不是简单的、固定不变的，而是复杂的、不断变化的。如脾足太阴之脉动，既可能出现"舌本强"，也可能出现"胃脘痛"，或出现"身体皆重"等不同病候。同样，"咳喘"这一病候，既可能在肺手太阴之脉动时出现，也可能在肾足少阴之脉动时出现。

"是动"病候理论表明，任何疾病或证型的出现，必然伴有相应的经脉异常。前者通过"望、闻、问、切"可以获得；后者则通过对经络的"审、切、循、按、扪"才能确定。当然，临床实践中所遇到的情况远比《灵枢·经脉》中所记载的要丰富、复杂得多。

二、经络病候各论

对于各经病候的理解和认识是针灸医生必备的基本功，包括《内经》《难经》《伤寒杂病论》等经典医籍中记载的各类经络病候和现代临床常见病症，以及还未发展为病症的亚健康表现。一般来说，病变经脉多为异常明显、反应强烈的经脉。主症或现病症的症候结构大多与经络病候理论中的各经是动病（含经脉、络脉、经筋病候）相对应，即病变经脉是动症与主症是相符的。不仅主症与异常经脉有密切关系，同时两者跟本经的是动病候也有密切关系或相同点，这是辨经环节重要的判断依据。

为了便于临床医生掌握，以下将临床所能见到的各类病候列于各经经络病候条目之下，以便综合分析查阅。

（一）手太阴肺经

1. 是动病候

《灵枢·经脉》曰："肺胀满，膨膨而喘咳，缺盆中痛，甚则交两手而瞀，此为臂厥。"

胸满喘咳，前臂冷痛麻木。

2. 络脉病候

《灵枢·经脉》曰："其病实，则手锐掌热；虚，则欠㰦，小便遗数。"

实则手掌发热，虚则张口吸气（气不足之象），尿频，遗尿。

3. 经筋病候

《灵枢·经筋》曰："当所过者支转筋痛，甚成息贲，胁急吐血。"

经筋循行部位出现僵滞，痉挛，酸痛，胁肋拘急，上逆吐血。

4. 现代临床常见病候

（1）呼吸系统疾病：咽炎，气管炎，肺癌，肺结核，上呼吸道感染，过敏性鼻炎，过敏性哮喘；胸痛，咳嗽，咯血，咽干，气短，乏力。

（2）泌尿系统疾病：泌尿系感染，尿频、尿急等症。

（3）消化系统疾病：痔疮（特别是在孔最段发生异常）。

（4）心血管疾病：心慌（特别是太渊至经渠发生异常）。

（5）腺体疾病：甲状腺增生。

（6）妇科疾病：月经不调。

（7）经筋病：肩前痛，肩关节（半）脱位。

（8）皮肤病：湿疹，风疹。

（9）水液代谢障碍：水肿。

5. 手太阴肺经的亚健康表现

怕风，易汗，咽干，咳嗽；皮肤干燥、容易过敏；动则气短、胸闷，面色无华。

（二）足太阴脾经

1. 是动病候

《灵枢·经脉》曰："舌本强，食则呕，胃脘痛，腹胀善噫，得后与气，则快然如衰，身体皆重。"

舌本强，食则呕，胃脘痛，腹胀，善噫，大便畅或矢气则轻松舒适，全身感觉沉重。

2. 络脉病候

《灵枢·经脉》曰："厥气上逆则霍乱。实，则腹中切痛；虚，则鼓胀。"

气机失常，可能出现脾胃升降紊乱一系列症候。实则腹内绞痛，虚则腹内胀气。

脾之大络病候，《灵枢·经脉》曰："实则身尽痛，虚则百节皆纵。"

3. 经筋病候

《灵枢·经筋》曰："足大指支，内踝痛，转筋痛，膝内辅骨痛，阴股引髀而痛，阴器纽痛，上引脐，两胁痛引膺中，脊内痛。"

大趾僵滞不适，内踝痛，转筋，膝内侧骨痛，股内侧牵引髋部酸痛，阴器扭痛，上引脐与两肋痛，牵引胸中及脊内疼痛。

4. 现代临床常见的病候

水液代谢疾病：浮肿，腿肿，尿频，尿急。

妇科疾病：痛经，月经不调，不孕，漏症，月经量过多，月经量过少，黄带，白带过多。

其他：急性结膜炎；腹胀，噫气；糖尿病。

5. 足太阴脾经的亚健康表现

脘腹胀气，吸收不良，口淡；容易呕吐、倦怠，虚胖；头胀，头脑不清，湿重，脚浮肿，便溏；关节酸胀。

（三）手阳明大肠经

1. 是动病候

《灵枢·经脉》曰："齿痛，颈肿。"

齿痛，面颊肿胀。

2. 络脉病候

《灵枢·经脉》曰："实则龋、聋；虚则齿寒、痹隔。"

实则龋齿痛，耳聋；虚则齿冷，胸膈痹阻不通畅。

3. 经筋病候

《灵枢·经筋》曰："其病当所过者支痛及转筋，肩不举，颈不可左右视。"

经筋经过之处出现僵滞，酸痛，痉挛，肩不举，颈不可左右视。

4. 现代临床常见的病候

消化系统疾病：慢性结肠炎，肠炎，（反流性）食道炎；便秘，便溏，痔疮，脱肛，大肠有息肉，泛酸，咽干。

面部疾病：面瘫，面部痉挛，三叉神经痛。

其他：中风后遗症；网球肘；耳闭，咽部肿痛。

5. 手阳明大肠经亚健康表现

牙痛，头痛，口干，皮肤过敏；青筋斑点多，肠胃功能减弱；肩周疼痛。

（四）足阳明胃经

1. 是动病候

《灵枢·经脉》曰："洒洒振寒。善伸，数欠，颜黑，病至则恶人与火，闻木声则惕然而惊，心欲动，独闭户塞牖而处；甚则欲上高而歌，弃衣而走；贲响腹胀，是为骭厥。"

寒战发抖，呵欠，伸展肢体，面色发暗。病至则恶人与火，闻木声则惕然而动，心慌，愿意独居暗室，甚至登高而歌，弃衣而走，膈胃鸣响腹胀。

2. 络脉病候

《灵枢·经脉》曰："气逆则喉痹卒喑。实，则狂癫；虚，则足不收，胫枯。"

气逆则喉痹，暴喑，实则狂癫，虚则下肢松弛无力，胫部肌肉萎缩。

3. 经筋病候

《灵枢·经筋》曰："足中指支，胫转筋，脚跳坚，伏兔转筋，髀前肿，癫疝，腹筋急，引缺盆及颊，卒口僻，急者目不合，热则筋纵，目不开。颊筋有寒，则急引颊移口；有热，则筋弛纵缓不胜收，故僻。"

中趾僵滞，胫部肌肉瞤动痉挛，大腿前侧肌肉转筋，髀前肿，疝气。腹筋急，引缺盆及颊，卒口僻，寒者目不合，热则筋纵，目不开。颊筋有寒，则急引颊移口；有热则筋弛纵，缓不胜收，故僻。

4. 现代临床常见的病候

消化系统疾病：便秘，便溏，口臭，食积，胃痉挛，胃痛，嗳气。

其他：面瘫；孤独症，焦虑症；阳明头痛；牙龈肿痛。

5. 足阳明胃经亚健康表现

喉咙痛，胃痛，怕热，消化不良；倦怠，膝关节酸痛，便秘；舌燥，身体消瘦。

　　如果病人患有抑郁症或焦虑症，一般医者多考虑心经、督脉、心包经的问题。但通过经络病候表现，提醒医者也要考虑到阳明经的问题。足阳明胃经11个穴位（太乙、滑肉门、大巨、梁门、足三里、下巨虚、人迎、丰隆、解溪、厉兑、冲阳）都可治疗精神方面的疾病，占足阳明经穴位的1/4。由此可见，足阳明胃经对精神疾病亦有较好的治疗作用。很可惜上述穴位在临床中很少被用于治疗精神方面的疾病。

　　如果足阳明经有变动，可考虑如下配穴：人迎和太乙能治狂言；大巨治疗惊悸不眠；梁门治疗大惊；足三里治疗心惊、狂；下巨虚治疗癫痫、狂言、惊狂；丰隆治善笑、心痛、失眠；解溪治疗怔忡、心悸、精神病；冲阳治疗登高而歌；厉兑治疗多惊、狂。

（五）手少阴心经

1. 是动病候

《灵枢·经脉》曰："嗌干，心痛，渴而欲饮，是为臂厥。"

嗌干，渴而欲饮，心痛。其中"嗌"，指咽的上段。

2. 络脉病候

《灵枢·经脉》曰："其实，则支膈；虚，则不能言。"

实则胸膈胀满，虚则不能言。

3. 经筋病候

《灵枢·经筋》曰："其病内急，心承伏梁，下为肘网，其病当所过者支转筋，筋痛。"

心膈拘紧，心内右支撑感，心下肋部筋紧，筋痛。

4. 临床常见的病候

心血管疾病：心内膜、瓣膜、心传导束疾病，风湿性心脏病；呼吸暂停；心慌，胸憋，心律不齐（包括心率过速、过缓）。

皮肤病：面部痤疮，口舌生疮。

脑血管疾病：老年痴呆，中风后遗症（如失眠、语言障碍、记忆力减退等），儿童脑发育缓慢。

神志病：失眠，郁闷，烦躁，心悸，胆小易惊。

泌尿生殖疾病：遗尿，小便不利，阴痛，阴痒。

5. 手少阴心经亚健康表现

心烦，心惊，心悸，胸闷；短气，上气，有压力感，忧郁易怒；口腔溃疡，口干，口臭。

（六）足少阴肾经

1. 是动病候

《灵枢·经脉》曰："病饥不欲食，面如漆柴，咳唾则有血，喝喝而喘，坐而欲起，目䀮䀮如无所见，心如悬若饥状，气不足则善恐，心惕惕如人将捕之，是为骨厥。"

饥不欲食，面色暗黑，咳唾则有血，气急而喘，坐卧不安，视物不明，心悬不宁，善恐，心惕惕如人将捕之。

2. 络脉病候

《灵枢·经脉》曰："气逆则烦闷，实则闭癃，虚则腰痛。"

3. 经筋病候

《灵枢·经筋》曰："足下转筋，及所过而结者皆痛及转筋，病在此者，主痫瘛及痉，在外者不能俯，在内者不能仰，故阳病者腰反折，不能俯；阴病者，不能仰。"

4. 临床常见的病候

妇科疾病：痛经，不孕，月经不调。

其他：恶寒，手足发凉；咽喉、声带疾病；泌尿系结石，前列腺肥大；盗汗；失眠，惊恐；牙痛，牙龈出血。

5. 足少阴肾经亚健康表现

手足怕冷，口干舌燥，腰膝酸痛；月经不调，性欲减退；足跟痛，尿频，尿少，尿黄。

（七）手太阳小肠经

1. 是动病候

《灵枢·经脉》曰："嗌痛颔肿，不可以顾，肩似拔，臑似折。"

嗌干，颔肿，不可以顾，肩似拔，臑似折。其中"颔"指结喉上两侧肉之软处。

2. 络脉病候

《灵枢·经脉》曰："实，则节弛肘废；虚，则生肬，小者如指痂疥。"

实则节弛肘废，虚者皮肤赘生小疣，小如痂疥（指疣之多而小状）。

3. 经筋病候

《灵枢·经筋》曰："小指支，肘内锐骨后廉痛，循臂阴，入腋下，腋下痛，腋后廉痛，绕肩胛引颈而痛，应耳中鸣，痛引颔，目瞑良久乃能视。颈筋急，则为筋瘘颈肿。"

小指僵滞，肘内锐骨后廉痛，腋下痛，腋后廉痛，肩胛周边痛牵引颈部酸痛。耳中鸣响，牵及颔下痛。目瞑良久乃能视。寒热在颈者颈肿，颈筋急则为筋瘘（指颈淋巴结核）。

4. 现代临床常见的病候

颈椎病，项强，腰痛，肩背痛；耳闭，耳聋，耳鸣。

5. 手太阳小肠经亚健康表现

容易腹泻，手脚寒凉；吸收不良，虚胖；肩周炎。

（八）足太阳膀胱经

1. 是动病候

《灵枢·经脉》曰："冲头痛，目似脱，项如拔，脊痛，腰似折，髀不可以曲，腘如结，踹如裂，是为踝厥。"

其中"踝厥"即足冷痛麻木。

2. 络脉病候

《灵枢·经脉》曰："实则鼻窒，头背痛；虚则衄。"

实则鼻塞，头痛，背痛。虚则鼻流清涕，鼻出血。

3. 经筋病候

《灵枢·经筋》曰："小指支，跟肿痛，腘挛，脊反折，项筋急，肩不举，腋支，缺盆中纽痛，不可左右摇。"

足小趾僵滞，跟肿痛，腘窝部痉挛，脊背反张，项筋拘紧，肩不举，腋僵滞，缺盆中绞痛，不可以左右摇动。

4. 现代临床常见病候

颈、胸、腰、腰骶、腿、坐骨神经痛；盆腔病，膀胱癌，泌尿系结石；痔疮。

5. 足太阳膀胱经亚健康表现

恶风，怕冷，颈项不舒，腰背肌肉酸痛；腰膝酸软，静脉曲张，尿频尿多；尿黄，前列腺肥大。

（九）手厥阴心包经

1. 是动病候

《灵枢·经脉》曰："手心热，臂肘挛急，腋肿，甚则胸胁支满，心中憺憺大动，面赤，目黄，喜笑不休。"

手心热，臂肘挛急，腋肿，甚则胸胁僵滞胀满，心悸而跳动明显，面赤，目昏暗不清澈，喜笑不能控制。

2. 络脉病候

《灵枢·经脉》曰："实则心痛；虚则为烦心。"

3. 经筋病候

《灵枢·经筋》曰："当所过者支转筋痛，甚成息贲。"

所过的部位僵滞转筋，胸痛，膈气闭结。

4. 现代临床常见病候

心律病症，心肌供血不足，心肌梗死；失眠，心烦，急躁，胸闷；颠顶痛；更年期症状（心烦、烦躁）；皮肤病，如湿疹。

5. 手厥阴心包经亚健康表现

多梦易醒，难入睡；心烦，健忘，胸闷，口干；神经衰弱。

（十）足厥阴肝经

1. 是动病候

《灵枢·经脉》曰："腰痛不可以俯仰，丈夫㿗疝，妇人少腹肿，甚则嗌干，面尘脱色。"

腰痛不可以俯仰，男子疝气，甚则嗌干，面垢如尘，神色晦暗。其中疝气，包括阴囊疝、腹股沟疝及女性子宫下垂。

2. 络脉病候

《灵枢·经脉》曰："气逆则睾肿卒疝，实则挺长；虚则暴痒。"

气逆则睾肿卒疝，实则阳强不倒，虚者阴部暴痒。

3. 经筋病候

《灵枢·经筋》曰："足大指支，内踝之前痛，内辅痛，阴股痛，转筋，阴器不用，伤于内则不起，伤于寒则阴缩入，伤于热则纵挺不收。"

足大趾僵滞，内踝前痛，股内侧痛，大腿内侧痛，转筋，阴器不用，伤于寒则阴缩入，伤于热则纵挺不收。

4. 现代临床常见病候

肝硬化；月经不调，痛经；眼睛运动障碍，眼底病变；甲状腺功能减退；静脉曲张；前列腺增生，睾丸炎。

5. 足厥阴肝经亚健康表现

口干，口苦，情志抑郁，胸胁胀痛；眩晕，血压不稳，易怒冲动；皮肤萎黄，易倦乏力；月经不调，乳腺增生，小便黄。

（十一）手少阳三焦经

1. 是动病候

《灵枢·经脉》曰："耳聋，浑浑焞焞，嗌肿，喉痹。"

耳聋，重听（耳内杂音，辨别声音能力下降），嗌肿，喉痹。

2. 络脉病候

《灵枢·经脉》曰："实，则肘挛；虚，则不收。"

3. 经筋病候

《灵枢·经筋》曰："当所过者支转筋，舌卷。"

经筋循行部位僵滞、转筋，舌卷。

4. 现代临床常见病候

耳鸣，耳聋；少阳头痛，目赤，烦躁；腰痛，髋关节痛，膝痛；便秘；外感；妇科病，如月经不调、痛经。

5. 手少阳三焦经亚健康表现

偏头痛，头晕耳鸣，上热下寒；手足怕冷，倦怠易怒；皮肤易过敏；肌肉关节酸痛无力，食欲不振。

（十二）足少阳胆经

1. 是动病候

《灵枢·经脉》曰："口苦，善太息，心胁痛，不能转侧，甚者面微有尘，体无膏泽，足外反热，是为阳厥。"

2. 络脉病候

《灵枢·经脉》曰："实则厥；虚则痿躄，坐不能起。"

3. 经筋病候

《灵枢·经筋》曰："小指（趾）次指（趾）支转筋，引膝外转筋，膝不可屈伸，腘筋急，前引髀，后引尻，即上乘䏚季胁痛，上引缺盆膺乳，颈维筋急，从左之右，右目不开，上过右角，并跷脉而行，左络于右，故伤左角，右足不用，命曰维筋相交。"

其中"维筋"，即维系左右平衡之筋。所以某些平衡失调的病症应考虑选用少阳经筋治疗。

4. 现代临床常见病候

结膜炎，目赤；胆结石，胆囊炎；便秘；耳鸣，耳聋；少阳头项痛；坐骨神经痛，少阳腰痛。

5. 足少阳胆经亚健康表现

口干口苦，偏头痛，容易惊悸；善叹息，便溏，便秘，皮肤萎黄；消化不良，关节痛，脂肪瘤；痰湿积聚。

（十三）督脉

1. 经典记载病候

（1）《灵枢·经脉》曰："实则脊强，虚则头重，高摇之，夹脊之有过者，取之所别也。"此督络病候：实则脊强反折，虚者头重震掉（指震颤失用）。

（2）《素问·骨空论》曰："（督脉）此生病，从少腹上冲心而痛，不得前后，为冲疝，其女子不孕，癃痔遗溺嗌干。"

（3）《难经·二十九难》曰："督之为病，脊强而厥。"

（4）《金匮要略》曰："脊强者，五痉之总名，其症卒口噤，背反张而瘛疭。"

2. 现代临床常见病候

脑病；精神疾患；内科杂症；妇科病。

3. 督脉亚健康表现

虚寒怕冷，手足不温，疲劳乏力；颈椎痛，腰椎痛，痔疮，便秘；阴阳失调。

（十四）任脉

1. 经典记载病候

《灵枢·经脉》曰："实则腹皮痛，虚则痒搔。"

《素问·骨空论》曰："任脉为病，男子内结七疝，女子带下瘕聚。"

2. 现代临床常见病候

内科杂症，内分泌疾病，精神疾病，泌尿生殖疾病。

3. 任脉亚健康表现

怕热汗多，阴阳失调，月经不调；阳痿，性冷淡，消化不良，胸闷气喘。

（十五）奇经八脉补充

1. 冲脉

《难经·二十九难》曰："逆气而里急。"

2. 带脉

《难经·二十九难》曰："腹满，腰溶溶若坐水中。"

3. 跷脉

《难经·二十九难》曰："阴跷为病，阳缓而阴急；阳跷为病，阴缓而阳急。"关于跷脉病候的记载有经文脱落，应用时需要结合临床理解和判断。跷病当分虚实：阴跷脉，虚则阴缓而不眠，实则阳缓而阴急；阳跷脉，虚者阳缓而多困，实则阴缓而阳急。

4. 维脉

《难经·二十九难》曰："阳维为病苦寒热，阴维为病苦心痛。"维脉病候，文献记载不全，当结合临床理解和判断。维脉维络各经气血，从浅（皮脉肉筋骨等构成的人体支架）深（内脏）层次进行调节，使阴阳达到平衡。

第三节 临床辨经实例

在分析主症和经络诊察的基础上，从多条异常经络中辨别出与主症有直接联系的某（些）条异常经络，将之称为"病变经络"。实际临床中，患者常表现多种症状，出现几条异常经络，尤其是年老、多病的患者；很少看到单一主症和单一的异常经络（这种情况可能较多出现在年轻或身体健康人身上）。那么在这种情况下怎么进行对接呢？以下就对临床实际病例的辨经应用做完整的阐述。

一、逐一筛选

在所有异常经络中，挑选出异常最多，且较为突出的经络，与主症相对接（可参照十二经的是动、络脉、经筋病候及奇经八脉病候的内容）。一般情况下，若主症的症候结构能与该异常经络相符合，这条经络就是病变经络。

二、主症对接

主症对接是判断病变经脉的主要内容。对接要从两个方面进行。

第一，获得患者主症及其症候结构信息后，察经时要看主症与异常经络是否存在联系。

第二，在经络诊察过程中若发现异常变化，医者需询问患者有无本经的是动、络脉、经筋等病候。

所以对接实际上是从两个方向进行的，从经脉找症候，从症候找经脉。如果可以把所有的变动经脉都找到对应的临床病候，对接就算完成。

1. 主症对接病例 1（表 7-3）

侯某，女，44 岁。2014 年 7 月 22 日初诊。

主诉：胃脘部胀满 1 年。

现症：胃脘胀满，伴有吞酸、口干、便溏、矢气。苔白厚糙，脉沉弦数。2014 年 2 月曾被诊断"浅表性胃炎，直肠炎"。

经络诊察：阳明、太阴异常。

辨经：阳明、太阴经。

选经：阳明经、任脉。

配穴：曲池、手三里、足三里、中脘、上脘。

二诊：胃脘已舒，进凉饮多则胀满、气胀、口干。

配穴：上脘、手足三里、太白、天枢。

疗效：治疗 2 次以后胃胀满已消失。

分析：该患者的主症是胃胀满，并伴有其他消化道症状，如矢气、大便溏、吞酸等。其异常经络比较简单，仅有太阴和阳明经的异常，因此对接较清楚。足太阴和足阳明经的功能皆与消化系统病变有关，并且本经的是动病都有胃胀满，这就找到了一个旁证。由于异常变化主要表现在阳明经，而且其症状如胃胀、吞酸、便溏主要表现在消化道（食道、胃、直肠等器官；患者有吞酸、胃胀，胃炎、直肠炎）的问题，故以调理阳明经为主。二诊加了足太阴经的原穴，目的为健脾。

表 7-3　侯某案主症对接信息列表

主症及其症候结构	异常经络	旁证（是动、络脉、经筋病候）
胃胀满、大便溏、矢气频	阳明、太阴	足阳明是动病：贲响腹胀。 足太阴是动病：胃脘痛，腹胀善噫，得后与气

2. 主症对接病例 2（表 7-4）

王某，男，41 岁。2013 年 7 月 18 日初诊。

主诉：腹泻反复发作数年。

现症：腹泻发作都是在饮冷食凉后，一般可自行缓解，无腹痛。余正常。苔白舌胖，脉滑。

经络诊察：手阳明、足阳明、足太阴异常。

辨经：太阴、阳明。

选经：太阴、阳明。

配穴：灸太白、神阙各 15 分钟。针下巨虚。

疗效：治疗 1 次以后大便已如常。

分析：患者的症候结构较简单，仅是腹泻。而且其异常经络只有手足阳明和足太阴经，这三条经络直接与主症对接。虽然手足阳明和足太阴经在《内经》是动病候没有提到腹泻症，但这三条经络的气化都与消化有关。治疗一次，患者多年的腹泻便消失了，更证明对于此患者辨经、选经、选穴均准确无误。

表 7-4　王某案主症对接信息列表

主症及其症候结构	异常经络	经络气化
腹泻，饮冷食凉诱发	手足阳明（下巨虚有结块），足太阴	手阳明：大肠者，传道之官，变化出焉 大肠纳入饮食，传导糟粕 脾胃者仓廪之官 脾主运化

三、全面对接

"全面对接"是指将患者所有的症状，在经络上找到与之相对应的反应，或者说，是将所有的经络异常在患者身上找到相对应的症候或病史。

在患病过程中，患者除了主症及其症候结构外，还会伴有其他病、症。对接不仅要将病变经脉与主症及其症候结构对接，同时还要找到与其他症状相对应的异常经脉。同时，经络变动不仅可以反映患者的现病史，既往病史及家族病史都可能在经络上有反应，这就需要我们仔细询问患者，找出与全部异常经络相对应的其他症候。只有将全部异常经络分别与患者的全部症候一一对接或大多数对接，辨经才算准确和可靠，才可作为以后选经、配穴的基础。

全面对接对正确认识病经有着重要意义。严密的全面对接可称作"无缝"对接，不仅可以将主症及其症候结构、主要病变经脉认识清晰，而且能够预判下一步可能出现的问题，在治疗时可以指导选经和配穴。

在辨经环节要求医者对经络的是动病、络脉病和经筋病等症候非常熟悉。尤其是动病候要清楚记忆，才能完成辨经的思维过程。

对接程度与疗效成正比。对接越准确，对病症的诊疗越有效。临床经常会遇到对接不全的复杂病例，由于不能全面对接，造成对主症及其症候结构认识不足，从而在治疗中出现偏差。

1. 全面对接病例 1（表 7-5）

李某，男，73 岁。2014 年 6 月 10 日初诊。

主诉：左侧肢体活动不利 11 个月。

现症：左侧活动不利，言语不利，闻声则恐；左心尖下胸闷 14 天（10 个月前曾做心脏支架），排尿障碍 20 天，带状疱疹 14 天。苔薄白、中部厚，脉沉滑。

经络诊察：少阴经显著异常，任脉异常，左侧三阳经异常。

辨经：少阴经。

选经：少阴经、任脉。

配穴：通里、照海、太溪、中极、左筑宾。

二诊：胸憋闷、闻声则恐、排尿障碍均减轻。

配穴：通里、太溪、中极、筑宾。

三诊：倦感、少语已好转，恐惧感已不明显。

配穴：前方加天柱、气海、足三里。

疗效：治疗 3 次以后尿频、胸闷（带状疱疹）、语言障碍和恐惧感等症皆明显减轻。

分析：该患者的症状较复杂，若仅依靠症候结构不容易制定治疗方案。一开始认为患者的胸闷可能与曾行心脏支架手术有关，但经过进一步询问，发现是由于带状疱疹引起。经络诊察时发现患者仅在左足少阴经步廊穴处有显著异常，说明足少阴经有火毒。患者除了左侧活动不利外，其他症状基本也能与手足少阴经对接。比如，患者的语言障碍、尿频、恐惧感等症，都跟手足少阴经的气化功能有密切关系。另外，可将少阴经的是动病候作为旁证，相互印证。患者所有的症状都能与异常经脉对接，属于全面对接。因此仅治疗 3 次，患者的主要症状皆明显缓解。

表 7-5　李某案全面对接信息列表

症	异常经脉	是动、络脉、经筋病候
语言障碍	手少阴	虚，则不能言
排尿障碍	足少阴、任脉	足少阴主水，司二便
胸闷	手少阴	手少阴络脉：胸膈胀满 足少阴络脉：脉气厥逆，可见心胸烦闷
带状疱疹	足少阴	疱疹部位在足少阴肾经的循行部位上
闻声则恐	手足少阴	心如悬若饥状，气不足则善恐，心惕惕如人将捕之
左侧肢体活动不利	左侧三阳经	经筋病候

2. 全面对接病例 2（表 7-6）

马某，女，52 岁。2014 年 2 月 27 日初诊。

主诉：眩晕 6 年，加重 20 天。

现症：患者每次发作时，感觉天旋地转，闭目、平卧均旋，恶心、汗出，伴呕吐，亦有耳鸣（如吹风机样鸣响）；颈项强，颈 5~6 椎间盘狭窄病已二十余年；左手麻木，近 6 年渐重；睡眠障碍，多梦；纳少。余正常。苔净少津，脉沉滑数。

经络诊察：太阳、督脉、太阴、少阴异常。

辨经：太阳经、督脉。

选经：太阳经、督脉。

配穴：后顶、天柱、申脉、后溪。

效果：经过 8 次治疗，眩晕、恶心、呕吐、项强等症减轻，耳鸣、睡眠障碍等症消失。

分析：该患者的主症是眩晕伴有恶心、呕吐、耳鸣。患者也有项强、纳少和睡眠障碍。太阳、太阴、少阴和督脉都发现有异常。患者症状和异常经络比较复杂，因此必须进行全面对接才能对疾病有更清晰的认识。眩晕、耳鸣、项强都与太阳和督脉异常相对接，与手足太阳经和督脉、太阳经筋有密切关系。判断患者的眩晕和伴随症状都是由于颈椎病引起的，这与太阳经筋和督脉有关。睡眠障碍与少阴对接，手少阴主神志，而且心肾不交可导致失眠。太阴经主运化，气机失常的时候能出现纳少。全面对接后，要选择病变经脉，原则以主症和主要的病变经脉为主，因此确定为太阳经和督脉。治疗选择后顶、天柱、申脉、后溪等穴，调理督脉、太阳经、阳跷脉，从而缓解头晕等症状。

表 7-6　马某案全面对接信息列表

症	异常经络	是动、络脉、经筋病候
眩晕，项强，耳鸣，恶心，汗出	太阳、督脉	手太阳经筋：绕肩胛引颈而痛，应耳中鸣，痛引颔 足太阳经筋：项筋急
睡眠障碍，多梦，苔净少津	少阴	心肾不交
纳少	太阴	气机失常

四、对接不全或无法对接

临床上，由于个体的特异性，异常经络变化与症候结构的出现并不总是同步的，可能会出现经络已经发生异常而临床症候尚未"表达"出来，也有临床症候已经出现而经络尚未显现异常或显现错误（大多为经络疲劳或紊乱引起）的情况。这在第三章已经讲过。因此在临床上可能会出现症候结构与变动经脉不能完全对接，或者出现无法对接的情况。在这种情况下，可以根据症候的缓急分别选择"舍症从脉"或"舍脉从症"（此处"脉"指"经络"）进行治疗，再结合临床病候逐步识别出病变经络。

辨经时以下几种现象医者需要注意。

1. 异常经络不能与现有症状相对接

经络诊察发现的异常变化与现在的症候没有关系，不能相对接。这可以从如下两方面进行分析辨别。

（1）经络诊察发现的异常，属于过去的疾病或症状。有一些曾经得过的疾病在相关的经络缝隙留下了异常痕迹，这个痕迹有时可以保持一段时间，有时甚至可以终身保留。例如曾经患过气管炎，可能在手太阴肺经遗留痕迹，如经络深部有结节、结块等。

（2）经络诊察发现有异常，但临床症状没有出现。这条经络的异常跟现在症状没有关系。如一个健康的年轻人，受风寒后手足太阳经和大椎穴（督脉）有异常反应，但患者没有风寒感冒的症状。由于患者免疫力强，太阳经能抵抗风寒外邪的侵袭，因此患者通过自身能调整过来，从而不出现任何症状。另外一种情况是经络异常早于临床的症状，超前出现。例比如受寒的患者，先出现经络的异常变化，几小时或几天后才开始有症状，如恶寒发热、身酸痛等。这种现象的原因很多，有时因病症较轻，有的则是病人敏感度较差。

2. 经络疲劳或紊乱，不能正常应答

临床能见到一部分患者（老年人、久病之人、很年轻就患坏病之人），虽有症状但经络诊察未见异常变化，这种情况需要考虑其是否属于经络疲劳或经络紊乱状态。这种病人可能曾经采取了过多的治疗，如长期大量用药或者经过多种针灸、物理治疗，对身体造成了伤害。此时患者机体的经络系统对疾病症候难以应答，即缺乏相应的异常表达。对于医者来讲，就很难清楚认识其疾病性质，当然无法进行对接，辨经过程难以完成。此时只有先调节改善其经络疲劳或紊乱状态，待经络"决死生，处百病，调虚实"的功能恢复正常，再重新察经、辨经。

　　根据临床经验的总结，可以百分之百找到对应关系的病例，大约占临床病例的三分之一。另外有大约一半的病例只能做到部分对接。找不到对应关系，无法完成主症及其症候结构对接的经络疲劳或紊乱的复杂案例比例虽然不高，但也会时常碰到，而且在近年的临床中还有渐渐增加的趋势。

　　医生临床疗效的好坏在一定程度上取决于辨经的精准程度和对患者主症及其症候结构的清楚认识。当医者对这两方面认识不清而导致主症及其症候结构与异常经脉无法对接时，应把重点放在寻找患者的主症及其症候结构上。同时要反复诊察经脉的异常，以期为治疗方案提供最准确的客观依据。

第八章 选 经

第一节 选经的依据

选经是在辨经的基础上，根据病经的不同状态选择最适宜的经络来调整和治疗，使疾病状态减缓、改善或恢复正常。长期以来，针灸临床遵循"经脉所过，主治所及"的观点，认为哪条经脉有异常则治疗哪条经脉。这种简单的治疗思路在临床影响很大，如"以痛为腧"的阿是穴疗法，在身体找阳性反应物的反应点疗法等，这些方法虽然可以治好一些病，但对于一些复杂的疾病则治疗效果不佳，甚至有害。并且这种诊疗思路并不符合中医阴阳五行相互影响的整体观。

《灵枢·经脉》云："经脉者，所以决死生，处百病，调虚实，不可不通。"其中非常明确地提出了经脉是疾病的反应系统，同时也是疾病的治疗系统。在临床上可以看到一条经脉或某几条经脉发生异常，可能会出现很多症候，或一条经脉异常涉及很多经脉，或受到其他经脉的影响等。但是，一个具体病候，其反应经脉和治疗经脉，并不总是同一个经脉系统。如腰痛，其反应经脉可能是足厥阴"脉动"（是动病候），但其治疗经脉往往是足太阳膀胱经。因此不能把反应经脉和治疗经脉混同起来。这时，怎样选择合适的经脉进行治疗就非常有意义了。

当发现病变经脉时，选择病变经脉进行治疗，有时可能无效。著者曾有过这方面的经历。如曾治疗一位老年患者，以咯痰多为主症。诊察发现尺泽下一寸有压痛感。取肺经腧穴治疗，但痰未清除。既然肺经为病变经脉，为什么针刺肺经的腧穴无效呢？因为虽然肺经有异常，但这种异常可能是受到别的经脉的影响。如肺与脾关系密切，若脾湿不化，可造成肺的问题。单纯取肺经腧穴无效，就要考虑脾经的问题。脾为生痰之源，肺为储痰之器。因此改变治疗思路，以健脾化湿为主。手足太阴经穴并用以后，取得了上佳的效果。

准确把握各经气化功能及实现途径和特点是选经的基础，相关内容详见第三章经络气化。选经环节则主要考虑以下几方面的内容。

一、依据经脉间的联系

由于任何一条经脉在循行、功能上都直接与其所属的脏（腑）相联系，间接与其表里的脏（腑）相关，又与其临近或相关的脏（腑）相联络。如手太阴经，内属肺，入络大肠，相接于脾，络于手阳明，异行于手厥阴等。所以任何一个脏（腑）经脉的疾患，可选择本经、表里经、临近（或相关）经三条以上的经脉来治疗。具体选哪条经，选一经还是选数条经，又要依据整个的辨证才能恰到好处。

二、依据器官、组织所属

根据中医理论，人体的任何独立的器官、组织都分别被某一经或数条经所联属。如眼，集中于眼和眼附近的经脉有手少阳经、手少阴经、任脉、阳跷脉、阳维脉。起于眼或眼附近的经脉有足阳明经、足太阳经和足少阳经。经过眼和眼附近的有手太阳经、足厥阴经等。按照中医眼科五轮理论，瞳仁属肾、黑睛属肝，白睛属肺，两眦属心，上下眼胞属脾，又分别与五脏相联系。又如肾主骨、肝主筋、心主血脉、脾主肌肉、肺主皮毛。根据这种部位上的经脉循行，功能上的从属关系，就可以判断最相宜的经脉。

三、依据脏腑所主

根据中医脏腑理论中各个脏腑的功能，选择经脉。如湿痰喘咳，选择足太阴经、手太阴经；肿满痞结，选择足太阴经、足少阴经；消化功能障碍可选择足厥阴经、足太阴经、足阳明经；失眠多梦的选择手少阴经、足厥阴经、足少阴经等。

四、依据十二经"是"主症

在辨经一章已明确表述了十二经是动病候含义的理解，"是动"是指经脉脉气变动而表现出来的异常。经脉是动病候与经脉主治症候的范畴是不一样的。《灵枢·经脉》《素问·骨空论》《难经》分别记载了十二经、奇经八脉的主治病候，古代医籍对经脉主治病候的总结是我们在临床选经的重要根据。

（一）"所生"与"是主"辨析

《灵枢·经脉》篇中，在"是动……"段后，有"是主……所生病者……"一段，虽历代注家都有不同认识（表8-1），但多用"所生"二字来概括本段。细考十二经脉的这段病候，主要有三类：①本经脉连属的脏腑疾病。如五阴经分别主治五脏所生的病候；六阳经及心包经分别主治六腑及心包参与产生、调节的代谢物质或该系统所生的病候（即津液、血液、筋、气、骨、脉方面的疾病）。②本经脉循行部位的病候。③本经脉可以调治的其他病候。

这些病候用"所生"是解释不通的。例如足阳明胃经的经文为："是主血所生病者，狂、疟、温淫、汗出、鼽衄、口㖞、唇胗、颈肿、喉痹、大腹水肿、膝髌肿痛……"从引文中可以看出，"血所生病者"只是足阳明胃经主治的一类病候，狂、疟、温淫、汗出等显然不属于"血所生病者"的范围，而是痰饮、湿邪、温热等引起的病候。但与足阳明胃经脉的功能有关系，都是足阳明胃经的主治范围。

通过上述分析，"是主……所生病者……"这段病候应该用"是主"二字来概括。其含义是："本经脉（包括腧穴）主治的病候为……"在文字上与"是动"一段构成了排比写法，更符合古代文章的文气；在理论上，则明确提出了本经脉的主治功能范围。

"是主"病候理论表明，每条经脉都有其特定的主治范围。但是，许多具体病候却能够分别属于不同经脉的主治范围。如黄疸（包括目黄）病候，手阳明大肠经、足太阴脾经、手少阴心经、足太阳膀胱经、足少阴肾经、手厥阴心包经都可以是治疗经脉。临床上，应结合各经脉的功能，掌握其主治范围，灵活地、准确地进行选经配穴。

（二）"是主"与"是动"的辨析

《灵枢·经脉》中，记载十二经各有"是主……所生病"。对于"是主"的解析如上文所述，应理解为：该经可以主治、主管某脏、某个系统发生的病症。而"是动"是经脉出现异常、变动的症候。这两个有交叉，但并不一样。"是主"的范围比"是动"的范围广。

把经脉病候内容分为"是动"和"是主"两部分，较好地揭示了经脉的反应疾病、治疗疾病的两种作用。

表 8-1 对"是动"与"是主"的观点列举

医家	是动病候	是主病候
难经《难经·二十二难》	邪在气,气留而不行者,为气先病	邪在血,血壅而不濡者,为血后病
张景岳《类经》	动言变也,变则变常为病	凡在五脏则各言脏所生病,凡在六腑或言气、或言血、或脉、或筋、或骨、或津液,其所生病,各有所主
张志聪《黄帝内经灵枢集注》	病因于外	病因于内
陈璧琉、郑卓人《灵枢经白话解》	本经经脉因外邪引动而发生的疾病	与本经相连属脏腑所发生的病候

(三)各经的是主病候

1. 手太阴肺经

《灵枢·经脉》曰:"是主肺所生病者,咳,上气,喘喝,烦心,胸满,臑臂内前廉痛厥,掌中热。气盛有余,则肩背痛,风寒汗出中风,小便数而欠;气虚则肩背痛、寒,少气不足以息,溺色变。"

2. 手阳明大肠经

《灵枢·经脉》曰:"是主津所生病者,目黄,口干,鼽衄,喉痹,肩前臑痛,大指次指痛不用。气有余,则当脉所过者热肿;虚,则寒栗不复。"

3. 足阳明胃经

《灵枢·经脉》曰:"是主血所生病者,狂疟,温淫,汗出,鼽衄,口喎,唇胗,颈肿,喉痹,大腹水肿,膝膑肿痛,循膺、乳、气街、股、伏兔、骭外廉、足跗上皆痛,中指不用。气盛则身以前皆热,其有余于胃,则消谷善饥,溺色黄;气不足,则身以前皆寒栗,胃中寒则胀满。"

4. 足太阴脾经

《灵枢·经脉》曰:"是主脾所生病者,舌本痛,体不能动摇,食不下,烦心,心下急痛,溏瘕泄,水闭,黄疸,不能卧,强立,股膝内肿厥,足大指不用。"

5. 手少阴心经

《灵枢·经脉》曰:"是主心所生病者,目黄胁痛,臑臂内后廉痛厥,掌中热痛。"

6. 手太阳小肠经

《灵枢·经脉》曰:"是主液所生病者,耳聋、目黄,颊颌肿,颈、肩、臑、肘、臂外后廉痛。"

7. 足太阳膀胱经

《灵枢·经脉》曰："是主筋所生病者，痔、疟、狂、癫疾，头囟项痛，目黄、泪出，鼽衄，项、背、腰、尻、腘、踹、脚皆痛，小趾不用。"

8. 足少阴肾经

《灵枢·经脉》曰："是主肾所生病者，口热舌干，咽肿上气，嗌干及痛，烦心心痛，黄疸肠澼，脊股内后廉痛，痿厥，嗜卧，足下热而痛。"

9. 手厥阴心包经

《灵枢·经脉》曰："是主脉所生病者，烦心，心痛，掌中热。"

10. 手少阳三焦经

《灵枢·经脉》曰："是主气所生病者，汗出，目锐眦痛，颊痛，耳后、肩、臑、肘、臂外皆痛，小指次指不用。"

11. 足少阳胆经

《灵枢·经脉》曰："是主骨所生病者，头痛，颔痛，目锐眦痛，缺盆中肿痛，腋下肿，马刀侠瘿，汗出振寒，疟，胸、胁、肋、髀、膝外至胫、绝骨、外踝前及诸节皆痛，小趾次趾不用。"

12. 足厥阴肝经

《灵枢·经脉》曰："是主肝所生病者，胸满，呕逆，飧泄，狐疝，遗溺，闭癃。"

第二节　选　经　方　法

选经是在确认症候结构、察经、辨经的基础上，选择可以在最短时间内改善症状的经脉进行治疗。一般来说，可以根据脏腑器官及组织直接所属、所过、所联系来选择治疗经脉，但这仅仅是选经的方法之一。我们这里要研究的，还包括根据经脉的间接联系而选择表里经、同名经、相生相克经、奇经八脉，或根据开、枢、阖理论来选经治疗的方法。

一、选择病变经脉作为治疗经脉

选择病变经脉（本经）作为治疗经脉是最容易理解的方法。

1. 选经条件

（1）病史短，病情轻，疾病单一，症候不复杂或较轻，其他脏腑功能正常，病变集中在本经。

（2）未患有其他疾病，或疾病确实没有牵连到其他经脉而只局限于本经异常。例如某些部位的皮肤病，只涉及本经经络状态。

2. 临证举验

急性咳嗽等，若经络诊察发现以手太阴经异常为主，只需取手太阴经治疗即可。例如患者有急性咽痛、咳嗽，经络诊察仅有手太阴经异常，可考虑取少商放血，再加针刺尺泽。

目前临床常规治疗还会建议再加丰隆、大椎、曲池、足三里等穴，这样治疗原则上无大碍，但从长远看加此组穴位对病人并无好处。因为患者的阳明经没有异常变化，针刺上组穴位可能会耗损阳明经的阳气，干扰阳明经的正常气化。长此以往，这种不加辨别的治疗刺激会造成经络不可预见的后果。临床上这类经验教训很多。

儿科常见疾病有两种：呼吸系统疾病、消化系统疾病。各经互相干扰较少，因此儿科病只取本经治疗。如便秘，只取足三里；若外感只用大椎。取穴或选经较多往往效果不佳，取穴少的效果反而好。

选本经病例 1

苏某，女，41 岁。

主诉：右肩疼痛 3~4 年。

现症：右肩疼痛，以肩前部为主，活动有弹响，外展时有"坎顿"感，曾在西医院诊断为"肩袖损伤"。

察经：右手太阴经异常（经渠有结络，尺泽有结节）。

辨经：手太阴经。

配穴：揉右侧经渠、尺泽、中府。

治疗：各穴揉 7~10 次。

效果：治疗后，患者感觉肩前部疼痛及弹响即刻减轻。后又治疗两次，痊愈。

选本经病例 2

刘某，女，31 岁。2013 年 7 月 2 日初诊。

主诉：多发性疮疖 1 年多，以髋关节周围为主。

现症：疮疖呈发作性，1~3 个月一发。伴发热 37~38℃，局部热疼红肿，疖头破溃有脓血绿色分泌物。曾服抗生素，外用消炎药，效果不明显。自述男友亦有此病。每次发作均与性生活有关，多在性生活后 3~5 天发病。据云与葡萄球菌感染有关。余可。苔舌淡暗，脉沉细。

经络诊察：足厥阴经异常（蠡沟有结节，期门有压痛）。

辨经：厥阴经。

选经：厥阴经、冲脉。

配穴：针刺曲泉、太冲、公孙。

二至三诊：自述针后疼痛已消失，按之不硬，破溃已收口闭合。局部按压时仍有痛感，局部色泽已正常。

配穴：针刺曲泉、太冲、中都。针后小量脓液流出。

四诊至七诊：肿疬渐消。

配穴：右侧曲泉、太冲、筑宾（加灸），双侧足三里、曲池。

疗效：治疗7次，疮疬基本消失。继续治疗2次，以巩固疗效。

病例解析：本例患者在当地医院曾做过各种检查，排除性病，但怀疑葡萄球菌A感染造成。经络诊察：①审视疮疬处，外观色红肿，脓已排出（破溃），属阴疮；疮疬的部位在腹股沟。②循推发现双侧足厥阴肝经的蠡沟和太冲穴都有结节，但右侧蠡沟的结节较大，与其病灶处相对应。③为了确认疮疬属于足厥阴经，按肝的募穴右期门，发现亦有异常。④脉沉，结合疮疬反复发作的症候，提示正气虚。综合上述四项诊察结果，辨经属足厥阴肝经。本病属局部皮肤病变，未牵连到其他经脉，并未见明显脏腑病候征象，故选本经进行治疗。

在开始出现疮疬的时候是阳疮，破溃以后转成阴疮，因并未见明显的红、肿、热、痛等实热征象。选择足厥阴经原穴太冲以温阳益气，促进疮面愈合；曲泉调理气机。第一次治疗后，疮疬缩小，证明辨证思路准确。

二诊疮疬进一步缩小，配穴基本相同，仅去公孙。

三诊疮疬的色泽已正常，但按压时仍有疼痛感，因此加足厥阴经郄穴，以调节本经的气血流量，调气止痛。起针时患者告知，有小量脓液排出，显示了郄穴通调本经气机的作用。

四诊至七诊疮疬逐渐消失，疮口亦收口。

二、选择表里经作为治疗经脉

根据经络的气化状态进行选择，是表里经的选经原则。表里经的关系，不仅是经脉的表里联系，还包括脏腑的表里联系，腑为脏之阳，脏为腑之阴。但表里关系在选经时不是随意的，而是有相应的选经条件。总的来说，阴经偏于补虚、温阳、益气、养血；阳经偏于泻实、宣散、疏导。

在临床具体应用时，有以下三种表里经选经方法。（表8-2）

（一）阴病取阳

阴病取阳，即阴经有病选择相表里的阳经作为治疗经脉。《素问·阴阳应象大论》云："阳在外，阴之使也。"只有当脏（阴经）发生了过盛（实邪）的病候时，才能选择其所合的腑（阳经）泻实、宣散，疏导，使邪去而正安。所以，并不是阴经出现问题都适合取其相表里的阳经进行治疗。

1. 选经条件

脏（阴经）有实邪、热证的，可选取有关阳经来泻实、清热。因为阳主外，阳经善于宣发、宣泄，偏于泻实、清热。若阴经出现虚证、寒证时，则选取病变本经做治疗。

2. 临证举验

风寒束表、肺闭不宣的手太阴经病变，可选取手阳明大肠经的曲池、偏历或大椎（督脉、手阳明大肠经的交会穴）治疗。肝热郁结，可取足少阳胆经的足临泣、阳陵泉治疗。湿痰壅涩、脾失健运的疾患，可选取足阳明胃经的腧穴治疗。

阴病取阳病例

王某，女，50岁。2013年5月8日初诊。

主诉：患荨麻疹多年。

现症：因荨麻疹复发就诊。瘙痒剧烈，心烦，大便干，舌红。

察经：手足太阴经异常。

辨经：太阴经。

选经：阳明经。

配穴：厉兑放血，点内庭，针合谷、陷谷、下巨虚、丰隆。

针一次后荨麻疹未再发作。

病例解析：因其表现出大便干，为阳明实热，故取阳明经泻热以疏导太阴。

（二）阳病取阴

阳病取阴，即阳经有病选择相表里的阴经作为治疗经脉。《素问·阴阳应象大论》云："阴在内，阳之守也。"体现了脏（阴经）为腑（阳经）的气化功能的物质基础和来源。当腑（阳经）不足，出现虚寒证时，可选取有关的脏（阴经）来温阳、益气、补虚。

1. 选经条件

六腑虚损不足，可以选取相应的五脏来补益、强壮。具体来讲，就是当阳经出现虚弱或寒证的症候，或者阳经对机体病证的经络反应为虚弱或寒证的现象时，可考虑选取相表里的阴经，以动员五脏的原气来供应虚损的六腑的经气。

2. 临证举验

患者有胃胀、胃脘发凉等症，而经络诊察发现足阳明胃经有松软塌陷的虚象，可选取其相表里的足太阴脾经作为治疗经脉。膀胱气虚遗溺，在足太阳膀胱经出现异常，可选取足少阴肾经的太溪、阴谷进行治疗。

再如感冒日久，进入中期，出现咽喉肿痛、声音嘶哑等症，经络诊察发现手阳明大肠经有异常，可以判断病变经脉为阳明经。手阳明大肠经主津所生病，病久损耗阴津，耗津过久必然伤及肺阴，表现出阳明经虚象或肺阴不足的症候。这时可选择其相表里的阴经，即手太阴肺经作为治疗经脉，配穴尺泽、列缺。尺泽除了治疗咳嗽，还可退外感之热，治疗咽喉肿痛、恶寒。

（三）阴阳经并取

由于阴阳经功能上的联系、部位上的邻近，在遇到复杂疾病时，经常两经同时选取（也应有主次之别）。如《甲乙经》在"六经受病发伤寒热病第一"中对五脏热病提出的选经法，就是每脏热病都并取阴阳两经刺之。

1. 选经条件

疾病情况复杂，既有正虚又有邪实，可阴阳表里经并取。正气虚作为主要因素，可取阴经补虚、温阳、益气、养血为主，同时配伍相表里的阳经的腧穴泻实、清热。邪气实作为主要因素，可取阳经泻实清热为主，同时配伍相表里的阴经的腧穴，在驱邪的同时给予扶正，进行原气的补充。阴阳经并取的原则，必须涉及两条相表里经，未涉及则不取，不必干涉未受邪的经脉。

2. 临证举验

阳经善于泻实清热，阴经善于养阴益气，一虚一实，临证选经需要根据症候及经络状态决定。如慢性咳嗽，病变在手太阴肺经，急性发作时，表现为虚实夹杂，可在选择手太阴肺经合穴治疗的同时，配伍手阳明大肠经的络穴偏历，使阴经的热邪从阳经得以宣发。

由于疾病的复杂和人体状态不同，许多疾病都是虚实并存，所以针灸临床中往往遇到需要表里经并取的案例，但在具体选经时，应当结合症候结构和经络状态，一个为主、一个为辅进行表里配合。

表 8-2　表里经选经条件

表里经选经	条件	表里经选经	条件
阴病取阳	阴病为热证、实证	阴阳并取	虚实夹杂
阳病取阴	阳病为虚证、寒证		

阴阳并取病例

陈某，男，73 岁。

主诉：口干不欲饮，胃胀，大便不畅。

病史：慢性萎缩性胃炎 20 年。

察经：手足阳明、手足太阴经异常。

辨经：阳明经、太阴经。

选经：阳明经、太阴经。

配穴：手三里、足三里、太白、阴陵泉。

病例解析：阳明的传导功能异常是因为阳明津液不足，故在取阳明经手足三里的同时，加太白健脾益气、阴陵泉调畅太阴经气机，通过调整足太阴经来补充阳明经气血之不足。

三、选择同名经作为治疗经脉

十二经及其联属的脏腑，共同具有特定的生理功能和病理反应。十二经按照手足同名经分为六组，即手足太阴、手足少阴、手足厥阴、手足太阳、手足少阳、手足阳明经。在膈上为手，在膈下为足。当判断症候属于某一经脉后，可选择与此经同名的经脉进行治疗。

（一）同名经气化的协同、增效效应是选经的重要依据

手足同名经在经络气化作用中具有显著的协同、增强功能。这是针灸临床选择同名经作为治疗经脉的重要依据。这六组经脉在人体生理功能的某些方面各有偏重，选经时要在辨经的基础上根据六经气化的具体功用进行选择。如手足太阴主人体气机、水液的调节，手足阳明主饮食的腐化、传导等，这种手足同名经在生理气化功能上的同一性是我们选择同名经的根据。如气机不利、水湿滞留的肿胀、喘满，可以选择手足太阴经；水火不济的失语，可以选择手足少阴经等。（表 8-3）

表 8-3　六经气化作用简表

序号	手	气化作用	足
1	手太阴肺经	（开）利水化湿，行气调气	足太阴脾经
2	手少阴心经	（枢）泻火清心，疏通阴络	足少阴肾经
3	手厥阴心包	（阖）育阴安神，疏风养血	足厥阴肝经
4	手阳明大肠经	（阖）腐化水谷，传导糟粕	足阳明胃经
5	手太阳小肠经	（开）温阳解表，行阳散寒	足太阳膀胱经
6	手少阳三焦经	（枢）清泄风热，疏解郁结	足少阳胆经

在理解同名经气化作用协同性的基础上，我们还要了解在同名经协同气化过程中，由于手足两经所联系的脏腑不同，主治功能亦有差别，各有侧重。总体来说，上肢属阳，下肢属阴，手足同名经在气机运行上有着升降相合、相辅相成的协调作用。

1. 手足三阴经气化作用对比（表 8-4）

手三阴经（肺、心、心包）主降，偏于行气行血，维持上焦心肺运行气血的生理功能。足三阴经（脾、肝、肾）主升，偏于育阴养血利湿，维持中下二焦运化精微、贮藏精血的生理功能。二者升降相因，协调配合，保证气、血、津、液等精微物质的正常化生和输布。

表 8-4　手足三阴同名经气化特点对比

经脉	气化特点	经脉	气化特点
手太阴	行气肃降，通调水道	足太阴	生气升清，运化水湿
手少阴	行血，心阳下降	足少阴	肾水上行
手厥阴	主血脉运行	足厥阴	生发，升散，分配血液

2. 手足三阳经气化作用对比（表 8-5）

手三阳经（大肠、小肠、三焦）偏于升阳宣散，通过临床观察发现，更偏于提供维持头、颈、肩、上肢活动功能的能量；足三阳经（胃、膀胱、胆）则偏于降浊，传导和排泄糟粕、尿液等代谢废物，维持六腑通降的生理功能。这与《素问·阴阳应象大论》所说"清阳出上窍，浊阴出下窍""清阳实四肢，浊阴归六腑"的内容相符。六腑的下合穴均输注于足三阳经。手足三阳之间升降配合、相互接续，保证六腑传化功能的正常运转。

表 8-5　手足三阳同名经气化特点对比

经脉	气化特点	经脉	气化特点
手阳明	升阳行气	足阳明	腐熟，通降
手太阳	宣散阳气	足太阳	通降水道
手少阳	布散原气、水液	足少阳	降气利胆

　　理解同名经气化过程中既有协同增效，又同中有异各有侧重的特点，有助于掌握同名经选经的条件，以准确选取治疗经脉。特别要注意的是，理解手足同名经气机升降，是为了更细微地了解在完成六经气化作用过程中手足经脉所起的不同作用，但不能机械的看待和运用。

（二）同名经选经方法

　　同名经的每组经脉所关联的脏腑不同，所在位置有别，主治上既有共性亦有个性，构成了同名经功能的协同与特异的差别。这种认识在《内经》中有明确的论述，如《灵枢·终始》曰："病在上者下取之，病在下者高取之。"可以根据病情特点进行上、下、左、右同名经配合应用。具体方法分为以下四种。（表 8-6）

表 8-6　同名经选经方法

病变经脉	治疗经脉
手经属病变经脉	选择同名足经治疗
足经属病变经脉	选择同名手经治疗
手或足，或手足同名经皆属病变经脉	选择手足同名经治疗
手或足，或手足同名经皆属病变经脉	选择对侧同名经、络治疗（巨刺、缪刺）

　　1. 病在手经选足经，病在足经选手经
　　若病变经脉在手经或足经，临床只选择其同名足经或手经进行治疗。
　　（1）选经条件：当手经的病变是由于其同名足经的气化功能不相接续而造成时，只需取其同名足经进行治疗。同理，当足经的病变是由于其同名手经的气化功能与其不相接续而造成时，只需取其同名手经进行治疗。
　　（2）临证举验：如手阳明大肠经出现食道疾患或大肠壅滞病症，可选择足阳明胃经作为治疗经脉。因手阳明大肠经的传导失常是足阳明胃经的降浊功能异常而引起的，所以此时单取足阳明胃经治疗即可取效。选取足阳明胃经是取其偏于降浊的功能，只要足阳明胃经气机通畅，食道与大肠的壅滞、滞涩即能消散。
　　如手少阴心经出现心火亢盛上浮的症候，可选择足少阴肾经作为治疗经脉。因为手少阴的心火独亢是肾水不能上行所致,所以单选足少阴肾经太溪、阴谷即可增加肾阴上行,而使心火下降,心烦、失眠诸症可消。

2. 手足同名经同取

手或足经属病变经脉,手足同名经并取。

(1)选经条件:同名经共同承担的某一个生理过程出现问题,或同属某种特定的病理过程,可以选择同名经来治疗。两经同选治疗的范围很广,比单纯取一条经的效果强。很多同名经配穴有协同、增效的作用。

(2)临证举验:如水湿运化障碍而致的喘咳胸满、足跗肿胀病患,常用手足太阴的尺泽、阴陵泉进行治疗。这是因为太阴经主三阴经的开,对于水液的运行和升降有衔接作用,手足太阴经相配能够起到疏通、化湿、健脾的作用,两经同时选穴配合具有很强的协同、增效作用。这种同名经共取的选经方法,在临床上被广泛的应用着。

慢性咳嗽伴有气短,太阴经异常,可考虑取同名经的穴位,如尺泽配阴陵泉。因为肺和脾共同承担气机的升降和水液的运行。凡同名经,具有很好的协同作用。反过来,患者没有咳嗽而出现肿胀,疲劳。本来是脾的问题,脾虚则出现水液运行障碍,水不能及时降下去,可取太白补脾,因与肺也有关,故加太渊。

同名经选经病例

Babbie,女,63岁,美国人。2009年9月17日初诊。

主诉:下肢水肿10年,近3年加重。

现症:下肢水肿,午后肿加重,疲劳。苔厚白,脉沉。

经络诊察:手足太阴异常。

选经:手足太阴经。

配穴:针刺太渊、太白、阴陵泉。灸气海。

疗效:初诊后下肢水肿显著减轻。几次治疗后水肿明显消退。

案例解析:患者下肢水肿已10年,近3年加重。曾做过各种西医检查,均未查出病因。经络诊察确定病在太阴经。患者的太阴经,尤其足太阴经,极度酸疼肿胀。患者伴有与太阴经有关的症状,如腹胀、疲劳、舌淡胖、有齿痕等。由于患病久,太阴经虚象明显,其行气化湿的功能失常。取太阴经的原穴太渊、太白补益肺脾,增加灌渗能力,消水肿。阴陵泉为足太阴经之合穴,有利尿化湿作用。灸气海为补气。下肢水肿几乎消失后,取尺泽、阴陵泉调节气机,疏通行气。

四、根据五行生克制化关系选经

临床在治疗杂病时，经常发现两个以上的脏腑（经脉）病变，它们之间既不属于同名关系又不属于表里关系，这就需要根据五行理论来考虑选经方法。中医所谓的五行理论，从本质上说，是对脏腑之间的各种关系的总结。这种关系有两类，即相生与相克。相生是有益于它的，帮助它的，是母子关系；反过来依赖它，吃它、喝它，是子母关系。相克是抑制它，克制它。大家不要认为抑制、克制是不好的含义。单纯的支持、爱护、协助并不总是有益的，有时反而有害。如人类社会中的家庭关系，家中只有母亲的慈爱还不行，还需要有严父来制约孩子，以保正孩子正常成长。

根据五行生克制化关系选经，是通过疾病的发展、病人的症候结构来判断的。如脏腑病的心脾不足、脾肾阳虚、肝肾阴亏、肝胃不和；经络病的足太阳、足少阳寒湿，手阳明、手少阳寒痹，足厥阴、足少阴的寒疝等，就要分别选择有关的两经或三经来治疗。在相生相克经的选择中，我们要注意分析病变的两经有无主次和因果关系，要特别注意其临床实际，不可生硬地套用。

（一）相生关系

选择母经或子经。根据《难经》的"虚者补其母，实者泻其子"理论选穴。在某方面，某一脏对另一脏起到支持以及促进的作用。可选择与病经联系最密切的，有助于病经的脏或经而起到对病经支持、协助的作用。但要注意，两脏之间存在的相生依赖关系不是绝对的，临床不可教条的应用。

1. 虚者补其母

（1）选经条件："虚者补其母"是临床运用相生关系的一个常用方法。其选经条件，一定存在子经的虚象是由于母经或母脏的自然不足、供应不足而导致的。这时可选择母经来补益，对该经产生一种辅助、补益的作用，增强它抵抗病邪的能力。如果子经的病症与母经没有关系的话，补母则无效；有些非但无效，还容易出现壅滞、胀满、不被吸收的"虚不受补，补不对路"的情况。只有辨清病经与相生经脉之间的病机联系，找到应用条件，才能正确应用"虚者补其母"的选经方法。

（2）临证要点：肺病日久，可以出现久咳不已、咳声低微、痰多稀白、气短乏力、食少纳呆、腹胀、便溏等症候，此肺脾气虚之证，即应考虑是由于脾（土）的吸收不好而致肺（金）气亏虚。此时可以选择补足太阴脾经，即虚者补其母。这里选择补足太阴脾经的条件：①出现虚证，即能量不足，如"咳声低微、气短乏力""食少纳呆、腹胀、便溏"等肺脾气虚症候结构；②肺脾气虚是由于谷气不足，后天生成的精微不足而造成的。以上两个条件缺一不可。

临床"虚者补其母"选经方法的应用范围很广。如肾（水）虚之尿频、遗尿、下肢及颜面水肿，可取其母经肺（金）经治疗；肝（木）经异常可以通过补其母经肾（水）经以养肝；如肝（木）阳上亢引起的眩晕、耳鸣，可以通过调整其母经肾（水）经治疗。但如果是肺（金）肾（水）两虚证，肾虚单靠补肺经往往效果不佳，只有通过补肺（金）之母脾（土）经，增强肺气，才能发挥对肾支持的作用。所以临床必须把握好选经的条件，才能有的放矢，效如桴鼓。

2. 实者泻其子

（1）选经条件：由于某一脏的壅滞而引起母脏的疏导不利，要泻其子。通过疏导子经的壅滞，起到疏通母经作用。

（2）临证要点：如出现肝实证，不直接泻肝（木），而泻肝木所生的心火。临床上如果母子同为实火，需要母子同泻，如心肝火盛，针刺行间、大陵。

实者泻其子病例

王某，女，59岁。2013年7月24日初诊。

主诉：左胁下片状尖锐红疹1周，略痛。

现症：带状散发红疹。苔腻，脉滑。

经络诊察：手足太阴、足厥阴异常。

辨经：太阴经。

选经：太阴经。

选穴：针尺泽、阴陵泉、左公孙。

二诊：带状疱疹延及左腹部（累及太阴、阳明腹部经脉），伴痛、烦躁；苔白厚略燥。取左侧厉兑、内庭、阴陵泉、公孙、血海，后加左商丘。

针刺以后触摸疱疹处，患者自述疼痛无变化。随后循按患侧商丘穴，发现有异常。针刺此穴后，再寻摸疱疹处，患者疼痛感顿时消失。这说明湿毒之邪仍在太阴经，而未入阳明经。

案例解析：为什么取商丘呢？原以为热毒已入阳明经，但针刺内庭、厉兑没有效果。后重新辨证，考虑其热毒仍在太阴经，属实热证。于是运用实者泻其子的方法，取足太阴经的经（金）穴商丘获得显效。

（二）相克关系

脏腑间正常的相互制约是维持生理平衡的重要条件，如果这种制约超出了正常范围，会造成相应脏腑功能异常的病理状态。这种相克关系包括相乘、相侮两种。

1. 相乘

相乘即相克太过，超过正常制约程度。

如很多脾胃病患者可以出现肝经的症状，肝的症状与脾的症状并列或先后出现，此时可辨证为肝木乘脾土。可以通过疏肝或养肝阴以使肝气条达，不致肝气过旺，从而治疗脾病。临床通常用支沟、阳陵泉这组少阳经对穴，而不需取中脘、建里、足三里等健脾腧穴，原因就是脾的病症是由于肝气太旺盛导致的。反之，脾虚引起的肝旺，不必治肝，把脾强盛起来肝自然就平复了，这时如果疏肝反而不好，即所谓"见肝之病，当先实脾"之意。

2. 相侮

相侮指五行之间的反相克，就是由原来受制约的地位，反过来去制约对方。如木反克金，金反克火，火反克水，水反克土，土反克木等。临床应用，例如由于肝（木）旺引起肺（金）的病变，需要泻肝火保肺阴。

根据五行生克制化关系进行选经时，必须在经络诊察中有相关经络的异常变化及相关脏腑的症候结构作依据。关于"五行生克"选经方法的运用，在前面经络气化章节讨论各经之间的相互作用时已明确提出，赞同墨子的观点："五行无常胜，说在宜。"不能把"五行"看成死的规律，临床运用的一切规律都要符合脏腑功能和症候结构的特点及患者的经络状态。

五、开、枢、阖相配的选经方法

六经称谓来源于三阴三阳，但三阴与三阳之中尚有开、阖、枢的不同。《素问·阴阳离合论》云："太阳为开，阳明为阖，少阳为枢。"是指太阳主阳气发于外，为三阳之表；阳明主阳气蓄于内，为三阳之里；少阳主阳气在半表半里，可出可入，如枢机。又云："太阴为开，厥阴为阖，少阴为枢。"是指太阴主开，居阴分之表；厥阴主阖，居阴分之里；少阴主枢，居阴分之中。六经的开、阖、枢理论揭示了在有形的经络、脏腑之中，还存在着无形的营卫、气血的气化过程，这样才构成了"阴阳𪩘𪩘，积传为一周，气里形表，而为相成也"（《素问·阴阳离合论》）。运用开、阖、枢理论指导选经，可以使临床思路更加开阔。前文第三种选经方法——选择同名经就是在阴经配阴经、阳经配阳经的角度运用开、阖、枢理论的一种选经方法。以下将介绍另外一种阴阳经开、阖、枢相配的选经方法。

（一）阴阳经开、阖、枢对应的气化作用比较

这里只将六经的气化作用做一简单比较（表8-7），具体关于六经的开阖枢，请参看其他章节的相关内容。

表8-7　阴阳经开阖枢比较

	阴经	阳经
开	太阴：为阴分之表，专主在里之出。功用利水化湿，行气调气	太阳：为三阳之表，专主宣发、行阳。功用温阳解表，升阳散寒
枢	少阴：为阴分之中，专主阴分之出入、转枢。功用泻火清心，疏通阴络	少阳：为阳分之半表半里、募原之间，专主筋骨。功用清泄、疏解
阖	厥阴：为阴分之里，专主在里之入。功用育阴安神，养血调经	阳明：为三阳之里，专主在里之阳。功用腐化水谷，传导糟粕，维养胃气，温煦肌肤

（二）手足阴阳经开枢阖相配的选经方法

除了手足同名经之外，手足三阴三阳"开、阖、枢"气机相应，形成了三对特殊的联系，成为经络气化调节脏腑功能的另一种渠道。兹举数例供读者参考。

1. 手太阴肺经与足太阳膀胱经

手太阴宣发肺气与足太阳宣发卫阳之气配合，可以保证周身气机由内向外宣散透达，保证肌肤、腠理、体表的卫气与津液供应。案例如下。

毛某，女，52岁。2014年6月17日初诊。

主诉：颈背痛、自汗多如洗十余年。

现症：大便每日3~4次，夜尿多（3次/夜）。苔白、少津，脉滑略弦。

经络诊察：太阴、厥阴异常。

辨经：病在太阴。

选经：太阴、太阳经（督脉）。（选病经太阴，兼选太阳以加强阳分"开"的气化作用）

配穴：尺泽、阴陵泉、太白、三阴交、后溪。

疗效：针刺两次后诸症明显减轻（配穴随着症候的改变也调整为阳明和太阴经，后改为调理厥阴经）。

案例解析：太阴和太阳经并取，能调节汗出之症。太阴经为阴分之表，专主在里之出，主开，有利水化湿，行气调气之功。患者有太阴经症候，"气盛有余，则肩背痛，风寒汗出中风"；包括尿频、脉滑，也应于太阴经。手太阴肺经

宣气于外，肺气虚，肺卫不固，故出现自汗。《灵枢·本脏》曰："卫气者，所以温分肉，充皮肤，肥腠理，司开阖者也。"卫出下焦，滋生于中焦，开发于上焦。手太阴经主气，宣发卫气的同时将脾运化的营养物运至全身以至体表。

太阳为三阳之表，专主宣发、行阳，有温阳解表，升阳散寒之作用。患者"汗出伴有腰背痛"属太阳证，以太阴经和太阳经相配合，行宣通营卫、温阳固表之功而获显效。

2. 手少阴心经与足少阳胆经

手少阴心经与足少阳胆经的经络路径在"胸胁部"贯通。而其联系的脏腑，心为君火，胆为相火，在生理上君相相辅，保证胆气畅达，心气平和，神安有序的状态；病理上则有许多心胆相关的病症。案例如下。

某男，2003年来诊。

主诉：打鼾，夜间睡眠出现呼吸暂停，梦魇。

经络诊察：手少阴异常。

选经：少阴经。

配穴：神门、阴郄、太溪、水泉。

每周3次针灸。治疗半月，症状基本缓解。

一个半月后因劳累复发4次，且伴有恐惧感。辨为心胆气虚之证。用少海、神门、阳交、光明调理两月余，诸症基本消失。11年后电话随访，未再复发。

3. 手厥阴心包经与足阳明胃经

这两条经脉所属脏腑分别为心包与胃，在解剖位置上仅隔一层膈膜，两者之间缝隙内压力的变化可以经膈膜传递，气机相互影响。二者相配可以宣通郁阻于胸膈之邪，理气降逆。案例如下。

男童，3岁，患急性胃肠炎，吐泻无度，服药2~3分钟即吐，已有脱水之象。当时医疗队无输液条件，乃为之针内关、内庭，一日2次。2次后即可饮水，尚不能食。加针足三里，再针2次后竟痊愈。

4. 手阳明大肠经与足厥阴肝经

这两条经脉所属的脏腑为大肠与肝，二者的配合与心包和胃的配合相似，但影响范围更广，可促使人体在里的气血运行通畅，使气滞血瘀型的病症得以改善。在临床常用的对穴"太冲、合谷"，即三阳之阖与三阴之阖的原穴相配。此对穴通阳、开窍、行气、止痛之效甚显著，古称"开四关"；广泛运用于气机阻滞所致的内、外、妇、儿，以及风寒湿外邪痹阻而致的耳聋、类风湿、关节病变等。案例如下。

王某，女，51岁。2014年6月10日初诊。

主诉：双耳气闭，听力下降加重 1 个月。

现症：症状如主诉。脉沉。

经络诊察：阳明经异常。

选经：阳明、厥阴、少阳。

配穴：合谷、太冲、手三里、翳风。

二诊：双耳气闭已减，但夜梦多。

配穴：在前基础上，点刺心俞、脾俞。

疗效：针刺 2 次以后耳气闭消失；再巩固 1 次，痊愈。

案例解析：由于患者有气血虚的表现，断为风邪侵袭而致耳闭。《诸病源候论·卷二十九》有记载："风入于耳之脉，使经气痞塞不宣，故为风聋。"耳闭日久，气滞瘀阻于耳窍，可引起听力下降。又因为有血虚之证，有出现内风的倾向。故取"四关"治疗。

阳明经和厥阴经皆主阖。厥阴为阴分之里，专主在里之入，有育阴安神，养血调经之功。阳明经为三阳之里，专主在里之阳，有温煦肌肤之作用。取足厥阴经和手阳明经的原穴，太冲养血，合谷可益气行气，此对穴可启动经络气血的运行，因此有息内风之作用。关于合谷、太冲对穴的应用，后面的章节有专题论述。

六、奇经八脉的选经方法

在临床中还会见到，如癫痫、神经官能症、胃神经官能症、肠易激综合征、心脏的官能症、脊髓空洞症等，运用脏腑、十二经脉的理论无法判断"证"的归属。这时就要考虑"奇邪"致病。《灵枢·血络论》曰："黄帝曰：愿闻其奇邪而不在经者。岐伯曰：血络是也。"这时如能根据古代文献记载的奇经八脉理论进行病症分析并选经配穴，或可取得一些疗效。

奇经八脉包括督脉、任脉、冲脉、带脉、阴维脉、阳维脉、阴跷脉、阳跷脉。主要的生理作用：一是沟通十二经脉之间的联系，将部位相近、功能相似的经脉联系起来，起到统摄有关经脉气血、协调阴阳的作用；二是奇经八脉犹如湖泊水库，对十二经脉气血有着蓄积和渗灌的调节作用。

奇经八脉都有自己的功能特点，往往是一条经穿行于好几条经脉之间，或与某条经脉相并行，借助十二经脉通道实现自己的功能。如冲脉并行于少阴经和阳明经，阳跷并行于三阳经，阴跷并行于三阴经，阴维维护诸阴经、网络诸阴经，阳维维护调节诸阳经。当某几条经脉出现问题，可选择奇经八脉中的一条或几条作为治疗经脉。

（一）督脉

1. 循行与气化特点

督脉，一般都以在背部正中贯脊络脑、下额至鼻柱这一通路为主，但据《素问·骨空论》《灵枢·经脉》《奇经八脉考》记载，它的循行路线包括各支脉、别络在内共四条：其中两条自背部由下而上；另一条是由脑部循脊旁下行至腰；还有一条行于腹部，由少腹直上，入喉。（详见第二章第三节经络结构）

陈璧琉《难经白话解》谓：督乃阳脉之海。督者，都也。督脉为阳脉之总纲，具有统摄全身阳气，维系全身原气的功能。有升阳益气、温阳化滞的气化特点。督脉在循行过程中不仅与手足三阳经脉有密切联系，还与阳维脉、任脉、冲脉、少阴经有直接联系，其中与肾、三焦、膀胱的气化关系具有重要的临床意义，可作为选经时的依据。

2. 选经条件

《素问·骨空论》曰："督脉为病，脊强反折。"《灵枢·经脉》曰："实则脊强，虚则头重，高摇之。"《素问·骨空论》曰："从少腹上冲心而痛，不得前后，为冲疝；其女子不孕，癃、痔、遗溺、嗌干。"督脉可以治疗一些脑病、脊髓病、癫痫、昏厥、外感病及癃闭、痔疮、疝气、遗尿、女子不孕等。

3. 临证要点

患面麻者，很多是由于长期疲劳，伴有气虚，因天气变化或睡觉开空调受风引起，常伴有恶风、恶寒的症状。如若督脉气化正常，通过督脉的调控，营卫宣散肌表腠理，则不会发病。若人体气虚，督脉功能减弱，风邪侵袭，中于项部，与督脉相连接的太阳、少阳、阳明之气不能温煦头面部，就可能出现面神经麻痹的症候。这类病患在治疗初期用灸大椎、风池、合谷宣散阳经经气，是治疗的关键。

（二）任脉

1. 循行与气化特点

陈璧琉《难经白话解》谓：任脉的循行路径，不只是胸腹部正中线一条。据《素问·骨空论》《灵枢·经脉》《奇经八脉考》的记载，任脉循行包括别络共有三条径路：其中有两条行于胸腹部；一条由背部转出腰部贯脊。

任脉与督脉同源而主一身之阴，与冲脉、阴维和三阴经关系密切，有相交的部位。主要功能是对生殖、发育的调节作用，尤其与女子月经、妊娠生理功能密切关联。现代研究发现任脉对人的生殖、发育，包括调节月经、精液、前列腺的发育、生殖周期、生殖系统的生长发育等方面，都有重要的调控作用。

2. 选经条件

①女子月经、妊娠；②小腹和盆腔的某些疾病也与任脉有关，如泌尿系统疾病、疝气、带下、癥瘕等；③胃脘部病症，如胃胀、胃炎；④胸部病症，如呼吸系统疾病等。

3. 临证要点

任脉为阴脉之海，亦主营阴。任脉的循行通过腹部，很多脏腑的募穴也汇集于此，因此多治疗虚损之证。身体虚弱病症，如遗精、阳痿、尿频、癃闭、绕脐痛、阴中疼痛，以及女子月经不调诸症，多取任脉。

任脉从腹部到鸠尾以下的构造目前仍不清晰。在解剖结构上，此处有腹白线。腹部的穴位针刺深度基本是在壁腹膜下，脏腹膜上。胃部的个别穴位，可以刺激脏腹膜，得气后再把针拔起来在壁腹膜上留针。至于肚脐下腧穴基本在腹膜腔里，腹腔内的膜原间隙非常深，针刺的深度并不会扎到脏器，但进针手法要轻柔和缓。

（三）冲脉

1. 循行与气化特点

冲脉与任脉皆起于少腹之内胞中。根据《素问·骨空论》《灵枢·逆顺肥瘦》《灵枢·动输》《奇经八脉考》的记载，冲脉可以分为五条径路：其中两条循胸腹部上行；另有两条沿大腿内侧下行至足；还有一条则自少腹分出，贯脊行于背部。具体路线简介：①从少腹内部浅出气街部，与足少阴肾经相并上行，过脐旁，抵达胸中后，弥漫散布；②自胸中分布后，上行到达鼻之内窍"颃颡"部；③起于肾下，出于气街，循阴股内廉，入腘中，经过胫骨内廉到内踝后面入足下；④从胫骨内廉斜入足踝，到足跗上，循于足大趾；⑤从少腹分出向内贯脊，行于背。

冲脉循行上至头，下至足，贯穿全身，为总领诸经气血的要冲。当经络脏腑气血有余时，冲脉能加以涵蓄和贮存；经络脏腑气血不足时，冲脉能给予灌注和补充，以维持人体各组织器官正常生理活动的需要。故有"十二经脉之海""五脏六腑之海"和"血海"之称。冲脉与生殖功能关系密切，女性"太冲脉盛，月事以时下，故有子"，具有调节月经周期的作用。临床认为月经周期是由冲脉和任脉协同作用的，因此很多妇科病要调节冲任。

冲脉在循行中并于足少阴，又隶属于阳明，通于厥阴，及于太阳。所以冲脉还有另一个重要的作用：冲脉上行，渗诸阳；下行，渗诸阴。冲脉为血海，而血要靠阳明经来供应，少阴经来运行、激发。冲脉涵养经脉、脏腑的气血，全身血液供应，特别是体腔内的血供靠冲脉来实现，在某种程度跟腹动脉供血有关。

冲脉还有调节某些脏腑（主要是肝、肾和胃）气机升降的功能。

2. 选经条件

冲脉主"逆气里急"。凡逆气时动，脉气上逆，引发腹内拘急，或气从少腹上冲胸咽，影响到相关脏腑，就可以选择冲脉进行治疗。但因为脏腑与冲脉互为影响，临床时需要认清主症的症候结构特点，判断是否为冲脉病症。

冲脉与肝、肾和胃气机升降密切相关。其气上冲于肺，影响肺气肃降可引发哮喘；上冲于心，则可引发心悸、怔忡，心中烦躁；上冲于肝，肝失疏泄之性，可引发胸胁胀满、呃逆；上冲于脾胃，则可影响脾胃运化升降，引发腹痛、腹胀、呕吐。

（四）带脉

1. 循行与气化特点

带脉起于季胁部足厥阴肝经之章门穴，与足少阳胆经带脉、五枢、维道三穴相会。带脉在人身体犹若约束诸经之带，故名带脉。

人体其他经脉都是上下循行，仅带脉绕行于腰腹一周，如腰带而约束诸脉，使各经不得横向摇动。带脉结构目前尚不清晰，但其和腰周围的韧带、肌腱、肌肉的连接处，如髂前肌、髂后肌、副韧带，腹肌起止点连接线等有关，亦跟小腹内部的多种结缔组织、淋巴密切相关。带脉与腹腔的水液代谢有关。

2. 选经条件

根据《难经》"带之为病，腹满，腰溶溶若坐水中"，凡妇科病，如卵巢、输卵管疾病，月经周期失常、白带等，及男子的生殖、泌尿病症均可以选用带脉治疗。即男女生殖泌尿功能均与带脉有关。

就带脉结构和气化特点来分析，其病症应当与多条纵行经脉出现问题有关，如腹部肌肉及腹腔内韧带松弛、脏器下垂等，取带脉具有较好的治疗效果。

对于带脉病症的选经条件，临床实践还非常少，需要继续研究总结。

王执中《针灸资生经》记载：某妇人患赤白带下，有人为灸气海，未效。次日灸带脉穴，有鬼附耳云：昨日灸亦好，只灸我不着，今灸着我，我去矣，可为酒食祭我。其家如其言祭之，遂愈。此妇亦或劳心虚损，故鬼居之。灸既着穴，不得不去。自是凡有病此者，每为之按此穴，莫不应手酸痛，令归灸之，无有不愈。

此案例提示，临床见带脉病症，如带下或腰痛等症，多由带脉失约，脾肾之精不固，湿浊流传下注带脉而致。此时必得以手按压，寻得病所施治，方可获效。

（五）阳跷脉、阴跷脉

跷为矫健之意。肢体与内部脏腑器官运动协调与跷脉相关，其既可调节躯体的随意运动，也可调节不随意运动，包括内脏、器官的运动，见表8-8。阳跷并行于三阳经，阴跷并行于三阴经。

1. 阳跷脉

阳跷脉有协调躯体伸展收缩肌肉运动的功能，主管躯体的肌肉。我们知道躯体的任何运动，不可能由某一条经脉及经筋独自完成，而是由许多经筋协调起来才能完成的（包括内收、外展肌群的协调）。而人类的运动大多在下肢，如跑、跳、走等，虽然阳跷循行包括上肢，但主要还是在下肢。

2. 阴跷脉

阴跷脉主要协调内脏内收肌肉的运动，并保持内脏肌群的协调平衡，控制内脏的节律运动。临床上阴跷脉可治疗由于肌肉不协调导致的声带嘶哑、吞咽障碍，内脏运动障碍如胃蠕动缓慢、幽门松弛、小肠蠕动不协调，心脏植物神经功能紊乱如心率不齐，还有睡眠障碍等。

表8-8　阳跷、阴跷功能

经脉	功能
阴跷	指阴经保持内脏肌肉强劲有力和节律性运动的功能
阳跷	指阳经控制躯体肌肉运动和协调的功能

（六）阴维脉、阳维脉

1. 阳维脉

阳维脉走行在各条阳经之间，与督脉、阳跷、手足诸阳经相联系，有联络、维护、调节、平衡诸阳经的作用，对全身阳经气血的盛衰具有溢蓄调节作用。

2. 阴维脉

阴维脉与任脉、冲脉、阴跷、足三阴经、足阳明胃经相联系，维系调节诸阴经，对全身阴经气血的盛衰具有调节作用。

李某，女，58岁，主因"双眼睑痉挛"半年就诊。

患者2年前因双目干涩、畏光，在同仁医院诊断为"干眼症"，经治疗好转。近1年来出现站立及行走时双眼睑痉挛，不能睁眼，需要用手扒开眼睑才能看路；伴颈项部僵硬感。情绪紧张时症状加重。经检查已排除重症肌无力，无视力异常。在其他医院针灸中药治疗4个月，仍逐渐加重。现情绪低落，焦虑，口干，纳少，眠可，大便溏。外院诊断为"焦虑抑郁状态"，服文拉法辛、氯硝西泮治疗。舌淡暗，舌苔薄白少津，脉沉。

察经：双手足太阴、手足厥阴、手足少阴及手足少阳异常。

初诊考虑病在厥阴，取穴太冲、行间、大陵、曲泉、曲泽，效果不明显。

二诊时，注意到患者主要症状为面部、颈部肌肉拘紧，患者呈低头姿势。背为阳，腹为阴，考虑为阴阳经筋脉肌肉运动不协调，阴经筋脉肌肉拘紧，主要与阴跷脉气血供养不足有关。乃取交信、照海、后溪、申脉、下关。交信为主穴，为阴跷之郄穴，可以调节阴跷脉气血运行及代谢物的排出；照海通阴跷，申脉通阳跷，共同调整阴阳跷脉平衡；后溪通督脉，宣通阳气，协助治疗后颈部僵硬；下关为局部取穴，调整面部气血。

针刺后患者感觉颈项部僵硬减轻，行走时眼睑痉挛亦明显减轻。先后治疗8次，行路时已不需用手扒开眼皮，颈项僵硬亦明显缓解。

第九章 选穴配穴

在针灸学的发展过程中，积累了丰富的腧穴配伍经验，这些经验大多以针灸歌赋的形式流传下来，如《百症赋》《标幽赋》《玉龙歌》《胜玉歌》《拦江赋》等。虽然经临床验证，其中很多腧穴配伍都验之有效，但是单纯地以经验穴的观念来看待这些腧穴配伍，不足以有效地指导临床。要想在临床取得稳定的、普遍的疗效，医生必须要掌握腧穴特性与脏腑经络气化状态之间的对应关系，知道在什么条件下和怎样选穴配穴。因此，针灸医生应当对腧穴的穴类和穴性有清晰明确的认识。

第一节 选穴配穴的理论依据和配伍原则

一、选穴的理论依据

选穴的理论依据来源于《黄帝内经》等古典医籍的相关论述，其中以《灵枢》篇章为多，如《本输》《动输》《根结》《九针十二原》《卫气》《标本》等篇；在《难经》六十二到七十九难中，也有相关论述；此后的《甲乙经》，则叙述得更加详尽。

腧穴是气血输注的特殊部位，必然与经络及其相关脏腑存在着联系，而针灸理论中的原、络、郄、会、五输等特定穴就体现了经络与腧穴间复杂的联络关系。选穴配穴的主要理论依据是腧穴的特性及腧穴的类别。

（一）腧穴结构与经脉气血调节作用的关系

经络理论表明，人体的脏腑、躯干、四肢、百骸全赖气血的荣养、贯通，而其灌注、调节的途径就是经络。经络气血的贯通又有经、络、支、别之分，有交、会、分、合之别。在不同的经脉中，腧穴呈现出或升或降，或清或补，或宣散，或温阳，或滋阴的不同特性，穴性与腧穴所在部位及其重要的结构具有很强的相关性。

古代医者将腧穴分为五输、原、络、郄、会、俞、募、气街等不同类别，各类腧穴对经络脏腑的调控作用迥异。如井穴长于激发经络气机；郄穴善于疏导气机阻滞；合穴善于调畅经气逆乱；原穴可以从三焦调动原气，补益经气之不足；络穴可将本经气血转输至与其表里的经脉；八脉交会穴则可以调整多条经脉的紊乱。因此，选择腧穴最主要的依据是腧穴的特性和穴位的类别，穴位取得恰当、准确是取得疗效的关键。有关腧穴特性的内容请参看本书第四章。

（二）腧穴结构、所处位置与脏腑的联系

1. 腧穴组织结构与脏腑的联系

人体组织结构（皮、肉、脉、筋、骨）均与经络相关联，在病变状态下也会影响相关经络的气化状态。《素问·皮部论》曰："余闻皮有分部，脉有经纪，筋有结络，骨有度量，其所生病各异，别其分部，左右上下，阴阳所在，病之始终。"古人根据经脉组织结构的变化，分析病变所在，建立起"以痛为腧"的选穴方法，以此治疗与皮脉肉筋骨五体相关的病变。故《灵枢·九针十二原》曰："皮肉筋脉，各有所处，病各有所宜，各不同形，各以任其所宜。"除考虑病变局部组织结构的改变外，还可将这些组织结构的变化（五体）与五脏相关联，选取相应脏腑的腧穴配合。如骨关节的病变，除了在局部找到发生病变的具体结构进行针灸治疗，还可以配伍肾经的腧穴，如取太溪、阴谷对病史较长的颈椎病具有较好疗效。从这一点可以看出，针灸取穴与内科用药具有相似性。

2. 腧穴所处位置与脏腑的邻近关系

脏腑之气在循经运行的同时，也会通过临近的组织间隙输注气血。滑伯仁《难经本义》说："阴阳经络，气相交贯，脏腑腹背，气相通应。"在选择躯干部腧穴时，要考虑到腧穴位置与相应脏腑的联系，如在相应脏腑临近的胸腹部和背部腧穴切循触摸异常变化，可以协助医生更加准确的分析、诊断和治疗疾病。《灵枢·背腧》曰："欲得而验之，按其处，应在中而痛解，乃其俞也。"这类腧穴的特性突出体现在背俞穴及募穴上。

二、腧穴配伍原则

在针灸学的发展过程中，关于选穴配穴方法的提法很不统一，有的称配穴原则，有的称配穴规律，还有配穴经验、特定穴配穴法等等。归纳起来，大多是根

据穴位配伍的形式总结的。因此总离不开所谓"局部配穴""临近配穴""循经配穴""远端配穴"，以及"单侧配穴""双侧配穴""前后配穴""交叉配穴""首尾配穴"等概念。由于未深入联系辨证和腧穴特性，这些配穴概念与疾病缺乏内在联系，因此不触及疾病的本质规律，而只剩下一个配穴现象的外壳了。

与疾病性质相关的腧穴配伍法，简单分类可归纳为单穴和多穴两种情况。

1. 简单病情取单穴

如果病症简单，病情轻浅，病程短，或者仅限于筋脉肉皮骨某一组织结构的病变，使用单穴即可获得显效。如风热咳嗽，单取经渠或鱼际；风寒感冒，单取大椎；颈椎、腰椎病变初期，单取后顶等。

2. 复杂病情取多穴

如果病症复杂，病情重，病程长，多需要进行配穴。临床大多数情况需要3~5个腧穴配伍，分主穴和配穴。

（1）主穴：针对病经起主要调节作用的腧穴，可以是一个或两个腧穴。

（2）配穴：增加主穴的功效，或起平衡作用的腧穴。如属于气血失调的病症，在调气的主穴基础上，配合调血的腧穴。配穴与病经有可能属于同一经脉，也可能分属表里经、同名经、相生相克经、开阖枢等具有协同增效等特定联系的经脉。例如咳嗽，辨经在太阴经：①若有实象，有黄痰、咽痛，主穴选手太阴经合穴尺泽，配鱼际（本经）及商阳（表里经）放血清热解毒。②若有虚象，久咳不愈、恶寒、气短无力，主穴尺泽、太渊，配其络穴列缺宣肺通络，或配肺俞，或配中府补益肺气。③若伴有胸痛或咯血，主穴尺泽、孔最（郄穴）止痛止血，配膻中（任脉）宣发肺气。

综上所述，腧穴配伍并不是随意的，而是要紧密围绕病机，选择最佳的配伍组合。腧穴的选择一定要精炼，因此就形成了很多固定搭配的对穴，如尺泽、阴陵泉，尺泽、太渊等。在临床应用时可以根据具体病症引起的经络状态变化进行加减。

腧穴特性具有两面性，用之恰当可以平衡经络气血，反之则会干扰经络正常的状态，所以临床不要滥用腧穴。

第二节　常用配穴法

一、本经配穴

由于本经气化功能异常而导致人体的虚、实、寒、热状态，常用本经选穴配穴法，以调整本经，恢复其正常气化状态，主要使用五输、原、络、募穴等。

（一）原合配穴

原穴可以从三焦经调动原气，以增强本经的行阳能力。合穴可以调畅经气运行，使原穴中的原气充分运行起来。两者配合可以增强本经的气化作用。原合穴配合治疗脏病较多，可用于虚证和郁证。临床常用尺泽、太渊，阴陵泉、太白，神门、少海，曲池、合谷，曲泉、太冲，阴谷、太溪，曲泽、大陵等。

（二）郄合配穴

郄穴有降逆、疏利、行气、止痛的作用，与合穴长于调节本经经气逆乱的功效相配，适用于本经气机瘀滞所致的实证及疼痛性疾患。临床常用如尺泽、孔最，曲泉、中都，少海、阴郄，阴谷、水泉，阴陵泉、地机等。

（三）合络配穴

络穴是本经经气所分出的地方，经气由此进入本经细小络脉或走向表里经。与合穴配合，可以增强本经行气的作用，用于经脉气血运行失调及络脉瘀阻的各种疾患。临床常用如尺泽、列缺，曲泉、蠡沟，少海、通里，阴谷、大钟，阴陵泉、公孙，足三里、丰隆，委中、飞扬等。

（四）原郄配穴

郄穴是本经经气深聚的位置，具有强大的疏通气机作用，适合于由于邪气壅盛而使经气郁结不通的急性痛症、炎症、血症等。郄穴与原穴配合用于治疗正气不足、邪气盛的虚实夹杂病症。临床常用的如太渊、孔最，太冲、中都，神门、阴郄，太溪、水泉，太白、地机等。

（五）合井配穴

井穴为脉气所发之处，合穴可以调整本经的气机。经脉气机运行不畅时可以取合井配合，有泻实、疏导气机的作用。如肝经气机闭阻，胁肋撑胀，可用曲泉配大敦；阳明经有实热，可用曲池配商阳。

（六）五输子母配穴

五输穴分属五行，阴经五输穴为井木、荥火、输土、经金、合水；阳经五输穴为井金、荥水、输木、经火、合土。在脏腑、经络发生病变时，可视病情虚实予以补母或泻子的配穴方法。《难经·六十九难》曰："虚者补其母，实者泻其子。"如肝经五行属木，肝经虚证，可补本经母穴曲泉（水）；肝经实证，可泻本经子穴行间（火），余者以此类推。五输穴配穴法历来被医家所推崇，经临床检验疗效较好。但在实际运用时变化较多，常与其他方法配合使用。

本经配穴法对病症针对性强，如临床运用得当，效如桴鼓。兹举两案为例（此处为医案节选。原始医案内容详尽，参见《王居易针灸医案讲习录》）。

案例 1

《王居易针灸医案讲习录·案 68》

患者阴部疮疖。察经足厥阴肝经异常。选曲泉、太冲为主穴，诊治两次好转。三诊局部按压时仍有痛感，局部色泽已正常，后发际处有皮疹。选穴：曲泉、太冲、中都。针后小量脓液流出。

分析：本案病在厥阴，以本经合、原、郄穴配合，治疗三次即获显效。

案例 2

《王居易针灸医案讲习录·案 9》

患者为慢性气管炎急性发作，咳嗽有痰 1 周。察经手足太阴经异常。辨病在太阴。取大椎、尺泽、列缺。治疗后外感痊愈，咳症消失。

分析：本案病在太阴。点大椎宣发卫阳以解表；再取手太阴经腧穴，合络配穴使肺经与络脉气机舒畅，一次获愈。

二、表里经（阴阳经）配穴

表里经配穴方法是指选用互为表里经的穴位进行配伍。常用以下几种。

（一）原合配穴

一般为阴经的原穴配伍阳经的合穴。合穴可以调节气机，使阳经的气机通畅以促进阴经所联系的五脏，将所产生的代谢产物转输出去，从而提升五脏化生精微的能力。常用于五脏机能下降（正气虚），同时兼有病理积滞（邪气瘀滞）的病症。比较典型的是脾胃病症，患者脾气不足，同时存在舌苔厚腻、食欲不振等饮食积滞的现象。临床常用配穴如太白、足三里，太冲、阳陵泉等。

（二）原络配穴

一般为阴经的原穴配合阳经的络穴，也可用阳经的原穴配合阴经的络穴。原络配穴主要用于治疗五脏六腑虚损不足的病症。

如脾虚湿盛，湿浊入络，选太白补益脾气；提升化湿能力则配合阳明经络穴丰隆，以化痰通络。或者阳经出现虚弱或寒证症候，取其相表里的阴经，调动五脏的原气转输到相表里的阳经，补充其阳气之不足。临床常用配穴如合谷、列缺，阳池、内关，太渊、偏历，太白、丰隆，太溪、飞扬，神门、支正等。

（三）合井配穴

一般为阴经合穴配伍阳经井穴。当阴阳经同病、虚实并存的时候，常在选用阴经合穴调理气机的同时，配合阳经的井穴放血。如患者有咳嗽、气短，但又有实证咽痛、黄痰，则选太渊配尺泽，配合商阳放血。

表里经配穴法在临床运用较灵活，有阳病取阴、阴病取阳、阴阳经并取等多种变化，适用于或虚、或实、或虚实夹杂等复杂病变。兹举临证验案为例。

案例

《王居易针灸医案讲习录·案 67》

孙某，女，35 岁。以主诉左大踇趾胀痛 20 天就诊。

左大踇趾微痛肿，偶有跳动感；鼠蹊部胀痛不适。舌象、大便正常。医院确诊为"急性蜂窝组织炎"。经抗生素治疗后炎性症状已消失，但尚未痊愈。经络诊察病在太阴。选足太阴、足阳明。选穴：阴陵泉、曲池、足三里。一诊针后鼠蹊部与左大踇趾胀痛消失，已无任何不适。随访未复发。

分析：经络诊察发现公孙（络穴）异常，病在足太阴络脉。阴经善于温补，阳经善于清泻。取本经合穴阴陵泉化湿消肿，表里经合穴足三里及曲池清泄阳明实热，而获痊愈之功。

三、同名经配穴法

同名经配穴法是指选用手足同名经的腧穴进行配伍。同名经的穴位配合应用具有很强的协同增效作用，临床常用的对穴很多都是同名经配穴。

（一）原穴与原穴配伍

原穴是各经原气经过和留止的部位，对于人体的原气有重要的补益和调节作用。同名经原穴相配，加强了同名经气化的功能，使所联系脏腑的原气得到提升和补益。通常在本脏气虚、阳虚、劳损，尤其是经络诊察在原穴发现异常的情况下应用。原穴配伍临床使用较多，如太渊、太白，神门、太溪，大陵、太冲，腕骨、京骨，阳池、丘墟。

（二）络穴与络穴配伍

络穴是络脉在经脉上分出的地方，经气由此进入本经细小络脉或走向表里经。同名经的络穴相配，用于病机为络脉瘀阻的各种疾患。临床常用的有内关、蠡沟，通里、大钟，支正、飞扬。

（三）合穴与合穴配伍

合穴具有很强的调理本经所联系脏腑气机的作用。同名经合穴的配合使用非常广泛，如尺泽、阴陵泉，少海、阴谷，曲泽、曲泉，曲池、足三里等。

同名经临床效验甚佳，兹举一例说明。

案例

《王居易针灸医案讲习录·案14》

Babbie，女，63岁。以主诉"下肢水肿10年，近3年加重"就诊。

下肢水肿，午后加重；疲劳。苔厚白，脉沉。经络诊察手足太阴异常。辨病在太阴。取手足太阴经。选穴：针太渊、太白、阴陵泉，灸气海。初诊后下肢水肿即显著减轻。几次治疗后水肿明显消退。后经过较长时间治疗，基本痊愈。

分析：经络诊察，患者足太阴经极度酸疼肿胀，外形如大象腿。综合症候表现，太阴虚象特征明显，故取太渊、太白同名经原穴健脾化湿，补益肺脾，使营卫循环恢复，增加灌渗能力；加太渊益气温阳，增强太阴行气化湿功效。

腧穴配伍在临床应用上有灵活性。除了以上常用的本经、表里经、同名经配穴法外，还有许多其他的配穴法。如五行生克配穴法，行间配复溜以行"滋水涵木"之功，太渊配太白以得"培土生金"之效。如合谷配太冲（开四关）、内关配内庭调气和中等"开阖枢"相配调节经络法。这些配穴法的理论机制尚未十分明确，但在临床确实有一定疗效。

四、奇经八脉配穴法

元代窦汉卿在《标幽赋》中对奇经八脉的功效有很好的概括："阳跷阳维并督带，主肩背腰腿在表之症；阴跷阴维任冲脉，去心腹胁肋在里之疑。"

奇经八脉主治的疾病，除了十二经、五脏六腑的疾病外，还有一些特殊的疾病种类。如脑病，包括脑性痴呆、偏瘫、癔病、癫痫、神经官能症，常与督脉、阴跷、冲脉、任脉相关。又如脊髓病，包括神经脱髓鞘病、神经元疾病，常与阴跷、阳跷、阴维、阳维相关。另有属于经络—脏腑综合性疾病，如某些精神性疾病、心脏官能症，与阴维脉密切相关；胃肠官能症与冲脉密切相关；生殖系统疾病与督、任、阴跷、冲脉密切相关；妇科病与任、冲、阴维、阴跷密切相关；免疫系统疾病，与督脉、冲脉、任脉密切相关。

（一）传统奇经八脉配穴

1. 列缺、照海（任脉、阴跷脉）

功效：利肺气、宁神志、清虚热、滋阴利咽。

主治：以阴虚为主的咽、肺、胸膈部位病症。临床上主要治疗咽痛、咽喉不利、失音、咳嗽、胸满、小便不利等症。

穴性分析：列缺穴属于手太阴肺经之络穴，通于任脉，具有通行表里阴阳之气，疏风解表，宣肺理气，止咳平喘的作用。《甲乙经》记载：主治热病先手臂瘰疬，唇口聚，鼻张目上，汗出如转珠，两乳下二寸坚，胁满，悸。《千金要方》记载：主治男子阴中疼痛，溺血精出，小便热痛。

照海穴通阴跷，具有滋阴利咽，止痉的作用。《针灸大成》记载：痫病夜发灸阴跷。《通玄指要赋》记载：治四肢之懈惰。

列缺与照海相合，含金水相生之意，可滋养肺肾之阴，治疗以阴虚为主的咽、肺、胸膈等部位的疾患。

2. 内关、公孙（阴维脉、冲脉）

功效：宽中消积、理气健脾。

主治：由于气结脾呆所引起的胸膈痞闷、停食不化、脾胃不运等症。

穴性分析：内关为手厥阴心包经的络穴、阴维脉的交会穴，有清泄心包积热、理气镇痛的作用。《针灸聚英》记载：主治失志、心痛。《循经考穴编》记载：主治翻胃、膈气、中满痞胀、癫痫、狂妄。《针灸学》记载：主治胸痛、胃痛、腹痛、膈肌痉挛、偏头痛、癫痫、癔病。

公孙为足太阴脾经的络穴，有调理脾胃、升清降逆的作用。《针灸聚英》记载：主治不嗜食、腹中切痛、气上逆、喜呕、多饮胆虚、烦心多言。《循经考穴编》记载：主治水肿、痞积、胃脾疼痛。《针灸学》记载：主治胃痛、急慢性胃肠炎、呕吐。

内关、公孙为古代八脉交会穴中一组，主治范围极广。其主治可总结为，胸、脘、腹的有形之邪所致疼痛；无形之郁结出现的烦心、痞满。

3. 外关、足临泣（阳维脉、带脉）

功效：清泻肝胆风热。

主治：由于肝胆相火冲逆、风火上攻引起的呕逆、头痛、目赤、鼻衄、齿痛、喉痹等症。

穴性分析：外关为手少阴三焦经的络穴、阳维脉的交会穴。有解热疏风、清泻肝胆的作用。《针灸学》记载：主治高热、腮腺炎、耳聋、耳鸣、偏头痛、咽肿、便秘。

足临泣为足少阳胆经的输（木）穴、带脉的交会穴。有疏泄肝胆、通调带脉的作用。《针灸学》记载：主治头晕、头痛、结膜炎、颈淋巴结核、颈胀、目痛。

临床用此对穴治疗风热头痛，肝胆火盛的目赤肿痛、目干涩、羞明、眩晕等。

4. 申脉、后溪（阳跷、督脉）

功效：通调督脉、清心安神。

主治：主要用于癫痫和脊髓病变引起的肢体感觉异常、运动障碍，如脊髓空洞症、癔病性瘫痪等。

穴性分析：后溪为手太阳小肠经输土穴、八脉交会穴之一；申脉为足太阳膀胱经腧穴，八脉交会穴之一，阳跷脉所生。有通达阳跷、清心敛神的作用。《针灸聚英》记载：主治风眩、腰痛。《针灸学》记载：主治头痛、腰痛、眩晕、癫痫、精神分裂症等。

临证举验：40岁男性职员，患周期性麻痹。初由惊恐所得，继而发生下肢瘫痪。针申脉、后溪一次即可行走。

（二）根据八脉交会穴理论临床发现总结出的新配穴

1. 列缺、公孙（任脉、冲脉）

功效：宣发在表在上之热；化利在里在络之湿；通调冲任之浊。

主治：头面湿热眩晕，目赤肿胀，咽中不利；月经不调，经血色浊，经期身重疼痛，带黄浊等症。

2. 列缺、后溪（任脉、督脉）

功效：宣散在上之阴，升聚在下之阳，使督脉之阳升、任脉之阴降。

主治：风寒结于上焦，症见耳鸣、项强、鼻塞、头目沉重等。气功出偏，任、督脉气失常，气机阻塞，症见头昏、胸膈满闷、腰肌胀痛、腑气不畅等。

3. 内关、照海（阴维脉、阴跷脉）

功效：调理阴维，滋养阴跷。

主治：内脏（腑）功能失调（即植物神经功能紊乱），如神经性心脏病、心悸、呃逆、嗳气、梅核气、喉神经官能症等。

4. 外关、申脉（阳维脉、阳跷脉）

功效：调理阳维，畅达阳跷。

主治：肢体感觉—运动功能障碍，如肌肉风湿痛、筋膜代谢障碍、癔病性肢体失调。

（三）其他与奇经八脉有关的穴位配伍

1. 大椎、后溪

主治阳虚外感、汗腺功能异常。

2. 大椎、身柱

主治呼吸系统免疫功能低下，如久咳不愈、体虚易感冒等。

3. 大椎、足三里

主治体弱贫血。

4. 关元、三阴交

主治内分泌功能低下、紊乱。

5. 气海、照海

主治肠功能低下，便秘；遗尿、尿频、尿失禁。

6. 至阳、内关

主治胸阳不足之胃痛、胸痛、胸闷等。

7. 建里、足三里

主治单纯性吸收障碍。

8. 后顶、后溪

主治颈椎筋脉失调。

第三节　临床常用对穴解析

针灸临床中，辨证、选穴配穴、手法是取得疗效的三个重要环节。在系统学习经络理论后，如何在实践中选择适宜的腧穴，灵活配合，对提高疗效有着重要的意义。

临床中，常常选用两个穴位组成一组对穴，针对一类"症候结构"配伍其他腧穴灵活运用，收到较好效果。还可以在治疗前后对照主症的变化，检验"辨证"的准确与否。

一、对穴的涵义

对穴是根据中医的经络气化理论及腧穴特性，在应用古代经验穴组的基础上，总结出来的针对某一类疾病的病机有较好的调整、治疗作用的穴组，临床检验确有效验。通常两个穴位为一组。

对穴是一个新的腧穴配伍概念，研究对穴并在临床不断加以总结，可使我们更加深入认识腧穴特性及相互之间的联系。

二、对穴的理论基础

（一）脏腑相关

根据藏象理论，脏腑之间存在着多种形式的相互关系。机体发生病变，这种相互关系必然发生异常，应用针灸调整有关脏腑，可使这种关系恢复正常。治疗时针对病变脏腑的腧穴是主穴，配伍相关脏腑的腧穴就是次穴，两穴组成一个对穴。依据脏腑相关理论所组合的对穴，主要治疗脏的疾患、内伤杂病，有调整气血、平衡五脏的作用。

（二）经络相通

根据经络理论，人体的脏腑、躯干、四肢、百骸全赖气血的荣养、贯通，而其灌注、调节的途径就是经络。所以经络在人体中无所不至、无所不通。这种贯通又有经、络、支、别，有交、会，有分、合等千差万别。经络理论中的原、络、郄、会、五输等特定穴就体现了经络的复杂联系。根据经络的联系性质，选择表里经、同名经、交会经的两个腧穴，可以突出通调经络、活血理气的治疗作用。主要适用于经络（包括奇经八脉）不调、气血瘀滞的疾病。

（三）气机相贯

根据中医理论，脏腑之气依靠胸腹中的宗气、中气、肾气之力才能鼓动、活跃起来，四肢百骸的经脉也需卫气为之推动、温煦才能畅通。欲保持气机的转输，必须维持其宗气、中气、肾气、卫气的正常。所以，保持气机的贯通，不仅是调理脏腑、气血的基础，也是治疗某些疾病的重要手段。

三、对穴的特点

（一）配方简明

对穴的配方只有两个腧穴。虽然配方简单，但所治病种并不局限。因为这种配穴不是针对症状，也不是针对疾病，而是针对疾病的病机，所以可以广泛适用于相类的疾病。

（二）穴性突出

由于只取两个腧穴，必须精心辨证，突出其穴性，针对病机，才能收到较好的疗效。

（三）精确配伍

只用两个腧穴，它们之间的作用要相互加强，因此配伍需精确，要主次分明。次穴或是加强主穴的作用，或是补充主穴的不足，使两穴相得益彰。

四、常用对穴解析

（一）调整脏腑气血

1. 大陵、尺泽

功效：清泻心包、肺、胃郁热。

主治：咽干、口鼻干燥、音哑、胸痛、口苦，甚则鼻舌生疮、便秘、溲赤、咳吐浓痰等症。

穴性分析：大陵为手厥阴心包经的原穴、输土穴，具有清泻心包热邪的特殊治疗作用。《针灸聚英》记载：主治喉痹、口干、胸胁痛。《循经考穴编》记载：主治心胸疼痛、两胁攻注。《针灸学》记载：主治心肌炎、胃炎、扁桃体炎、失眠、肋间神经痛。

尺泽为手太阴肺经的合（水）穴，有清热润肺的作用。《针灸聚英》记载：主治喉痹、口舌干、咳嗽唾涎、心痛、肺胀膨膨缺盆中痛，心烦闷乱。《针灸学》记载：主治肺炎、支气管炎、胸膜炎、咯血、咽喉肿痛。

两穴的主治部位都是咽喉、肺、胃、胸，其症状性质都是热证、实证，配合应用加强了清热泻火的作用。

高某，男，7岁。1992年8月26日初诊。

主诉：咳喘3日。

现症：3日前因感受风热发烧，咳喘，经中西药治疗体温略降，咳喘不减，故前来要求针灸治疗。既往咳喘反复发作2年余，素体虚弱。咳频，喘促，气不得续，不能平卧，胸中痰鸣，自汗，低热。查体：形体消瘦，少神语怯，咽红，听诊两肺可闻湿啰音满布，心率120次/分，呼吸40次/分，体温37.6℃，舌红苔黄腻，脉细数。

察经：手太阴肺经、手厥阴心包经异常。

辨证：肺热内蕴，心包热闭；责之肺、心包经为病变经脉。

立法：清泻肺与心包热邪，兼以止咳平喘润肺。选取手太阴肺经、手厥阴心包经、足太阳膀胱经、督脉治之。

配穴：主穴尺泽、大陵。辅穴头命门、前顶；肺俞拔水罐。

疗效：针治1次，咳喘缓解，肺部干湿啰音减轻，心率120次/分，呼吸28次/分，夜可平卧安睡，症已为轻度咳喘仍伴有咯白痰，黄腻苔已开始变薄。

二诊：肺热清泻过半，痰热未彻，宜清肺化痰，止咳平喘之法。选手太阴肺经、足阳明胃经、足太阳膀胱经、任脉、督脉为治疗经脉。

配穴：主穴尺泽、列缺、中脘、丰隆；配穴针刺前顶、头命门；肺俞拔水罐。

疗效：针治2次，诸症悉平。停针服药以巩固疗效。

按：本例为肺热内蕴、心包热闭之咳喘证。应用对穴尺泽、大陵为主穴。尺泽为手太阴肺经合（水）穴，本经之子穴，有清热润肺之功效；大陵为手厥阴心包经原穴，可清泻心包火郁。辅以肺俞拔水罐，加强清热润肺平喘作用。辅穴头命门（位于前顶穴左侧旁开1寸处）、前顶升举阳气。刺后肺热去之大半，继用清热化痰法调之，咳喘速平。

2. 太渊、太白

功效：健脾补肺。

主治：由于肺脾两虚、肺气不降、肺气不运而出现的气短、喘息、面肿、胀满、乏力纳少、二便不利（或遗溺不控）等症状。

穴性分析：太渊为手太阴肺经的原穴、输土穴、脉会，有补肺益气的作用。《针灸聚英》记载：主治喘不得息、卒遗矢无度。《循经考穴编》记载：头风面肿痛。《针灸学》记载：哮喘、肺结核。

太白为足太阴脾经的原穴、输土穴，具有健脾化湿的作用。《针灸聚英》记载：主治腹胀食不化、呕吐、泄泻、大便难、膝股酸、转筋、身重。《循经考穴编》记载：胸腹胀、脚气。

两穴配合，对肺脾两虚的纳少、乏力、腹胀、中满等症可以起到培补的作用。

3. 通里、照海

功效：交通心肾。

主治：由于肾水不足、心火不降而出现的失眠、舌强语涩，甚至心神浮越、呆痴、烦躁不宁等症。

穴性分析：通里为手少阴心经的络穴，可泻外腑之有余，补本经之不足，能调整心经之虚实。《针灸聚英》记载：主治懊侬、暴喑不言、喉闭少气。《针灸学》记载：主治怔忡、少气遗溺、心悸、心痛、心动过缓、神经衰弱、癔病性失语、精神分裂症。

照海属足少阴肾经，为阴跷脉的起点，具有疏通少阴、引心火下行的作用。《针灸聚英》记载：主治咽干、心悲不乐、四肢懈惰、嗜卧。《循经考穴编》

记载：主治溺难、女子淋沥、月水不调。《针灸学》记载：主治咽干、喉炎、扁桃体炎、神经衰弱、癔病。

临床应视心经之虚实而施补泻。照海常用补法，有较好的安神、宁志、清心益肾的作用。

4. 太溪、太冲

功效：固元、平肝息风。

主治：上实下虚证，肾虚、肝阳上扰出现的眩晕、失眠、耳鸣、遗精、上逆呕吐等。

穴性分析：太溪为足少阴肾经的原穴、输土穴，有滋阴润燥、补肾固元的作用。《针灸聚英》记载：主治足寒至节、喘息呕吐、默默嗜卧、大便难、瘦瘠。《循经考穴编》记载：主治肾家虚冷、阳痿不起，或肾家邪实。《针灸学》记载：主治肾炎、膀胱炎、月经不调、遗精、遗尿、牙痛、耳鸣、神经衰弱。

太冲为足厥阴肝经的原穴、输土穴，有平肝息风、活血通络的作用。《针灸聚英》记载：主治胸胁支满、大便难、小便不利、呕逆。《循经考穴编》记载：主治行步艰难、脚软无力、两丸骞缩、五指拘挛。《针灸学》记载：主治头晕、眩晕、高血压、失眠、肝炎、乳腺炎、月经不调、血小板减少症、四肢关节酸痛。

两穴配伍，补太溪、泻太冲，用于虚性头晕、眩晕呕吐等症，有明显的降逆、安神、培补下元的作用。

临证举验：某患者，成年女性。虚性高血压，经常头晕、耳鸣、下肢乏力、夜多惊梦，脉沉细。血压170/120mmHg上下。针太溪、太冲十余次，血压降至140/100mmHg以下，诸症消失。

5. 神门、三阴交

功效：补益心脾、养血安神。

主治：由于心脾不足、血不养心而出现的心悸、怔忡，神不守舍而出现的失眠、多梦等症。

穴性分析：神门为手少阴心经的原穴、输土穴，有安神、宁心的作用。《针灸聚英》记载：主治狂悲笑、心性痴呆、健忘心烦。《针灸学》记载：主治神经衰弱、心悸健忘、失眠多梦、心脏病。

三阴交为足太阴脾经腧穴、三阴经的交会穴，有健脾化湿、疏肝补肾的作用。《针灸聚英》记载：主治脾胃虚弱、经脉虚耗不行。《针灸学》记载：主治神经衰弱、腹胀腹痛、湿疹。

两穴配伍具有明显的养血安神的效果，是临床治疗心脾不足所致失眠、心悸的基本方。

6. 内关、蠡沟

功效：疏散厥阴郁热。

主治：月经不调、精神疲劳，缺乏运动引起的疾病（热象少）。

穴性分析：内关穴为手厥阴心包经的络穴。《甲乙经》记载：主治心澹澹而善惊恐。《备急千金要方》记载：主治心中暴痛，虚则心烦。《针灸大成》记载：主治手中风热，失志，心痛，目赤，支满肘挛；实则心暴痛，泻之；虚则头强，补之。

蠡沟为足厥阴肝经的络穴。

同名经络穴相配，可以疏通厥阴之络的气血，通过络脉系统将厥阴瘀滞与邪气转输至相表里的少阳经。因此针对厥阴瘀滞所致的病症效好，如精神疲劳、虚烦、萎靡不振等厥阴失畅之疾。

7. 大陵、行间

功效：清化厥阴之热。

主治：月经不调、经前综合征等伴有烦躁和热象者，更年期综合征、失眠、血管紧张性头痛、小儿多动症、焦虑烦躁等疾患。

穴性分析：大陵为手厥阴心包经原穴、输土穴，为火经子穴。行间为足厥阴肝经荥穴，为木经子穴。两穴配合擅长清解厥阴之热，具有很强的清热、行气、化瘀的作用，可用于厥阴郁热的各种病症。

内关、蠡沟与大陵、行间两组腧穴虽都为厥阴经配穴，但内关、蠡沟偏于对气机的调整，解郁疏通；大陵、行间则偏于清热。临证需详察病机，与病症病机契合方能取得良效。

8. 血海、曲池

功效：养血化瘀、行血活血、调和营血。

主治：营血不和所致的皮肤疾患。

穴性分析：曲池为手阳明大肠经合穴。可以清泄大肠风热，清热救燥，使肺气宣降通畅，具有调和营血的功效。《马丹阳十二穴歌》记载：主治偏风手不收，遍身风癣癞。《百症赋》记载：发热仗少冲曲池之津。

血海为足太阴脾经腧穴。功能清血热，散风祛湿，调经止血。善治因营血有热而致的皮肤瘙痒、湿疹、隐疹、荨麻疹。

两穴配合对于营血不和而致的皮肤疾患效好。

9. 阴郄、复溜

功效：交通心肾、益气敛汗。

主治：常用于小儿脏腑失调而致心肾阴虚的多汗、多动。

穴性分析：阴郄为手少阴心经之郄穴，益心行气，以心阳（火）约束肾阴

（水）。复溜为足少阴肾经经（金）穴，为肾之母穴，可滋补肾阴。两穴配合可益气滋阴，使水火相济，心肾相交。

10. 尺泽、复溜

功效：滋补肺肾之阴，金水相生。

主治：慢性过敏性哮喘。

穴性分析：肺为肾之母，复溜配尺泽为母子经腧穴配伍，即尺泽为肺（金）经之水穴，复溜为肾（水）经之金穴，有"金水相生"的作用。临床常用尺泽、复溜配伍治疗过敏性疾病。因为肺主呼吸，肾主纳气，肺吸进的空气含氧气和其他物质，肺需要把空气过滤（"灌渗"）才能吸纳氧气（中医称之为"真气"或"清气"），而排出对身体没有用的物质。此过滤（"灌渗"）功能依靠肾的原气，即对吸进来的空气有选择能力。这种选择能力一旦因肾虚而降低，即可出现西医学所称的"免疫力降低"。由此可见，呼吸道过敏性疾病与肺肾两脏有关。

11. 足三里、曲池

功效：行气养血，促进营卫的化生。

主治：全身营养吸收功能低下所导致的病症。

穴性分析：足三里与曲池为手足阳明经合穴，可以调整阳明经气化状态，改善中焦脾胃化生营卫的能力，对营养物吸收功能有很强的促进作用。全身营养状态低下、肠胃吸收功能障碍，取之有显著功效。

12. 复溜、行间

功效：滋阴潜阳、养肝柔肝。

主治：肾阴虚兼有肝阳上亢的虚性高血压、糖尿病。

穴性分析：复溜为足少阴肾经经（金）穴，肾（水）的母穴；行间为足厥阴肝经荥（火）穴，肝（木）的子穴。两穴配合可滋补肾阴以柔肝，又可清泄肝热以潜肝阳。对肾阴虚兼有肝阳上亢的头晕、耳鸣、面赤、口干等虚性高血压、糖尿病更加切合病机，功效比太溪、太冲的组合更佳。

（二）疏通经络结滞

1. 支沟、阳陵泉

功效：疏泄少阳郁结。

主治：由于少阳失其转输功能引起的气滞胁痛、便秘、腹胀，妇人经前乳胀胸闷、经行不畅等症。

穴性分析：支沟为手少阳三焦经的经（火）穴，有化滞散结、通导肠胃的作用。《针灸聚英》记载：主治热病汗不出、胁肋痛、心闷不已。《循经考穴编》

记载：主治上焦胁肋疼痛、胸膈闭闷、下焦便秘、中焦霍乱呕吐、妇人经阻。《针灸学》记载：主治心绞痛、胸膜炎、乳汁分泌不足、习惯性便秘。支沟、阳陵泉组合对肋间神经痛、胆绞痛、便秘等症，确有明显的治疗效果。

临证举验：某患者，中年女性。习惯性便秘 3 年，每 3~5 天大便 1 次，腹胀满、经行不畅，伴有胸乳胀痛。针支沟、阳陵泉，留针时即出现肠鸣，当日大便畅行 1 次。针治 10 次，便秘愈，行经亦觉通畅，胸乳胀痛消失。

2. 中脘、丰隆

功效：除湿化痰。

主治：湿痰阻遏中焦而致胸闷腹满、呕逆、便溏等症，喘咳、倦怠不食等症。

穴性分析：中脘为任脉穴、胃募，手太阳、手少阴、足阳明、任脉之会。有调胃降逆、燥湿化痰的作用。《针灸聚英》记载：主治气心痛、伏梁、食饮不化、喘息不止、不可俯仰。《循经考穴编》记载：主治中土停寒、腹痛腹胀、霍乱翻胃、疟痢癖积、饮食难化。《针灸学》记载：主治胃炎、胃溃疡、急慢性胃炎、胃痛、呕吐、腹胀、腹泻、便秘、消化不良、神经衰弱、精神病。

丰隆为足阳明胃经的络穴，有化痰湿、宁神志的作用。《针灸聚英》记载：主治风痰头痛、风逆四肢肿、厥逆、怠惰。《循经考穴编》记载：主治哮喘气急、一切风痰壅盛、头痛头眩。《针灸学》记载：主治咳嗽、痰多、头痛眩晕、四肢肿、经闭等。

中脘、丰隆是临床化痰、燥湿的重要对穴，常与其他健脾、散风、益气的腧穴配合应用。

3. 建里、足三里

功效：温健脾胃。

主治：由于脾胃虚弱出现的腹痛、便溏、不嗜食、自汗、倦怠等症。

穴性分析：建里为任脉穴，有建中升阳降逆的作用。《针灸聚英》记载：主治腹胀、身肿、心痛、上气、腹中痛、呕逆、不嗜食。

足三里为足阳明胃经的合（土）穴，有理脾胃、调气血、补虚弱的作用。《针灸聚英》记载：主治胃中寒、脏气虚惫、食不下、胃气不足久泻痢。《针灸学》记载：主治急慢性胃炎、溃疡病、急慢性肠炎、急性胰腺炎、小儿消化不良、虚弱、贫血、过敏性疾患等。

两穴组合对神经性腹泻、消化不良等脾胃症状有较好的疗效。

临证举验：患者男性，50 岁。腹泻已 7~8 年，每日 4~5 次，纳少、乏力、腹痛、易疲倦，腹部松弛、消瘦。化验无异常。针建里、足三里约 30 次，大便转干，日行 1~2 次，纳食渐增。

4. 人中、委中

功效：疏通太阳经气、理气止痛。

主治：由于闪挫、风寒伤络、太阳经脉郁滞引起的腰背拘急疼痛、不可转侧。

穴性分析：人中为督脉腧穴，有开窍、镇静、止痛的作用。《针灸学》记载：主治休克、昏迷、癔病、急慢性腰扭伤等。

委中为足太阳膀胱经的合（土）穴，亦为血郄穴，有泄热、活血的作用。《针灸聚英》记载：主治腰痛不能举体、小腹坚满、腰挟脊沉沉然。《针灸学》记载：主治腰背痛、腰背强痛等。

两穴相配，可以治疗因闪挫、风寒伤络、太阳经脉郁滞所引起的腰背痛。

5. 腕骨、京骨

功效：温阳行气、濡养筋骨。

主治：慢性颈椎病。

穴性分析：腕骨、京骨为手足太阳同名经原穴，具有温阳行气的功效。太阳经筋行经背部，手太阳分布于颈肩部。二者经脉及经筋病症中均有类似内容，如"脊反折、项筋急、肩不举"（足太阳经筋病），"肩似拔、臑似折"（手太阳经是动病），"绕肩胛引颈而痛"（手太阳经筋病）等。太阳经原穴相配可以使太阳经气运行加强，使经筋得到阳气温养，筋骨得其濡润，对于长时间的筋骨劳损如颈椎病可有"治本"的功效。

6. 后顶、后溪

功效：宣通督脉、行气通阳、濡筋通络。

主治：颈椎病筋脉失调。

穴性分析：后顶穴居头部顶枕骨性缝隙交会之处，是督脉发生变动、异常的重要反应穴位，也是激发督脉经气的重要施治穴位。对头、项、胸、背、腰等经脉所过之处的经筋有益气、行阳、通阳的显著功效。后溪为手太阳之输，对于分布于颈肩部的经筋具有濡养行阳的作用。后溪又通督脉，与后顶相合增强对督脉的宣通作用。

（三）调和气机

1. 璇玑、巨阙

功效：宣导宗气。

主治：由于宗气不宣引起的痰饮咳喘、胸背满闷、吐逆、癫痫。

穴性分析：璇玑为任脉穴，有宣畅胸阳、降逆止咳的作用。《针灸聚英》记载：主治胸胁支满、咳上气、喉鸣、喘不能言、喉闭咽痛、水浆不下、胃中有积。

《针灸学》记载：主治支气管哮喘、慢性支气管炎、食道痉挛、贲门痉挛等症。

巨阙为任脉穴，亦为心之募穴，有和胃利膈、调气安神的作用。《针灸聚英》记载：主治上气咳逆、胸满短气、胸痛彻背、胸中痰饮、膈中不利、惊悸、发狂。《针灸学》记载：主治胃痛、呕吐、膈肌痉挛、胆道蛔虫、癫痫、精神病等。

两穴相配，主要用于膈肌、食道、贲门痉挛等胸膈部的神经病症。

2. 气海、然谷

功效：益气助阳。

主治：由于下元不足引起的小腹寒痛、遗尿、阳痿、白带等症。

穴性分析：气海为任脉穴，有补肾虚、调气机的作用。《针灸聚英》记载：主治脏虚气惫、真气不足，脐中冷气痛、赤白带下、月事不调。《针灸学》记载：主治神经衰弱、腹胀、腹痛、月经不调、痛经、肠麻痹、遗尿、尿频、遗精、阳痿等。

然谷为足少阴肾经的荥（火）穴，有补肾助阳的作用。《针灸聚英》记载：主治心恐惧如人将捕之、涎出喘呼少气、寒疝、淋漓白浊、男子遗精、女子无子、阴挺出、月事不调。《针灸学》记载：主治咽喉炎、膀胱炎、月经不调、糖尿病。

3. 内关、内庭

功效：调气和中、疏通郁滞。

主治：由于胃受暑邪而出现的吐、泻交作，饮食不能入口，入口即吐，甚则四肢逆冷等症。

穴性分析：内关为手厥阴心包经络穴，有清心包暑热、理气降逆的作用。文献记载，有降逆止呕等作用（参看内关、公孙对穴解）。内庭为足阳明胃经的荥（水）穴，有清暑泄热、理气止呕的作用。内关、内庭分属厥阴与阳明，在气机运行上同属"阖"，两者结合可以宣散疏导气机郁结。

治验举例：患者男性，3岁。患急性胃肠炎，吐泻无度，给药时入口2~3分钟即吐出，呈中度脱水。当时无输液能力，乃针内关、内庭，日2次。2次后即可饮水，尚不能食。加足三里，针2次后痊愈。

4. 合谷、太冲

功效：宣散瘀滞、宣发卫阳。

主治：由于气虚或寒邪阻滞，卫阳不能宣通而出现的四肢寒痹，甚则气闭厥逆不识人。开"四关"可通阳行气、散寒止痛、回厥救逆。

穴性分析：合谷为手阳明大肠经的原穴，有开窍、行气、通络的作用。《针灸聚英》记载：主治发热恶寒、头痛脊强无汗、口噤不开。《循经考穴编》

记载：主治狂邪癫痫、头风目疾。《针灸学》记载：主治感冒、中风口噤。

太冲为足厥阴肝经的输（土）穴，亦为原穴，有平肝疏风、通络理气的作用。《针灸聚英》记载：主治肝心痛、苍然如死状、终日不得息。（参看太冲、太溪对穴解）。

临证举验：患者中年妇人，与人斗殴出现气闭肢冷、昏不知人，口噤不开。针"四关"，病人立即呻吟而还醒，四肢复温。

5. 商阳、厉兑

功效：清泄阳明、燥湿止痒。

主治：因阳明经湿蕴热毒而出现牙龈脓肿作痛，湿疹痒痛，夜眠不宁等症。

穴性分析：商阳为手阳明大肠经的井（金）穴。有泄热消肿的作用。文献记载，主治胸中气满、口干齿痛、耳聋颔肿、咽炎、扁桃体炎等。

厉兑为足阳明胃经的井（金）穴。有清泻胃火、燥湿消肿的作用。文献记载，主治心腹胀满、水肿、面肿、多梦好卧、口喎唇胗、牙痛喉痹、鼻衄、便秘等。

临证举验：患者徐某，女，53 岁。1978 年 8 月 28 日初诊。半月前因姐姐病故，情志郁结，引起左侧头顶部胀痛；继则头顶、额、面、颊部如虫行，肿胀，发疱疹，痒痛，溃流黄水，痛苦难忍，夜不能眠；左目上下眼睑肿胀，不能睁眼。就诊于某医院皮肤科，诊断为"病毒性疱疹"，服用中西药物，外涂雄黄膏等，无明显效果。此次来就诊时，诸症仍在。现症：口干苦，思饮，便秘，苔黄厚，脉沉滑。证属阳明湿热，拟清泻法。配穴：商阳、厉兑、左风池、外关、足临泣。共针 3 次，并投以中药以加速疗效。经治，诸症痊愈。

6. 长强、鸠尾

功效：调任督、和阴阳。

主治：由于阴阳失调而出现的夜不能寐、昼嗜卧、重阴发癫、重阳发狂等病症。

穴性分析：长强为督脉的络穴，亦是督脉、足少阳、足少阴的会穴。有固精益阳的作用。文献记载，主治小儿囟陷、惊恐失精、惊痫狂病、阳痿遗精、脱肛阴痒。

鸠尾为任脉的络穴，也是膏之原。有降逆和阴的作用。文献记载，主治胸满咳呕、唾血、心惊悸、精神耗散、心中气闷、不喜闻人声、脏躁等。

临证举验：患者刘某，女，36 岁。1978 年 3 月 24 日初诊。1 年前患精神分裂症，在某医院药物治疗，症状已控制。10 天前因被邻居惊吓而复发，服药无效。现症：全身抖动不休，恐慌不宁，目直视，神痴呆，彻夜不眠，苔黄厚少津，脉沉细滑。证属惊恐神越。拟益阴敛神。取少府、间使、关元诸穴。针刺3次，仍彻夜不眠，余症渐平。继改取背俞，针10次，并予中药。患者自加倍服用安眠药，仍不能眠。5月13日起加取长强、鸠尾穴，当夜即得眠4~5小时。自此睡眠渐渐恢复，诸症向愈。

7. 至阳、内关

功效：宣通胸阳、通利胸膈。

主治：胸阳不足之胃痛、胸痛、胸闷。

穴性分析：至阳穴居第七与第八胸椎棘突之间，与横膈相对，心、肺、胃脏腑之间的气机阻滞可直接沿组织间隙反应于至阳。内关穴为手厥阴心包之络，通阴维脉，通络理气，亦与胸膈之气相通，有和胃降逆之功效。二穴配合可以开通胸膈，鼓舞胸阳之气，用于胸阳不足、气机阻滞引起的胃痛、胸痛、胸闷等症。

8. 大椎、后溪

功效：调理营卫、温阳解表散寒。

主治：阳虚外感、周身疼痛、汗腺功能异常。

穴性分析：督脉为阳脉之海，具有振奋全身阳气的功效。大椎穴为手足三阳与督脉之会（《甲乙经》），具有调理营卫、解表散寒、升阳益气、宣阳解表的作用。后溪为手太阳之输，通督脉，亦能通阳散寒。二者配合更加增强大椎的行阳散寒之力，对于抵抗力降低所致的易感外邪而反复感冒，可增强机体祛邪外出之力。

表9-1 常用对穴功用总结表

序号	对穴	作用
1	大陵、尺泽	清泻心包、肺、胃郁热
2	太渊、太白	健脾补肺
3	通里、照海	交通心肾
4	太溪、太冲	滋阴固肾、平肝息风
5	神门、三阴交	补益心脾、养血安神
6	内关、蠡沟	疏散厥阴郁热
7	大陵、行间	清化厥阴之热
8	血海、曲池	养血化瘀、行血活血、调和营血
9	阴郄、复溜	交通心肾、益气敛汗
10	尺泽、复溜	滋补肺肾之阴、金水相生

序号	对穴	作用
11	足三里、曲池	行气养血、促进营卫化生
12	复溜、行间	滋阴潜阳、养肝柔肝
13	外关、公孙	清泻肝胆风热
14	支沟、阳陵泉	疏泄少阳郁结
15	中脘、丰隆	除湿化痰
16	建里、足三里	温健脾胃
17	人中、委中	疏通太阳、理气止痛
18	腕骨、京骨	温阳行气、濡养筋骨
19	后顶、后溪	宣通督脉、行气通阳、濡筋通络
20	璇玑、巨阙	宣导宗气
21	气海、然谷	益气助阳
22	内关、内庭	调气和中、疏通郁滞
23	合谷、太冲	宣散瘀滞、宣发卫阳
24	商阳、厉兑	清泄阳明、燥湿止痒
25	长强、鸠尾	调任督、和阴阳
26	至阳、内关	宣通胸阳、通利胸膈
27	大椎、后溪	调理营卫、温阳解表散寒

五、临床注意事项

1. 对穴的作用

对穴的作用（或功能、效用）、主治都源于穴位的特性，且不单纯是两个穴位作用的相加。两个穴位配合，不仅加强了原有的功效，而且发生了一些单独使用时不能产生的治疗作用。如内关、内庭治疗夏日小儿吐泻的疗效远优于单独使用，也优于配伍其他腧穴。

2. 应用须结合病机

使用对穴时必须结合对病机的分析和认识，如内关、公孙，内关、内庭，中脘、丰隆，建里、足三里等几组对穴都治疗腹痛、胃痛、呕吐，但是其治疗机制各不相同。内关、公孙是宽中消积、理气健脾；内关、内庭是调气和中；中脘、丰隆是利湿化痰；建里、足三里是温健脾胃。所以临床要强调辨证选穴。

3. 刺激方法

在使用对穴时，对于主穴、辅穴的刺激方法，如针刺手法、灸、放血等，都应进行摸索和研究，以期取得最佳疗效。

4. 其他

本节介绍的对穴大多是临床常用的。对穴不仅以上这些，在临床应用时也不是每个病人只取一对。如中脘、丰隆，在临床只要见到有湿痰证时就可以配合其他腧穴使用。

在针灸临床治疗中，配穴的方法很多，应用很广，疗效显著，其理论依据涉及经络理论的诸多内容，需要临床医生不断地思考总结，以期在治疗病种和疗效上有更多的发现。